Arabella Melville y Colin Johnson

Peligro mortal

ARABELLA MELVILLE y COLIN JOHNSON

PELIGRO MORTAL

Efectos de la prescripción de fármacos

Planeta

Colección
Al filo del tiempo

Dirigida por
José Pardo

Título original: Cured to Death
Traducción del inglés por Ramón Avellaneda Carbonell

Córcega, 273-277, Barcelona-08008 (España)
Diseño colección y cubierta de Hans Romberg (ilustración de Alun Hood y realización de Jordi Royo)
Primera edición: setiembre de 1984
Depósito legal: B. 20.477-1984
ISBN 84-320-4747-3
ISBN 0-436-27686-0 editor Secker & Warburg, edición original
Printed in Spain - Impreso en España
Talleres Gráficos "Duplex, S. A.", Ciudad de la Asunción, 26-D, Barcelona-08030

Sumario

Introducción a la edición española 7
Reconocimientos 9
Notas sobre terminología 11

Primera parte
UNA PÍLDORA AMARGA 15

I. Consideremos la posibilidad 17
II. La idea seductora 23
III. El éxito de los fármacos 39
IV. Los hechiceros 57
V. Sentido comercial 77
VI. Evidencia y efecto 107

Segunda parte
TENGAMOS FE 129

VII. Los ángeles custodios 131
VIII. Continúe tomando las tabletas 157
IX. Los riesgos cotidianos de los fármacos 173
1. Analgésicos y fármacos antiinflamatorios no esteroides (NSAI) 176
2. Fármacos sicotrópicos 180
3. Fármacos que actúan sobre el corazón y el sistema vascular 183
4. Antibióticos 185
5. Crema dérmica antiinflamatoria 188
6. Fármacos de mostrador (o de venta sin receta) 189

Tercera parte
DOCTORES Y PACIENTES 195

X. ¿Qué anda mal, doctor? 197
XI. Los pacientes 213
XII. Las consultas marchan como un reloj 223
XIII. ¿A quién podemos recurrir? 231

Cuarta parte
POSIBILIDADES Y PERSPECTIVAS 247

XIV. Posibilidades y perspectivas 249

REFERENCIAS BIBLIOGRÁFICAS 265
ÍNDICE ANALÍTICO 283

Introducción a la edición española

Sostenemos la creencia de que los fármacos vienen empleándose de modo irracional en el mundo entero. Por doquier, los pacientes sufren innecesarios daños ocasionados por aquéllos. Sin embargo, los aspectos que mostramos en la presente obra los interpolamos entre los países cuyos gobiernos logran cierta medida de control sobre los fabricantes de fármacos, y aquellos en los que no lo intentan o no lo consiguen.

España se halla situada entre los dos extremos. No es un país pobre tercermundista ni un país plenamente industrializado. La situación española refleja la misma paradoja que se observa en un buen número de rasgos de su estilo peculiar de vida.

Con todo, es alentadora la comprobación de que existe una actividad dirigida hacia la puesta en práctica de una gran cantidad de las sugerencias y recomendaciones que hacemos. No significa que opinemos que ya está todo en orden. Desgraciadamente, con independencia de las resoluciones que los gobiernos puedan tomar con vistas a la salvaguarda de los consumidores, la información acerca de los riesgos y beneficios debe proceder de los médicos. Las nuevas leyes no demostrarán su validez hasta que se produzca un cambio en las actitudes médicas. Ante todo, los pacientes deberían disponer de la suficiente información acerca del empleo de los fármacos que les permitiese tomar decisiones racionales por sí mismos.

Esperamos que esta obra fomentará la polémica que ha de preceder a dichos cambios en España.

ARABELLA MELVILLE
COLIN JOHNSON

Reconocimientos

Es prácticamente imposible manifestar nuestro reconocimiento a todas aquellas personas que con tanta generosidad nos han ofertado su tiempo y sus recursos, para contribuir a ordenar las piezas del rompecabezas que dio origen a este libro.

Pese a todo, queremos expresar nuestro particular agradecimiento a: Roy Mapes, profesor de sociología de la universidad del Colegio de Swansea, por su orientación en amplios sectores y por su inestimable ayuda práctica; John McKinlay, profesor de sociología de la universidad de Boston; Jean Trainor y miembros del Eraldin Action Group, de Birmingham; Bryn Williams y Merthyr Tydfil, de la Comunity Health Council; Sid Wolfe, Ben Gordon y el Public Citizen Health Research Group, de Washington, DC; Arthur Levin y el Centre for Medical Consumers, de la ciudad de Nueva York; Richard Crout y miembros del consejo directivo de la FDA (Food and Drugs Administration), en especial Judy Jones; Jo Hodgson por su apoyo y ayuda en el mecanografiado. Y por su esmerada labor editorial con la última intervención mecanográfica, damos las gracias a Rivers Scott.

Por último, es imposible cuantificar la contribución aportada por Peter Grose, mediante las numerosas etapas en el proceso de este libro, a partir de las primeras conversaciones sobre la idea de su publicación.

Notas sobre terminología

La terminología médica constituye una maraña de sutiles distinciones, definiciones imprecisas y significados implícitos. La profesión médica acrecienta la confusión general con el empleo de un lenguaje que excluye a los pacientes de la intromisión y de la comprensión. Además, existen variaciones internacionales en este laberinto terminológico.

A lo largo de esta obra, hemos empleado, siempre que ha sido posible, los vocablos más comúnmente aceptados para lograr un mejor y más fácil entendimiento. Donde no ha sido posible, o donde el término en cuestión presenta diversos significados, esperamos que la claridad de su sentido proceda del contexto. Estas notas van dirigidas a lectores que no están familiarizados con el tema, para que les sirvan de base.

1. Fármacos

Cualquier sustancia capaz de alterar el estado del cuerpo o de la mente, en el más amplio sentido de la palabra, es un *fármaco.*

Puede estar constituido por una sola entidad, es decir, puede ser una *sustancia química* simple o un *producto biológico.* Además, un medicamento puede contener una combinación de varios fármacos como ingredientes.

La mayor parte de los fármacos que empleamos son sintéticos, o sea que unas veces consisten en sustancias fabricadas que son copias idénticas de otras que se encuentran naturalmente, y otras, las más de las veces, son sustancias que no suelen encontrarse de forma natural, obtenidas artificialmente.

Cuando empleamos el término fármaco nos referimos a una sustancia que normalmente sólo se puede obtener mediante *receta* o *prescripción facultativa,* extendida por una persona calificada como es un médico o un dentista, los cuales poseen una *licenciatura de una facultad de medicina.*

Los fármacos que requieren prescripción reciben el nombre de *fármacos éticos* o *productos farmacéuticos éticos.*

El resto de los fármacos medicinales figuran en la clasificación fármacos de *mostrador.* Si bien estos últimos a veces aparecen en las recetas, pueden dispensarse directamente al público, y anunciarse de la misma forma que cualquier otro producto de consumo.

2. Nombres de los fármacos

La nomenclatura de los fármacos es un asunto complejo. Son los siguientes: nombre químico, nombre genérico y nombre de la marca o nombre comercial.

El *nombre químico* es la descripción de la estructura molecular del fármaco que interesa sólo a los químicos. El *nombre genérico* es una forma abreviada convenida del nombre químico, que hace referencia al tipo de productos químicos que contiene. El *nombre de la marca* o *nombre comercial* es el empleado por el fabricante del fármaco para designar el producto.

Mientras el nombre genérico de la sustancia suele ser el mismo en todo el mundo, la misma sustancia puede tener un nombre comercial distinto en cada país, o más nombres comerciales aún si la produce más de una compañía.

Por ejemplo: el clorhidrato de 7-cloro-4-dimetilamino-1,4,4a,5,5a,6,11, 12a-octahidro-3,6,10,12,12a-pentahidroxi-6-metil-1,11-dioxo-2-naptaceno carboxamida es el nombre *químico* del clorhidrato de clortetraciclina, este último es el *nombre genérico* del fármaco cuyo *nombre comercial* registrado es el de Aureomicina y pertenece a la American Cyanamid.

Aquí utilizamos los nombres genéricos y comerciales. Los nombres comerciales se escriben con mayúscula, como Penbritin, mientras los nombres genéricos, no, como ampicilina.

3. Efectos de los fármacos

Los efectos que podemos considerar *beneficiosos* o *terapéuticos* comprenden el alivio del dolor, la modificación de un proceso corporal, la percepción alterada de un estímulo, la eliminación de organismos inconvenientes o nocivos, la devolución de procesos vitales intermedios o cualquier combinación de ellos.

Efectos colaterales de los fármacos son todos aquellos efectos distintos de los efectos terapéuticos que se persiguen, los cuales se presentan con las dosis terapéuticas normales. No son forzosamente peligrosos o molestos.

Reacciones adversas a los fármacos (ADRs) son los efectos nocivos, involuntarios y generalmente imprevisibles de los fármacos. Pueden variar en gravedad desde leves erupciones cutáneas hasta daños corporales permanentes o la muerte.

4. Fabricantes de fármacos

Las compañías comerciales que producen y venden fármacos que requieren prescripción médica, se titulan a sí mismas *fabricantes de productos farmacéuticos* o *fabricantes de productos farmacéuticos éticos*. Colectivamente se las conoce como *industria farmacéutica*.

Los fabricantes de fármacos son frecuentemente grandes *corporaciociones multinacionales* que poseen firmas subsidiarias en muchas partes del mundo.

5. Términos diversos

Los productos farmacéuticos clasificados como *éticos* se anuncian sólo a los miembros de la profesión médica.

Cuando un fabricante de productos farmacéuticos crea un nuevo fármaco puede protegerlo mediante una *patente.* Internacionalmente se le reconoce como un *monopolio legal,* con la garantía de los gobiernos por espacio de un número determinado de años. Una compañía con un fármaco patentado puede conceder *licencias* a otras compañías para fabricarlo y venderlo, mediante el pago de *royalties.*

PRIMERA PARTE

Una píldora amarga

Los requisitos para conservar la salud pueden exponerse sencillamente. Las personas que gozan de la dicha de haber nacido libres de enfermedades congénitas significativas o de incapacidades, se mantendrán en forma si cumplen estos tres requisitos básicos: recibir una adecuada alimentación, protegerse de una amplia gama de riesgos del medio ambiente y no desviarse radicalmente del modelo de comportamiento personal en el que cada hombre se desenvuelve, por ejemplo si fuma, si come en exceso y si lleva una vida sedentaria.

THOMAS MCKEOWN, *The Role of Medicine*

CAPÍTULO PRIMERO

Consideremos la posibilidad

En este libro hacemos una afirmación categórica. Es la siguiente: la medicina occidental ha cometido un error básico al permitirse llegar a confiar en el uso universal de la terapia de los fármacos.

Se trata tanto de un error filosófico como de táctica. El estudio que hemos realizado sobre los efectos que resultan de la prescripción de fármacos en los pacientes, con referencia a médicos e instituciones sanitarias, nos ha conducido de manera ineludible a esta conclusión. Nuestra declaración se opone al juicio reconocido, contradice numerosas opiniones establecidas y es contraria a la ideología y motivación de algunos de los mayores y más poderosos intereses industriales del mundo. Mantenemos el convencimiento de que la evidencia es irrebatible, y de que no existe otro camino para su interpretación. Pedimos que se considere la posibilidad de que los fármacos más que servir de ayuda o de curar, son en realidad portadores del mal.

Es cierto que mediante la vacunación es posible erradicar algunas enfermedades infecciosas; que hay fármacos que proporcionan una terapia eficaz en determinadas circunstancias funestas previas, y que la analgesia y la anestesia consiguen que la vida sea más soportable. Se trata de un problema de perspectiva. Los fármacos han llegado a convertirse en la fuerza predominante para el cuidado de la salud, con menoscabo de otros medios.

El espectacular comienzo de la moderna edad del fármaco puede que nos oculte el hecho de que *todos* los fármacos, cualesquiera que sean sus virtudes, son de por sí peligrosos.[1] Es tal la naturaleza de las sustancias que produce la industria farmacéutica, que resulta inevitable que ocurran desastres imprevistos. La talidomida y el practolol constituyen los ejemplos más recientes. Aparte los sufrimientos humanos, el efecto más importante derivado de estas tragedias ha sido que aparecieran ante los ojos de un cuantioso público crítico,[2] la verdadera naturaleza, actitudes y prioridades de los fabricantes de productos farmacéuticos. Esta situación obligó a que los gobiernos admitieran la necesidad de llevar a cabo acciones que antes no habían emprendido y establecieran un cierto grado de control en las actividades de los fabricantes de fármacos, y en los usos para los que destinaban sus productos.

Sin embargo, subsiste el potencial capaz de producir nuevos desastres. Tiene su origen en la propia naturaleza de las organizaciones que calculan, fabrican y promocionan los fármacos, así como en la forma en que son recetados y en nuestras actitudes hacia la medicina.

Antes de adentrarnos en los detalles de semejantes complejidades, debemos poner al descubierto la imagen de relaciones públicas de los fármacos, cuidadosamente elaborada y de su empleo en nuestra sociedad.

Solemos olvidarnos con facilidad de que la industria farmacéutica con su interminable multiplicidad de productos, y su volumen mundial de negocios por valor de muchos miles de millones de dólares, es un fenómeno de los últimos cuarenta años. La mayor parte de los descubrimientos que proporcionaron más seguridad al mundo, acaecieron con anterioridad a éstos; los fármacos que contribuyeron de manera fundamental al bienestar de la humanidad eran asequibles antes de que se iniciara el desarrollo industrial. La farmacopea británica de 1932 contenía sólo 36 fármacos sintéticos, incluidas la aspirina, la fenacetina y la barbitona, todas obtenidas en Alemania antes de 1900.[3] Un examen de los doscientos fármacos dispensados con mayor frecuencia en los Estados Unidos a finales de la década de 1960, demostraba que únicamente cinco de ellos fueron dados a conocer en el siglo XIX, otros cinco entre 1900 y 1929, y otros nueve en la década de 1930.[4]

Las organizaciones comerciales elaboran fármacos por la misma razón que podrían fabricar cualquier otro producto: obtener un beneficio. La razón primaria de la existencia de una sociedad anónima comercial es favorecer a sus accionistas. Las compañías de fármacos obtienen el dinero mediante la venta de fármacos.

Los países disponen de reglamentaciones y normas relativas al modo empleado para el suministro de fármacos para los médicos y farmacéuticos, con el propósito de ejercer el control de una industria que se caracteriza por su empeño en vender tanto y tan a prisa como sea posible. Las compañías someten las distintas zonas de cada mercado potencial a las más intensas promociones de ventas que el mundo haya conocido. Desde que se inventa un nuevo fármaco hasta que llega al mercado, puede costar a una compañía un trabajo de diez años y el gasto de decenas de millones de dólares. A este precio no pueden confesarse culpables de demasiados errores.

Sin embargo, han ocurrido yerros pese a la lección de la talidomida y cuando la mayor parte de los gobiernos convienen en que los fabricantes de fármacos no deben disfrutar de una completa libertad para vender cualquier producto que elijan. En la mayor parte de las naciones del mundo existe hoy algún tipo de organismo regulador para el control del mercado de fármacos y para juzgar los riesgos que su uso significa para la población. Estos organismos reguladores comprenden desde la American Food and Drugs Administration (FDA) con toda su eficacia, pasando por la deferente burocracia del British Committee on Safety of Medicines (CSM), hasta llegar a aquellos que no son otra cosa que unos meros escaparates.

La Dirección General de Farmacia y Medicamentos y el Centro Nacional de Farmacología son los organismos que toman las decisiones de aprobación y concesión de permisos de elaboración y venta en España. Estas instituciones han demostrado una sorprendente ineficacia, puesto que no han sabido proteger a los españoles de la exposición a una amplia gama de fármacos considerados demasiado peligrosos para su empleo en países que disponen de reglamentaciones más estrictas, como Gran Bretaña y Escandinavia. Sin embargo, creemos que en la actualidad se hallan en marcha las reformas del sistema, cuya necesidad era conocida desde mucho tiempo atrás.

La gente confía en los médicos tanto para protegerse de los riesgos de los fármacos, como para la prescripción de la medicación apropiada. En opinión de un prestigioso facultativo británico: «El acto de recetar repetido en un suficiente número de casos, induce al médico así como al destinatario a creer firmemente que se hallan en la senda adecuada... Se trata de una acción tan mecánica que un perro pastor medianamente amaestrado podría hacerlo, y en la mayoría de los casos nadie llegaría a enterarse de la diferencia.» [5]

Corrientemente se admite que una considerable mayoría de primeras consultas asistenciales, tal vez hasta un 90 %, no constituyen problemas médicos para recibir tratamiento. Más aún, en el Reino Unido más de las tres cuartas partes de las consultas acaban en una prescripción de fármacos, y en algunos países la proporción se acerca al 100 %. En todas partes los doctores han establecido el hábito de extender innecesarias, inapropiadas o francamente peligrosas recetas. En gran parte del Tercer mundo, donde aún puede llegar a faltar la inadecuada protección aportada por la supervisión nominal de un médico para los medicamentos potentes destinados a usos especiales, que en el resto del mundo únicamente pueden obtenerse mediante receta, los despachan con entera libertad a cualquiera como se vende un caramelo en el mostrador.

Si se está empleando una terapia basada en fármacos de una manera inadecuada ¿por qué no se conocen debidamente sus peligros? Tal vez porque suponemos que los fármacos actúan benéficamente y dejamos de lado nuestras creencias. No se considera importante el control de los fármacos. También existen graves problemas de orden práctico: los fármacos se consumen en cantidades tan desmesuradas que el control de sus efectos reales representa una tarea gigantesca. Si un fármaco determinado llega a convertirse en sospechoso, se aguarda a que la noticia de sus efectos adversos aparezca en las publicaciones médicas para advertir a los médicos cierta prudencia. Los organismos de regulación creados para facilitar protección carecen de efectividad. Los gobiernos saben por experiencia que deben pisar con cuidado cuando se enfrentan con la industria farmacéutica, tal como le ocurrió al gobierno de Alemania occidental al retirar el permiso de comercialización del clofibrato de la ICI, a finales de la década de 1970. Inmediatamente, la compañía amenazó con interponer una acción legal contra el gobierno, con lo cual al poco tiempo el fármaco podía obtenerse de nuevo para su empleo en ese país,[6] a pesar de la evidencia demostrada mediante extensas pruebas clínicas sobre su efecto más negativo que positivo.[7]

Quienes dirigen las compañías de fármacos «no son obispos; son hombres de negocios»,[8] manifestó uno de sus portavoces ingleses. Y también actúan de acuerdo con esta idea con considerable éxito; sus negocios en todo el mundo se hallan al máximo de las ganancias, del crecimiento y de las listas de clasificación. En consecuencia, gozan de la popularidad de los accionistas y de los gobiernos por igual. Esta misma popularidad origina problemas cuando estos mismos gobiernos desean representar su papel de custodios del interés público y ejercer su control.

Bajo un barniz de cooperación y buena voluntad, la industria de los fármacos lucha sin cesar para extender sus áreas de influencia. La penetración en las estructuras del gobierno, la profesión médica, las instituciones académicas y de investigación, así como en los medios de comunicación, es extensa.[9] Si bien los fabricantes de fármacos intentan mostrar una imagen discreta en la mayoría de los países industriales, se hallan inmersos en los más poderosos grupos de presión políticos y económicos.[10]

Todo el brío contenido en el núcleo de la industria farmacéutica la empuja a extender sus operaciones desde la fabricación y el *marketing* sanitario, hasta las áreas de *marketing* exterior con pago en divisas, en las que diligentemente descubren condiciones que pueden ser promocionadas como enfermedades. De manera rutinaria, aconsejan a los médicos el tratamiento adecuado para tales condiciones, como «estados perjudiciales». Cualquiera que fuese el improbable mal, la industria se halla en condiciones de suministrar la píldora adecuada.

A pesar de su poder y riqueza, las compañías de fármacos constituyen el nervio más sensible de la industria médica sanitaria. Todas protestan con vehemencia porque sus esfuerzos son vitales y porque incuestionablemente contribuyen al bienestar general. Pero ¿es cierto? ¿Es aceptable el dominio casi ilimitado de los fármacos en la terapia médica?

Cualquier examen relacionado con la enfermedad, la salud y la muerte, llevado a cabo en las poblaciones de los países desarrollados, origina dudas bien fundamentadas que no pueden justificarse como trágicos episodios aislados. La creencia en el poder curativo de los fármacos ha modificado la importancia y desviado los recursos lejos de la verdadera promoción de la salud. A pesar del enorme crecimiento de la cantidad de fármacos, no ha podido demostrarse con claridad su acción benéfica. El dinero gastado no ha afectado los numerosos determinantes de la salud de las comunidades, y con frecuencia se han restringido los costos de otros tratamientos efectivos por falta de dinero. Al amparo de la tutela de la quimioterapia universal, la medicina ya no se practica: se administra.

Dentro de la estructura mundial, la medida sanitaria general de mayor eficacia sería el suministro adecuado de agua pura. La venta de una gama de fármacos esotéricos no sólo enmascara los problemas reales, sino que malgasta los recursos necesarios para los suministros básicos.

Como resultado del sistema de prescripción de fármacos empleado, la enfermedad yatrogénica —literalmente, enfermedad «causada por el doctor», aunque llamada más generalmente en la actualidad enfermedad causada por los fármacos—, se ha convertido en un desmesurado y creciente problema médico. Cuando aparece, la solución habitual consiste en prescribir a la infortunada víctima todavía otro fármaco, portador de sus propios riesgos para combatir los nuevos síntomas. Aun bajo los cuidados especiales hospitalarios, tal vez el 28 % de los pacientes padecen reacciones adversas a sus medicaciones.[11]

La enfermedad provocada por el fármaco conduce a distintos tipos de muertes. Tanto en los Estados Unidos [12] como en Gran Bretaña se ha calculado que fallece más gente cada año como consecuencia de los fármacos recetados, que por accidentes de carretera. Las cifras relativas a lisiados y lesionados pueden ser proporcionalmente superiores. Existen buenas razones para creer que este nivel de víctimas se produce en todos los países donde los productos farmacéuticos se usan ampliamente.

Los fallecimientos por fármacos se dan de manera predominante entre los individuos más viejos y los más débiles de la población, por esta razón las causas de las muertes quedan enmascaradas. Pero con el crecimiento del uso de los fármacos para condiciones cada día mayores, la enfermedad yatrogénica aparece como una clara realidad. Según la sociedad acrecienta su dependencia de los fármacos, la enfermedad yatrogénica se convierte en el resultado con el que debemos vivir y morir.

La controversia más generalizada acerca de los fármacos se debe a los precios, lo cual desde nuestro punto de vista nos parece inoportuno. Si un fármaco fuese capaz de curar una enfermedad y salvar vidas, su precio podría ser incalculable; pero lo que no admite discusión es el hecho de si un determinado tipo de tableta es muy barata o increíblemente cara. La importancia máxima reside en el efecto de dicho fármaco al ser empleado por espacio de un largo período en un número elevado de personas. Los fármacos causantes de yatrogenia aunque sea en pequeña escala, pueden desencadenar una inmediata penalización de los costos. El siguiente tratamiento y cuidado de las víctimas de fármacos, que tal vez hayan costado céntimos, es posible que se conviertan pronto en decenas o centenares de miles de libras. El doctor Donald Brodie, del National Center for Health Services Research and Development, afirmó en 1970 que el costo anual de las reacciones adversas en los Estados Unidos, sobrepasaba los mil millones de dólares.[13] Y nunca habrá posibilidad de poner precio al sufrimiento y a la desesperanza humanos que traen consigo.

El papel tradicional del médico ha quedado espectacularmente distorsionado debido a la pronta disponibilidad de fármacos poderosos, y la fuerza básica de su posición se ha desplazado desde el arte social y sanitario, hasta su control por mediación del talonario de recetas. Es comprensible que los doctores busquen soluciones fáciles. Es una tarea imposible la de ellos. Pero la dependencia de los fármacos no ha aportado verdaderas soluciones, y sí algunas, en verdad, fáciles. Se trata simplemente de que se ha creado otra situación imposible para el médico. Cada año trae consigo una nueva cosecha de fármacos, de los cuales recibe instrucciones por mediación de las propias compañías interesadas. Si pretende recetar con el suficiente nivel de eficacia, ha de estar actualizado. Con, tal vez, 25 000 fármacos bajo diversas formas, puede que sea imposible el simple conocimiento de cuál es el apropiado. Si añadimos el ritmo con que se suministra la información, se puede ver que la tentativa es desesperanzadora. El British Monthly Index of Medical Specialities (MIMS) de noviembre de 1980, informaba sobre la supresión de 80 productos, la creación de 43 formas adicionales de fármacos existentes, la supresión de 41 formas, 47 cambios de dosificación, 26 cambios en las indicaciones terapéuticas, 21 cambios en las advertencias de precauciones especiales y 69 productos nuevos.

La incapacidad de los médicos para enfrentarse con esa realidad queda demostrada en las recetas que extienden. En muchos casos el fármaco seleccionado está determinado por la disposición de ánimo del profesional, más que por las condiciones o necesidades de los pacientes.[14] Los médicos gozan de una irracional libertad para recetar de acuerdo con lo que sostiene la antigua teoría de la medicina, es decir un arte y también una ciencia, y el arte no precisa de la razón. Se manifiesta en el concepto de juicio clínico que emplea el médico y en el que los pacientes depositan su fe. Sin embargo, los médicos son tan víctimas de los prejuicios y de los hábitos como cualquiera de nosotros. También ellos son únicamente seres humanos.

La aparición de la enfermedad yatrogénica puede afectar considerablemente la relación entre médico y paciente. El descubrimiento suele producir una reacción de culpabilidad, y la pérdida de la confianza tal vez imposibilite una curación adecuada. La relación frustrante e insatisfactoria con los médicos ha conducido a que las víctimas de los fármacos se acerquen a otras personas que sufren problemas semejantes, en busca de consuelo y fortaleza mediante el apoyo mutuo. Tales grupos organizados, que existen en número creciente, se basan en algún estado o circunstancia relacionado con los efectos de un determinado fármaco.

Nuestros esfuerzos para mantener la salud puede que estén fundamentados en prácticas y en supuestos inadecuados, simplemente porque dentro del más amplio conjunto carecemos de conocimientos de la historia natural básica de las enfermedades y achaques que nos afligen. La explosión farmacéutica no ha conseguido alargar ni hacer más saludables nuestras vidas. Después de treinta años de experiencia, parece ser que lo mejor que podemos ofrecer a las naciones menos afortunadas es un medio para que tarden más tiempo en morir.

¿No sería una definitiva, trágica ironía si nuestra incomprensión y el exagerado mal uso de la tecnología química estuvieran encaminados a conspirar contra nosotros mismos? A pesar de las mejores intenciones de la industria médica y de los organismos reguladores, cabe la posibilidad de que un fármaco, con un potencial capaz de provocar un daño genético latente a nivel masivo, o de producir un virulento microorganismo patógeno, llegue a precipitar el próximo impacto de horror universal en nuestra conciencia colectiva. Esta calamidad de muerte blanca autoinducida podría hacer que la medieval peste negra pareciera insignificantemente pálida por comparación.

CAPÍTULO II

La idea seductora

Siempre hubo motivos de controversia o de regocijo para los que se ha considerado conveniente alterar la percepción de la realidad con los fármacos. Tradicionalmente, los occidentales eligieron el alcohol, los orientales, la marihuana o el opio. En época más reciente, los acontecimientos sociales de finales de la década de 1960 alertaron a toda una generación acerca de las posibilidades, si no de las realidades, del empleo ilegal de los fármacos. Las experiencias en los distintos niveles de la sociedad respecto de la marihuana, los derivados del opio y la cocaína se extendieron a un gran número de personas, y la difusión del empleo del LSD se unió al repertorio de que disponían aquellos que deseaban escapar de las sensaciones que percibían o pretendían modificarlas.

Todo cuanto podamos opinar acerca del uso de estas sustancias no constituye el verdadero problema. Debemos modificar la imagen del típico adicto a los fármacos, apartándola de la juventud melenuda o de los inadaptados sociales, para aproximarla al hombre corriente de la calle que está convencido de que se halla enfermo y de que se está curando. Hoy en día, el adicto a los fármacos es la persona que se halla a nuestro lado en el autobús o en la tienda, nuestro compañero de trabajo o nuestro amigo. Y de manera progresiva es probable que también nosotros lleguemos a depender de aquéllos.

¿Cómo se ha llegado a crear esta alarmante situación? No se trata de algo inherente a un determinado grupo aislado. Después de todo, los pacientes confían en la experiencia profesional de los médicos. Éstos, agobiados de trabajo y situados en la primera línea del cuidado de la salud, reaccionan casi invariablemente recetando fármacos al ser consultados.[1] Fueron orientados hacia la creencia de que éste es el único medio a su alcance para conseguir lo que se les pide, y están convencidos de que es beneficioso para sus pacientes.

Junto a la acción del hospital, el médico constituye un eslabón en la inmensa organización de cuidados para la salud que mejor conocemos. Y tras el médico, con su formación superior, existe una diversidad de instituciones, cada una de las cuales representa su propio papel en el rompecabezas de la farmacopea moderna. Dichas instituciones varían desde las asociaciones profesionales de médicos hasta las fundaciones para la investigación, delegaciones de asistencia social, fabricantes de fármacos y departamentos gubernamentales. Cada uno de ellos es responsable del suministro de alguna parte de la ayuda en los cuidados médicos que requieren los pacientes que acuden a la consulta cuando lo necesitan.

El uso de los fármacos ofrece un atractivo recurso a todos ellos; les permite satisfacer sus necesidades de inmediato, y ofrece esperanzas a los que padecen de cualquier estado indebido, al tiempo que evitan la necesidad de examinar las causas de la enfermedad con demasiada profundidad. En su comportamiento cotidiano, el médico representa los efectos prácticos de una única idea del conjunto de instituciones de cuidados para la salud.

Esta seductora idea en la que se basa con preferencia el tratamiento médico moderno, procede del químico alemán Paul Ehrlich. En 1906, mientras se hallaba trabajando con compuestos arsenicales y se esforzaba en el tratamiento de la sífilis, elaboró el concepto de la *bala mágica.* En la mentalidad de Ehrlich, la bala consistía en un producto químico que destruiría los parásitos del interior del cuerpo, y la magia residiría en la capacidad química de seleccionar el parásito e ignorar el huésped. Decía:

> Si imaginamos un organismo invadido por una determinada especie de bacterias, evidentemente será fácil proceder a su curación si se han descubierto las sustancias que poseen una afinidad exclusiva para dichas bacterias, actuando de forma perjudicial o letal en ellas, y sólo en ellas, mientras que al propio tiempo, estas sustancias al no poseer ninguna afinidad para los constituyentes normales del cuerpo, serán incapaces de causar el menor daño u otro efecto perjudicial en éste. Dichas sustancias serán entonces capaces de ejercer la totalidad de su acción sobre el parásito hospedado en el interior del organismo, y representarán para expresarlo de alguna manera, *balas mágicas* que buscan el blanco espontáneamente.[2]

Bien pronto Ehrlich comprobó las limitaciones de su idea original. Las industrias médica, química y farmacéutica, no. Seducidas por su poderosa sencillez, se prendieron a ella con tenacidad; su atractivo les permitió conducirse como si los requisitos previos para alcanzar el éxito ya estuvieran resueltos.

En la época de Ehrlich, la lucha contra la enfermedad se contemplaba como cosa claramente definida. Había buenos y malos y se creía que una vez que se hubieran encontrado las soluciones adecuadas, los malos serían eliminados. Si bien con el transcurso de los años la imagen de la enfermedad y de dolencia se ha vuelto más compleja, los tratamientos modernos todavía confían en este primitivo y simple enfoque.

En consecuencia, entre los fármacos modernos algunos pueden considerarse portadores de una mayor cantidad de magia que otros, o ser más certeros. Por regla general, los antibióticos son altamente efectivos contra infecciones específicas, si bien debido al mejoramiento del estándar de vida y de los niveles de nutrición más altos, los propios sistemas de defensa corporales han mejorado.

Pero el concepto de la atinada bala certera puede fácilmente degenerar en el vuelo fortuito de una imaginaria granada de mano. Por ejemplo, en el caso de la arteroscIerosis, si los vasos sanguíneos se han obstruido con depósitos de grasa, de manera que la sangre queda imposibilitada para llegar a las manos y los pies, ¿qué clase de «bala» específica podría actuar?, ¿una que elimine la grasa de las paredes de las arterias? En la actualidad el tipo de fármaco que puede usarse en tales circunstancias, es uno que produzca una dilatación en los vasos sanguíneos próximos a la superficie del cuerpo. Tal efecto generalizado y fuera de propósito se aparta mucho del concepto original de Ehrlich.

Para comprender la razón por la que la bala mágica es una idea tan rigurosamente limitada, hemos de considerar con cierta precisión la manera en que actúa el fármaco dentro del cuerpo. Los fármacos son sustancias químicas que en cantidades relativamente pequeñas alteran el estado del cuerpo o de la mente. Todos los medicamentos contienen fármacos, y de manera incidental se hallan también en productos de uso cotidiano como el té, café, cerveza y tabaco. Cuando definimos algo como un fármaco, no determinamos la manera en que será empleado. Los fármacos definidos y usados como medicinas se seleccionan por razón de que se cree que poseen propiedades útiles para el tratamiento de condiciones incorrectas.

La mayoría de los fármacos actúan tanto por estímulo como por depresión de determinadas funciones biológicas o fisiológicas en el interior del cuerpo. Es decir, que alteran la química corporal generalmente mediante procedimientos complejos y sutiles. Precisamente, su acción y razón constituyen muchas veces incógnitas que se hallan fuera del alcance de nuestro conocimiento, y las soluciones son con frecuencia desconocidas.

Para una fácil identificación y empleo, los fármacos se dividen por lo común en «grupos terapéuticos», o sea, agrupaciones de sustancias de acuerdo con un determinado tipo de enfermedad, las cuales se emplean de manera predominante para su tratamiento. El número de grupos puede ser tan grande como el número de enfermedades o de fármacos asequibles, si bien en la práctica se identifican, por regla general, unos ochenta grupos.

Aunque algunos de estos fármacos pueden usarse para combatir enfermedades que representen una amenaza para la vida, esto no suele ser lo corriente. En una gran mayoría de casos no son imprescindibles; en ocasiones son totalmente innecesarios, y con frecuencia pueden causar un notorio perjuicio. Es más, unos cuantos de estos fármacos son terapéuticamente inútiles. Su valor o inutilidad reside en cómo se emplean. Más adelante examinaremos los factores que influyen en su selección, y los que los apartan de su uso en la medicina con una idea de terapia racional.

Los medicamentos pueden ingerirse, inyectarse, aplicarse directamente a los tejidos corporales, inhalarse o insertarse como pesarios; pero cualquiera que fuese la ruta en el interior del cuerpo, no tendrán más que efectos locales muy limitados hasta que penetren en la corriente sanguínea. Cuanto más rápidamente un fármaco alcance la corriente sanguínea, más pronto producirá su efecto. Los fármacos que se inyectan en las venas, como en el caso de algunos anestésicos, actúan con gran rapidez por contraste con aquellos que se ingieren y absorben de manera gradual a través del revestimiento del estómago y de los intestinos.

Los fármacos circulan por la sangre a todas las partes del cuerpo, con excepción en algunos casos del cerebro, el cual se halla protegido por un filtro especial conocido como barrera hematoencefálica. La mayoría de ellos al llegar al hígado son metabolizados o convertidos en moléculas más sencillas y enviadas de nuevo a la circulación. Por fin, son eliminados del cuerpo a través de los riñones como productos residuales disueltos en la orina.

Es más fácil de entender la acción del fármaco si contemplamos el cuerpo como una máquina electroquímica, que actúa gracias a una serie de reacciones químicas capaces de producir diminutas cargas eléctricas. Las sustancias químicas complejas que producen los tejidos corporales muestran una constante interacción mutua, y una de las funciones de la corriente sanguínea consiste en suministrar el combustible para estas reacciones químicas.

La mayoría de los fármacos actúan sobre puntos específicos de los tejidos corporales conocidos como receptores. La estructura química del fármaco determina su efecto en un punto receptor determinado. Ehrlich lo comparaba con el hecho de introducir una llave especial en una cerradura bien diseñada. Cuando una sola molécula del fármaco apropiado alcanza este punto receptor, modifica la reacción química que tiene lugar allí. Las pocas excepciones comprenden los fármacos del tipo de los antiácidos que por regla general no pasan a través de las paredes del conducto digestivo, sino que actúan localmente al neutralizar el ácido del estómago, en tanto que los fármacos como los germicidas se comportan de manera indeterminada al destruir los organismos vivientes. También algunos anestésicos generales actúan de manera indeterminada, y en su acción parece que no intervienen combinaciones con receptores específicos.[3]

Una gran cantidad de fármacos están estructuralmente relacionados con las moléculas que se producen de modo natural, y sus efectos son parecidos a los de la sustancia química natural; pero toda pequeña diferencia puede tener una importancia decisiva. Por ejemplo, pueden permanecer en los puntos de recepción durante algo más de tiempo que las moléculas de los puntos a donde están destinadas a situarse; y en tanto la molécula del fármaco se halla prendida al receptor, imposibilita el acceso a la sustancia química natural. A veces, el fármaco se convierte en parte del enlace químico el cual, entonces, detiene el crecimiento debido a la diferencia. Los fármacos citotóxicos (anticancerígenos) se emplean en este sentido para detener la multiplicación de las células malignas; el fármaco interrumpe el crecimiento de todos los tejidos corporales incluido el tumor.

En la investigación de nuevos fármacos, los científicos buscan con frecuencia anomalías en la química del cuerpo que estén asociadas con la enfermedad. Por ejemplo, se descubrió que las personas con depresiones mostraban, por lo general, niveles de determinadas sustancias químicas cerebrales que participan en la transmisión de los impulsos nerviosos, inferiores a los de sus semejantes más optimistas. Por esta razón se crearon fármacos capaces de reducir el ritmo de las interrupciones de estas sustancias químicas transmisoras, con lo cual se logró su acumulación. Para el paciente, el resultado suele significar un mejoramiento del estado de ánimo.

Las modificaciones en las moléculas de los fármacos aunque sean muy pequeñas, acostumbran a conferirles efectos señaladamente distintos. Muchas sustancias químicas naturales están constituidas por moléculas asimétricas, y se presentan bajo las formas diestra y siniestra; y no es raro para los farmacólogos encontrar que una de las formas produce efectos dramáticos, en tanto que su opuesta —la imagen del espejo— no. El LSD es uno de estos fármacos bien conocido; tan sólo la forma diestra o dextro no produce efectos de clase alguna.

Resulta frecuente que se modifiquen los fármacos existentes con la esperanza de mejorar su acción. La ICI creó el practolol partiendo de uno de sus fármacos existentes, el propranolol. Esperaban que las ligeras modificaciones en la estructura del propranolol eliminarían su principal inconveniente, la tendencia a provocar espasmos bronquiales en los pacientes sensibles. Los científicos de la ICI tuvieron éxito; la compañía pudo proclamar que el practolol era más cardioselectivo que el propranolol. Sólo después de haberlo empleado algunos años, se descubrió que el nuevo fármaco producía efectos adversos mucho más peligrosos que los espasmos bronquiales, efectos que no presentaba el propranolol.

El hecho de que los fármacos actúen en puntos receptores específicos no significa que hayan sido descubiertas las balas mágicas de Ehrlich. Los tipos particulares de sustancias químicas naturales que son capaces de establecer una interacción con un fármaco determinado, se hallan probablemente en diversas clases de tejidos y órganos corporales. Un fármaco no puede distinguir entre los diferentes lugares de un mismo receptor, por lo cual toda acción que carezca de este tipo de especificidad lleva consigo una carga de riesgos.

El efecto predominante de un fármaco depende en parte de su concentración en el cuerpo. Los farmacólogos describen los cambios en los efectos de las dosis crecientes de los fármacos, como relación dosis-respuesta; por regla general hallan series de distintas curvas de dosis-respuesta para cada fármaco. En ocasiones, durante la terapia puede aplicarse más de una respuesta, ésta es la razón del por qué en ciertas condiciones se emplean dosis bajas de un fármaco, y en otras dosis mayores; por ejemplo, el importante tranquilizante clorpromazina (Thorazine, Largactil) puede emplearse en pequeñas dosis como preventivo de las náuseas y vómitos, o en dosis elevadas para controlar la esquizofrenia. Los efectos que producen los fármacos en dosis superiores son por lo común perjudiciales, y la dosis terapéutica útil se calcula teniendo en cuenta el nivel en que se producen tales efectos contrarios.

Una meta de las prolongadas pruebas que se realizan con los nuevos fármacos consiste en hallar los niveles óptimos de las diversas dosis terapéuticas, problema que resulta difícil debido a la variabilidad que presenta cada individuo a la respuesta. Una característica de un fármaco considerado seguro —hasta donde pueda concebirse un fármaco como seguro— es que la distancia que presenta entre la dosis terapéutica y la tóxica resulta muy amplia.

Por término medio, cuanto más pesa una persona tanto más fármaco necesitará para alcanzar el mismo efecto que en otra más liviana, aunque la acción de una misma dosis tanto terapéutica como dañina, también varía con independencia del peso del cuerpo. La gente de edades muy extremas, lo mismo vieja que joven, suele presentar una mayor sensibilidad, y los hombres pueden diferir de las mujeres. La enfermedad, los hábitos alimenticios y el propio tipo de fármaco corriente, pueden aportar complicaciones adicionales. Por la experiencia cotidiana sabemos que no todos nos hallamos dispuestos a beber las mismas exactas cantidades de whisky, y los medicamentos pueden ser tan imprevisibles como el alcohol.

El metabolismo y la excreción de los fármacos en el transcurso del tratamiento, evitan su acumulación hasta niveles peligrosos para el cuerpo. Cualquier circunstancia que interfiera el rendimiento del hígado o de los riñones, tendrá como consecuencia un aumento del riesgo de elevación de los niveles del fármaco y de las reacciones adversas que ocurren con las altas dosis. Los riñones de la gente mayor son a menudo menos eficaces para la eliminación de los fármacos del cuerpo, y el hígado cuando está dañado tiende a reducir el ritmo del metabolismo. De forma que como resultado de la administración de una dosis normal a una persona anciana, pueden ocurrir concentraciones de fármacos que le acarrearán padecimientos crónicos de toxicidad, los cuales podrán convertirse gradualmente en más graves en caso de continuar el tratamiento.

Las reacciones tóxicas causadas por sobredosis peligrosas, raramente se deben a una exageración de los efectos terapéuticos. En la sobredosis los efectos menos deseables y más perjudiciales se convierten en dominantes, y causan daños que pueden llegar a convertirse en irreversibles.[4] Los fallecimientos ocasionados por sobredosis de fármacos narcóticos o barbituratos, por ejemplo, suelen ser el resultado de una depresión del centro cerebral que controla la respiración, mientras que la sobredosis de paracetamol produce la muerte por lesiones en el hígado.[5]

¿Qué hay acerca de los antídotos para las sobredosis de fármacos? el doctor Jekyll y mister Hyde fomentaron la ilusión por la perfección; en la película puede verse cómo trabaja un antídoto en realidad. Aunque los antídotos gozan de un extenso *pedigree* literario, son en gran parte producto de la fantasía. Existe un antídoto específico para menos de un 2 % de casos por envenenamiento.

El autorizado *Prescribers' Journal* indica: «Sólo muy raramente se encuentra (para casos de sobredosis) un antagonista farmacológico o antídoto, y por esta razón el tratamiento se basa en medidas sintomáticas y de sostenimiento.»[6] Los daños ocasionados por los fármacos suelen ser irreversibles, ya que con frecuencia el tejido dañado sólo puede ser reparado por los propios mecanismos de reposición del cuerpo, en el transcurso de un cierto período. El antídoto es inútil contra envenenamientos graves o sobredosis.

No obstante, la teoría del antídoto es tan atractiva que hasta hace muy poco era ampliamente aceptada por la profesión médica. Se argumentaba que si un paciente había tomado una sobredosis de hipnóticos para dormir, principalmente píldoras de barbiturato, se podían contrarrestar los efectos suministrándole fármacos estimulantes. Dos sobredosis por el precio de una, según pudo comprobarse. A principio de la década de 1960, un centro especializado de Copenhague demostró que la proporción de fallecimientos era el doble cuando en tales casos se daban fármacos estimulantes, y previno al gremio médico con la evidencia de la locura de esta práctica.[7] Se cree que la administración de antídotos para los fármacos ha descendido, aunque no ha desaparecido. Que la renuncia a procedimientos igualmente fatales sea en extremo difícil para los médicos, es un hecho que forma parte de la seductora naturaleza del tratamiento.

La potenciación —cuando los efectos de un fármaco se multiplican con la presencia de otro— conduce con frecuencia a la sobredosis letal. En la medida en que un creciente número de personas confían en la terapia de los polifármacos, el problema va en aumento, puesto que existen probabilidades de potenciación cuando los fármacos tienen un efecto similar. También puede ocurrir que la combinación no aumente el efecto deseado de un fármaco, sino que estimule el peor de los efectos colaterales en una forma imprevisible.

Una sustancia puede producir un descenso de actividad en el hígado, donde se desdoblan la mayoría de los fármacos, y permitir que éstos se acumulen sin metabolizar hasta alcanzar niveles peligrosos. El complejo problema de cómo actúan los fármacos se hace cada vez más difícil por las posibilidades de interacción, puesto que interviene un gran número de variables. A menudo, los graves problemas de interacción no pueden pronosticarse, se aprenden con la experiencia.

El antagonismo, que es lo opuesto a la potenciación, no es tan peligroso a menos que el paciente dependa de un fármaco en particular para mantenerse con vida. Cualquier sustancia que altere el sistema enzimático del hígado puede ser causante de antagonismo. El humo del tabaco, por ejemplo, acelera algunos procesos de desdoblamiento por «inducción enzimática». En consecuencia, el fármaco es excretado con una mayor rapidez hasta reducir su concentración en la corriente sanguínea y, por lo tanto, su efecto. Una interferencia mecánica sencilla también puede causar antagonismo, o sea cuando una sustancia impide al cuerpo tomar otra. Por ejemplo, la leche de magnesia que se toma para la indigestión, imposibilita la absorción de la tetraciclina antibiótica a través del intestino.[8]

Una proporción sustancial de fármacos presenta una mutua interacción. Por regla general actúan de manera que no tienen consecuencias graves, es el caso de mezclar una medicina contra la tos y antihistaminas para conseguir una buena bebida que induzca a dormir. Sin embargo, otros tipos de reacción pueden llevar a la muerte: cuando se mezclan anticoagulantes y fenilbutazona antirreumática, que provocan hemorragias en los tejidos corporales.[9]

Los fármacos pueden presentar interacción en los puntos donde actúan en el interior del cuerpo; y si no se conoce la acción principal de este punto, existen menos probabilidades de que pueda predecirse o comprenderse cualquier interacción.

Es evidente que en el momento de recetar el médico debe andar con cautela por este laberinto de peligrosas complejidades. El doctor William Withering escribió en 1787, cuando definía el uso del extracto de la dedalera, el digital, para el tratamiento de los trastornos cardíacos: «Los venenos en pequeñas dosis son las mejores medicinas; y las medicinas beneficiosas en dosis demasiado grandes son venenosas.»[10] Debió añadir también que cuando los venenos se usan terapéuticamente, deberían emplearse cada uno en su momento a menos de que sea absolutamente inevitable.

Por otra parte, los pacientes formulan dos preguntas fundamentales acerca de la naturaleza de los fármacos y de su manera de actuar. La primera se refiere al consentimiento del tratamiento y la segunda, el riesgo aceptable. Es bastante fácil ponerse de acuerdo en cuanto al consentimiento; en la práctica hemos llegado a acostumbrarnos tanto a que nos den una receta de fármacos, siempre que visitamos al doctor, que ya no se plantea la cuestión. Si pedimos que se nos trate para una dolencia determinada, el consentimiento referente a cualquier decisión va implícita en nuestra aceptación al recibir las instrucciones para «tomarlo como un mandato» cualquiera que fuese el resultado final.

Por ello, el concepto de riesgo aceptable se convierte en crucial. En el fondo de cualquier consideración de riesgo se halla el problema de la dosis tóxica y la diferencia entre ésta y la dosis terapéutica normal. Para los fármacos que se emplean sin prestarles demasiada atención, como son los tranquilizantes, la diferencia debería ser, y por regla general es, muy grande, en tanto que cuando los fármacos se dan para un tratamiento en condiciones muy peligrosas, la diferencia puede ser, evidentemente, mucho más pequeña. Algunos fármacos, como el Valium, por ejemplo, no poseen una dosis letal definida. En otros, la dosis letal puede hallarse tan próxima a la terapéutica que siempre debe tenerse un cuidado especial al usarlos.

Cada fármaco presenta su riesgo, y una vez que aceptamos el tratamiento prescrito, el riesgo es inevitable. Está claro que se acepta un mayor riesgo cuando los fármacos se emplean para el tratamiento de una enfermedad potencialmente muy grave. Los fármacos anticáncer, que presentan un alto riesgo, se emplean solamente debido a que la alternativa, el libre crecimiento del tumor, es terrible y pronosticable. La mayoría de los fármacos citotóxicos serían fatales si se tomaran por un tiempo superior a un corto período, a menudo unas semanas, y ese riesgo es tan evidente que sólo se justifica en circunstancias extremas.

Tenemos el caso de Judith Carson, una paciente con cáncer de mama. Después de una mastectomía, sus médicos prescribieron un tratamiento con el fármaco citotóxico uramustina. Tras cada tanda de inyecciones, se hallaba demasiado débil para abandonar la cama; vomitaba, padecía dolores en todo el cuerpo y se sentía deprimida a causa de un intenso sentimiento de tristeza. A intervalos se le tomaban muestras de sangre para comprobar el nivel de leucocitos, puesto que la uramustina produce graves depresiones de la médula ósea. Los leucocitos procedentes de la médula ósea atacan las infecciones, y sin ellos fallan los sistemas de defensa corporales. Con la aceptación del tratamiento, Judith corría el riesgo de una enfermedad que pusiera en peligro su vida, aunque en aquel momento ni ella ni los médicos tenían conocimiento de que se manifestara algún otro cáncer. Corrieron, pues, el riesgo del tratamiento con un fármaco que es a la vez sumamente desagradable y muy peligroso, a causa de la posibilidad de que cualesquiera células tumorales que quedaran eran consideradas demasiado graves para ser ignoradas.

Los juicios estimados acerca de los riesgos del fármaco requieren un buen nivel de conocimiento sobre los probables daños y beneficios del tratamiento, tanto por parte de los médicos como de los pacientes. Puesto que la información asequible cambia con el tiempo y la experiencia, los límites de la aceptabilidad varían para cada fármaco. Cuando se pensó que los anticonceptivos orales estaban sólo muy raramente asociados con la trombosis, la apoplejía y otros peligros cardiovasculares, por regla general no se concedía importancia al riesgo. Pero con la información que se fue recogiendo quedó claro que el aumento de las probabilidades de ciertas enfermedades cardiovasculares era enorme, especialmente en las mujeres mayores de treinta y cinco años y en las fumadoras. Se ha descubierto que el riesgo de apoplejía que provocan los anticonceptivos orales, por ejemplo, era veintiséis veces superior al de las mujeres de edad similar que no usaban la píldora.[11] La publicidad acerca de los riesgos de los anticonceptivos orales ha llevado a muchas mujeres a decidir por sí mismas que los beneficios no justifican el peligro que presentan.[12]

Generalmente los pacientes ignoran los verdaderos peligros de los fármacos que toman. Se sienten satisfechos de dejar el juicio del riesgo al médico, y muchos de éstos opinan que los pacientes no son capaces de juzgar los peligros que trae consigo el uso de las medicinas. Efectivamente, el profesional en el momento que receta toma la decisión por el paciente, y este acto excluye la consideración de cualquier otra forma de tratamiento.

El juicio de los riesgos es ante todo un asunto de perspectiva. Dada la opción, la mayor parte de los pacientes se hallan preparados para aceptar una escala móvil de riesgos, cuando comparan las posibilidades de reacción adversa al fármaco con la gravedad conocida de la enfermedad. En un gran número de casos, los médicos probablemente juzgarán el riesgo no en términos de posibilidad de curación del paciente, sino más bien considerando si el fármaco representa un paliativo razonablemente seguro. De las actitudes de algunas compañías de fármacos se desprende que consideran un riesgo aceptable cualquier cosa que presente probabilidades de no hacer sufrir al paciente.

Finalmente, el problema de riesgo debe contemplarse por contraste con el empleo de los fármacos en medicina. Los pacientes piden la curación para cualquier condición real o imaginaria; y el concepto de «enfermedad» se dilata para poder contener la posibilidad de cuidar de ella. Desde el punto de vista médico, político y comercial, el medio más sencillo para aumentar la cabida y poder satisfacer la demanda es el empleo de más fármacos.

Paradójicamente, los médicos carecen de los suficientes conocimientos sobre los aspectos relacionados con los fármacos, y no han recibido la información científica necesaria para poder valorar las reclamaciones que aquéllos provocan. En consecuencia, confían plenamente en la información que les suministran los fabricantes de fármacos, que no es imparcial ni objetiva.[13]

No siempre puede afirmarse que para que un fármaco produzca efecto *debe* presentar también peligros. Pero esto no significa que cuanto más peligroso sea el fármaco tanta mayor eficacia tendrá.

Sean cuales fueren los efectos no deseados que produzca un fármaco, pueden considerarse como reacciones adversas. Varían desde los que causan molestias, tipificados por la sequedad de la boca producida por la mayor parte de los antidepresivos, pasando por los trágicos como los provocados por la talidomida, hasta llegar a los fatales como es una forma peculiar de peritonitis esclerósica debida al practolol.

Existen tres tipos de reacciones adversas que resultan atributos intimos de los fármacos. Son los efectos colaterales, los efectos secundarios y los efectos tóxicos. Todos los fármacos pueden presentar efectos colaterales, aunque no todas las personas que los empleen llegarán a conocerlos. Suelen ocurrir debido a que la acción del fármaco es más general de lo que sería deseable: la «bala mágica» no puede ser certera. El fármaco se halla presente en todo el cuerpo, cuando su efecto sólo se precisaba en una parte de él; los efectos que se presentan en los sistemas donde no se necesitaba el fármaco son los efectos colaterales. Si una persona que padece de fiebre del heno toma una píldora antihistamínica, puede ocurrir que suprima la acción de la histamina no sólo en la nariz y en los senos óseos, sino también en el cerebro, y le causa un efecto colateral de somnolencia. Las personas que padecen la fiebre del heno no precisan tener alterada la acción química cerebral; la somnolencia puede ser un riesgo, por ejemplo, cuando conducen.

Los efectos secundarios son consecuencias indirectas de la acción de los fármacos. Los antibióticos destruyen las bacterias indiscriminadamente, tanto las buenas como las malas. Las bacterias del intestino, de las vías respiratorias y de la vagina actúan favorablemente al mantener bajos los niveles de hongos que de otra manera se desarrollarían en estos medios húmedos y cálidos. Después de una terapia de antibióticos, los fermentos pueden proliferar libremente y ser los causantes de importantes irritaciones. A veces son necesarios muchos meses para que se restablezca la propia flora natural.[14]

El caso de Joan Mills que padecía de colitis ulcerativa constituye un triste ejemplo. El tratamiento de su enfermedad comprendía los fármacos esteroides (prednisolona) a largo plazo. Al cabo de ocho meses, le apareció una tos seca acompañada de fiebre. Fue internada en el hospital donde murió a los tres días. La autopsia demostró que en realidad había muerto de tuberculosis. La medicación esteroide había eliminado de su cuerpo la reacción inmunizadora, la cual la había protegido de la reaparición de la tuberculosis, que había padecido cerca de cincuenta años atrás. En este caso, la tuberculosis fue un efecto secundario de la medicación esteroide.

Los efectos tóxicos se deben a una acción directa del fármaco. Ocurren generalmente con niveles de altas dosis, pero también pueden suceder con dosis normales en individuos sensibilizados. También suelen tener como resultado el deterioro de los tejidos, como en el hígado, producidos por una sobredosis de paracetamol, o en el nervio auditivo por la estreptomicina, la gentamicina y los antibióticos estrechamente afines. Una vez que el fármaco ha iniciado el daño en el hígado o en los riñones, puede provocar una espiral ascendente de efectos tóxicos.

La mayor parte de las reacciones adversas a los fármacos constituyen riesgos bien documentados respecto de los fármacos corrientes.[15] El síntoma más común es la erupción cutánea[16] que no suele ser grave por sí misma; en la mayoría de los casos desaparece cuando se retira el fármaco responsable. Sin embargo, las erupciones del fármaco pueden ser un aviso de mayores peligros.

Una reacción alérgica a un fármaco suele presentarse inicialmente en forma de erupción cutánea. La siguiente insistencia con el mismo fármaco puede producir una enfermedad grave que requiera cuidados de emergencia. En el peor de los casos, sobrevendrá la muerte por shock anafiláxico. En Gran Bretaña, se registran alrededor de unos veinte casos anuales de fallecimiento de personas por shock anafiláxico causado por la penicilina.[17] Éste es el principal inconveniente de este fármaco —que por otro lado es señaladamente seguro y efectivo—, y la razón por la cual nos preguntan acerca de nuestras reacciones alérgicas al componer el historial médico.

El shock anafiláxico ocurre cuando se aplica a una persona una proteína extraña para la cual es sensible. Las proteínas son moléculas altamente complejas que se hallan universalmente presentes en la materia viva. Algunos fármacos son proteínas, en tanto que otros pueden combinarse con las proteínas corporales para formar complejos moleculares. El cuerpo posee un mecanismo de defensa que está específicamente preparado para enfrentarse con las peligrosas proteínas extrañas que lo invadan, como son las bacterias; los anticuerpos se combinan con las invasoras y son desdoblados e ingeridos por los leucocitos.

Por desgracia, el cuerpo no es capaz de discriminar entre bacterias nocivas y fármacos útiles. La relativamente enorme cantidad de fármacos que circulan por el cuerpo, pueden precipitar una reacción en cada uno de los vasos sanguíneos a la vez. Esto conduce a un importante descenso de la presión sanguínea, asma agudo, shock y muerte, a menos de que estén inmediatamente disponibles oxígeno y un tratamiento intensivo de emergencia.[18] Podría evitarse este tipo de tragedias, y generalmente se evitan, si se prestara atención a las manifestaciones previas de alergia para aquel fármaco.

Las reacciones alérgicas no se pueden pronosticar hasta que aparecen las primeras señales. Existen reacciones idiosincrásicas hacia la condición externa de un fármaco, más que hacia cualesquiera otras propiedades específicas que pueda poseer.

Los portavoces de la industria pretenden difundir la idea de que todas las reacciones adversas al fármaco son idiosincrásicas y, por consiguiente, debidas sobre todo a alguna peculiaridad de la víctima. No obstante, aunque es cierto que por regla general es imposible pronosticar con exactitud la sensibilidad de cada persona, puede descubrirse la proporción en que ocurren estas reacciones. Por ejemplo, se sabe [19] que una persona entre 20 000 que toman el antibiótico cloramfenicol, originará una anemia aplástica potencialmente fatal, y otros muchos fármacos también presentan niveles de funesta idiosincrasia que se consideran aceptables.

Para el practolol se ha reconstruido un esquema del mecanismo idiosincrásico que conduce al desarrollo del síndrome característico de las reacciones adversas. Parece desencadenar una forma única de reacción de inmunidad, porque es capaz de unirse a las proteínas corporales de tal manera que el cuerpo reacciona a ellas como proteínas externas. Pero el practolol no producía shock anafiláxico; su efecto no inducía a que el cuerpo aislara puntos particulares con tejido cicatrizante.[20]

Alan Brown es conocedor de su suerte porque logró sobrevivir a los efectos del practolol. Se le puso bajo cuidados de mantenimiento del fármaco después de un ataque cardíaco. Antes del año originó una erupción corporal, con la piel seca y agrietada en las manos, rodillas y pies. Las lágrimas corrían de manera incontrolable por su rostro; pero de pronto cesaron y sus ojos se quedaron secos de manera permanente.

Siguieron fuertes dolores abdominales y su estado empeoró con rapidez. «Tenía el estómago tan mal —decía— que no podía aguantar ningún alimento. Vomitaba antes de una hora después de haber comido. Perdí veinte kilos. Cuando me operaron pensé que iba a morir, tan mal estaba.» Los cirujanos hallaron que el señor Brown tenía masas fibrosas parecidas a tejidos de cicatrización, que le estrangulaban los intestinos y los órganos internos. El diagnóstico confirmó que la causa era el único y terrible efecto adverso al practolol, la peritonitis esclerósica.

Las reacciones adversas de este tipo son raras, no pronosticables y en gran medida inexplicables. Lamentablemente, ésta es la verdad acerca de muchas reacciones adversas a los fármacos.

El cuerpo dispone de muchas funciones y sistemas interactivos, o sea que se influyen mutuamente. Las reacciones adversas pueden ser causadas por el hecho de que es imposible alcanzar el deseado grado de modificación de un sistema corporal, sin producir cambios en otros. Un ejemplo comparativamente sencillo lo tenemos con la píldora anticonceptiva. El cambio de los niveles de las hormonas sexuales, produce modificaciones en los centros cerebrales que controlan la producción natural de estas hormonas, y estos cambios parecen estar relacionados, a su vez, con alteraciones de los sistemas químicos cuya participación es importante en la influencia sobre el carácter de la persona. En las mujeres sensibles estos cambios conllevan a la jaqueca y a la depresión.[21]

Ann Richards contaba dieciocho años, era estudiante y no tenía historial siquiátrico ni otro tipo de enfermedad grave cuando comenzó a tomar anticonceptivos orales. En el transcurso de un año fue cayendo en un estado de depresión de manera creciente, que era la causa de que rompiera a llorar constantemente y se sintiera cada vez menos capaz de reaccionar. Padecía vómitos imprevisibles y ataques de gritos incontrolables a diario. Fue enviada a un siquiatra, y tras un intento de suicidio, permaneció en el hospital de la universidad hasta su restablecimiento. Fue tratada con antidepresivos (amitriptylina) y tranquilizantes (clordiazepóxido) por espacio de nueve meses y la depresión mejoró un poco. Incorporada de nuevo a su curso sin los fármacos, se encontró con dificultades para adaptarse y padecía de frecuentes jaquecas. Nadie pensó en el papel que representaban las píldoras en este cambio dramático. Finalmente, Ann empezó a preguntarse si podrían constituir una parte del problema y dejó de tomarlas. En el curso de una semana, recuerda, «el mundo entero cambió», se sintió completamente distinta y al poco tiempo, volvía a ser ella misma otra vez. Nunca más se encontró de nuevo deprimida seriamente, si bien en dos posteriores intentos de tomar otras píldoras de dosis inferiores, se iniciaron rápidamente las reacciones siquiátricas, y la depresión y la frustración la forzaron a dejarlas a las pocas semanas.

Entre las reacciones adversas más horribles y extremas se encuentran la teratogénesis, la mutagénesis y la carcinogénesis. Literalmente, teratogénesis significa producción de monstruos. La talidomida es un teratógeno, aunque la palabra «monstruo» es una descripción insultante de las víctimas, algunas de las cuales son más humanas y muestran más humanidad que muchos de sus congéneres más afortunados. Es un desdichado nombre para un proceso catastrófico que puede iniciarse cuando se toman los fármacos durante el embarazo. La duración del tiempo puede ser crucial; la talidomida produce deformidades sólo si se toma entre la tercera y la octava semanas, pero si una mujer toma una simple dosis en el cuadragésimo día de su embarazo «casi se le puede dar una garantía por escrito de que su hijo será deforme».[22] La talidomida nos muestra hasta qué punto puede llegar a difundirse una calamidad de este tipo; alrededor de 8 000 niños de la talidomida sobrevivieron en cuarenta y seis países en los que se había recetado el fármaco o se había dispensado sin necesidad de receta a las madres en gestación.[23]

La talidomida no es el teratógeno típico. La mayor parte son menos espectaculares y en consecuencia, más difíciles de detectar porque causan deformidades en sólo una pequeña proporción de seres expuestos a ellos en la matriz. Las características teratógenas de tales fármacos sólo aparecen mediante cuidadosos estudios estadísticos en inmensos grupos de personas. Aun así, la cuestión permanecerá suficientemente dudosa para permitir que algunos expertos desmientan que los fármacos producen efectos dañinos al pequeño que ha de nacer. En un estudio en el que se valora el papel de los fármacos como causantes de malformaciones congénitas, se observó que las madres de niños malformados superaban alrededor del 50 % a las madres de niños normales; todas habían tomado uno o más de los siguientes fármacos: progestógenos para mantener el embarazo, tranquilizantes o antibióticos. Sin embargo, los autores creyeron razonable llegar a la conclusión de que estos fármacos *no* eran teratogénicos.[24]

La mutagénesis es el daño causado al material genético, que produce un cambio permanente en las características que los niños heredarán de sus padres dañados. Los cambios inducidos por los fármacos en el material genético pueden ocasionar defectos que se transmiten durante generaciones, aunque también es probable que los efectos no aparezcan en muchos años. No existe un método completamente adecuado de examen para la mutagénesis, ni es posible saber el número de nacimientos defectuosos o de cánceres infantiles causados por los fármacos mutagénicos.

La carcinogénesis es la iniciación del cáncer producida por una sustancia. Paradójicamente, los fármacos más carcinógenos son los empleados para el tratamiento del cáncer, debido a que causan una desorganización caótica a nivel celular. Los fármacos carcinógenos también tienden a ser teratogénicos y mutagénicos.[25] Puede existir un considerable retraso entre la exposición al fármaco y la aparición de la enfermedad, de manera que con frecuencia es imposible sacar conclusiones categóricas acerca de causa y efecto. Los recientes datos sugieren que la reserpina (Serpasil), que en un tiempo fue ampliamente usada para controlar la presión sanguínea, produce cáncer de pecho.[26] Sin embargo, estas sospechas son en extremo difíciles de verificar.

Puede pensarse que en las descripciones anteriores acerca del modo como actúan los fármacos, y de las posibles reacciones adversas a que pueden dar lugar, hemos dado una importancia excesiva a incidentes poco frecuentes, y que la inmensa mayoría de los fármacos de uso cotidiano son perfectamente seguros. Por desgracia esto no es cierto. La enfermedad o la muerte forman parte del riesgo de cada intervención farmacológica, lo mismo que las lesiones y la muerte son consecuencias inevitables del uso masivo de los vehículos de motor.

En el peor de los casos, las enfermedades yatrogénicas pueden conducir a una muerte prematura e innecesaria. En el mejor, serán uno de los menores efectos colaterales de los fármacos que describimos anteriormente, como las erupciones cutáneas o la somnolencia. Lo mismo que los accidentes de carretera, en la yatrogénesis interviene en gran medida el factor azar, y produce muchos miles de achaques menores e inconvenientes por cada muerte. Entre ambos extremos hallamos a muchas personas desgraciadamente lisiadas y dañadas tal vez para siempre, y en ocasiones de modo progresivo.

A diferencia de los accidentes de carretera, las enfermedades provocadas por los fármacos con frecuencia presentan problemas de identificación. La gente tiende a enfermar hacia el final de su vida, lo que por lo común significa que en ausencia de cualquier otro tratamiento, el nivel de medicación se eleva con los consiguientes riesgos de interacción del fármaco y aumento de las reacciones adversas.

En estas circunstancias, la aparición de la enfermedad yatrogénica puede confundirse con un proceso de degeneración física que suele ocurrir de manera natural. Los fármacos diuréticos que se dan para combatir la hipertensión, por ejemplo, pueden causar gota y diabetes a las personas sensibilizadas,[27] pero la prueba de que los diuréticos precipitan la enfermedad reside en dos hechos que raramente son asequibles. El primero es que la supresión del fármaco debería coincidir con la remisión de los síntomas, y el segundo, que la readministración del fármaco («estímulo») debería provocar su reaparición. Por desgracia, algunas reacciones adversas a los fármacos persisten después de que su uso haya cesado. En estos casos sólo pueden atribuirse incontrovertiblemente al fármaco aquellos síntomas que son exclusivos de la yatrogénesis. De ahí que sea infrecuente que una persona diga que padece de una enfermedad provocada por un fármaco.

Los eufóricos supuestos basados en la confianza de la terapia con fármacos, inevitablemente fracasan ante el reconocimiento de la yatrogénesis como causa primordial de enfermedad, lesión y muerte. También representa un fracaso la comprobación de la intensidad con que las presunciones, acerca del valor de la terapia de los fármacos, penetraron en las instituciones sanitarias.

La industria médica prosigue comportándose como si sus presunciones fueran correctas, en tanto que un examen objetivo de tres supuestos se desaprueba y aun se suprime.

Con frecuencia los doctores no reconocen el daño que sus tratamientos pueden ocasionar. Cuando ocurre un importante desastre relacionado con los fármacos, el cual se difunde ampliamente con rasgos bien definidos, hay una aterradora proporción de médicos que no parecen asociar los hechos. Se ha comprobado repetidas veces que la renuncia a los fármacos peligrosos es inquietantemente lenta.[28, 29]

Para los políticos que tienen el problema de proveer, financiar y controlar los cuidados sanitarios, los fármacos parecen ofrecer una fácil solución. Con la estructura del cuidado sanitario del mundo occidental, no es tarea sencilla para ellos equilibrar la demanda con los recursos. Y como sea que casi siempre se trata de una visión a corto plazo, siguen la línea más expeditiva. Se cierran los hospitales por falta de dinero para pagar al personal o funcionan mientras, irónicamente, los recursos se agotan con la misma acelerada velocidad de las plumas con las que los médicos recetan. Las necesidades a largo plazo para la salud requieren provisiones que se encuentran más allá de los cuatro o cinco años del período electoral, de ahí que no presenten atractivo para la mayoría de políticos, quienes prefieren «avances» demostrables durante el período en el que desempeñan el cargo. Se establece un círculo vicioso: en tanto los recursos se emplean sin lógica, el camino más fácil y barato de atender la demanda creciente de cuidados sanitarios es por mediación de los fármacos; pero cuanto más dinero se gasta en fármacos, tanto menos hay para otras aplicaciones. Consiste en una filosofía formadora de hábito con un impulso propio.

Paul Ehrlich nos proporcionó la introducción a la base racional de la moderna terapia de los fármacos. Concluía su análisis de los posibles riesgos de las sustancias químicas como agentes terapéuticos, diciendo:

> Las sustancias mágicas como son los anticuerpos que afectan exclusivamente al agente nocivo, no se encuentran con facilidad en las series de productos químicos conseguidos por medios artificiales. Debemos considerar y posiblemente estaremos en lo cierto, que este tipo de sustancias extrañas al cuerpo también serán atraídas por los órganos y que, en consecuencia, nos encontraremos con una cantidad de materiales diferentes, todos con potentes actividades, que tal vez perjudiquen al organismo en su totalidad o alguna parte de él.[30]

Es lamentable que no se haya prestado más atención a sus dudas. Se ha seguido la seductora sencillez de su idea inicial con tal entusiasmo, que ha conducido a la disponibilidad de un número aproximado de 28 000 sustancias «con potentes actividades». El perjuicio que causan afecta tanto a los organismos sociales, políticos y económicos, como a una extraordinaria cantidad de personas.

CAPÍTULO III

El éxito de los fármacos

Una cita que a menudo aparece en las obras que tratan de fármacos, es un comentario que el doctor Oliver Wendell Holmes expresó en una conferencia dada en la Massachusetts Medical Society en 1860. Dijo: «Si pudiéramos hundir en el fondo del mar todo el material médico empleado hasta hoy, sería lo mejor para la humanidad y lo peor para los peces.» [1]

En 1860, el espectacular potencial salvador de vidas de los fármacos, sobre cuya base se ha edificado la reputación de los productos farmacéuticos, no se había producido. ¿Diría Holmes lo mismo hoy?

Para este capítulo hemos seleccionado algunas destacadas historias referentes al éxito de los fármacos. La mayoría proceden del reducido grupo de fármacos que indiscutiblemente salvan vidas, en condiciones de tratamiento para las que no se conoce ninguna otra solución. También se caracterizan estos fármacos por ofrecer un gran beneficio con un riesgo mínimo, y su éxito proporciona un modelo vigoroso del bien que la farmacología puede ofrecer; sin embargo, como veremos, no hay éxito sin reservas.

Uno de los primeros logros de los fármacos fue la obtención de la vacuna contra la viruela. La viruela existe hoy sólo en los laboratorios de investigación médica y bélica. Un programa de vacunación mundial coordinado por la World Health Organisation (Organización Mundial de la Salud) ha conseguido su erradicación aun en los más inaccesibles y difíciles reservorios de la India y África. Fue necesaria la vacunación o la revacunación de más del 80 % de las poblaciones afectadas, durante un período de cinco años,[2] para alcanzar este objetivo. La acción y los recursos necesarios para superar los problemas logísticos y técnicos planteados, intervinieron con la seguridad en el éxito de una estrategia que significaba cerca de doscientos años de inmunidad conseguida.

Históricamente, los intentos de una tosca inmunización contra la viruela se remontan a los antiguos chinos y árabes que perseguían la infección por una forma más benigna de la enfermedad, en la creencia de que la supervivencia conferiría inmunidad frente a los ataques más virulentos. Fue lady Mary Wortley Montagu, esposa del embajador británico en Constantinopla, quien introdujo en Europa occidental la inoculación al emplear pus procedente de una persona infectada de una variante suave de viruela. Tras cuidadosos ensayos en convictos y en niños huérfanos, los reyes hanoverianos de Inglaterra adoptaron la práctica, si bien existían algunas dudas y oposiciones procedentes de la iglesia.[3] Probablemente, toda vez que Dios había enviado la enfermedad a una persona, se producía una interferencia en los propósitos divinos al transferirla a otras.

La inoculación por este sistema era un procedimiento peligroso, pero la viruela era una terrible enfermedad. En el caso de que no llegara a matar, dejaba a sus víctimas con horribles cicatrices. Alrededor del 9 % de las defunciones en Londres desde 1731 hasta 1765, se atribuían a la viruela, y era reconocida desde el siglo XV como una importante amenaza en Europa. Los españoles la llevaron a México en 1520, con el tiempo produjo la muerte de tres millones de indios y contribuyó de manera sustancial a la caída del imperio azteca.

Morían alrededor del 30 % de los infectados, si bien la epidemia variaba según el efecto que producía en las distintas poblaciones. El método usual de transmisión de la enfermedad se hace por las gotitas de humedad debidas a la expulsión del aire respiratorio, aunque el material contaminado por lesiones o por sus costras, también puede representar una fuente de infección. Los colonizadores utilizaron esta forma de contagio para introducir deliberadamente la enfermedad en algunas tribus indias norteamericanas, mediante el regalo de mantas contaminadas de viruela. En estas poblaciones el nivel de fallecimientos llegaba algunas veces hasta el 80 %.[4]

Edward Jenner, un médico rural de Gloucestershire, Inglaterra, investigó el «cuento de viejas» según el cual las mujeres lecheras que habían padecido la viruela de las vacas, una enfermedad suave transmitida por estos animales, no enfermaban de viruela. A finales de la década de 1700 prevalecía una ética médica más caballeresca que hoy, y Janner ensayó la inoculación de viruela en algunas personas en las que había observado se mantenían inmunes durante las epidemias locales. No mostraron señales de enfermedad. En 1796, Jenner perfeccionó su primera inmunización con la que había tenido éxito, al emplear viruela de vaca procedente de la herida de una lechera. Publicó sus descubrimientos en 1798, el procedimiento sustituyó rápidamente la inoculación y se creó una nueva palabra para el idioma: vacunación, de *vacca* voz latina, o vaca.

A pesar de la difusión del uso de la vacuna, en el continente americano se registraron 85 900 casos de viruela desde 1948 hasta 1952, con más de 14 200 fallecimientos.[5] La enfermedad era tan familiar para ellos, que se la mencionó en una película de Laurel y Hardy en la que la pareja fue puesta en cuarentena en la pensión, junto con su perro *Salsa Alegre*. En África y Asia el nivel de muertes permaneció alto durante la década de 1960.

Pero en 1979, la World Health Organisation estaba en condiciones de anunciar que en ninguna parte del mundo se habían notificado nuevos casos de la enfermedad. La viruela había sido derrotada con una forma de vacuna de Jenner liofilizada.

Después de este éxito práctico de Jenner, el mundo tuvo que aguardar más de medio siglo hasta la época de la guerra civil estadounidense, cuando Louis Pasteur aportó la prueba teórica que se convirtió en un significativo componente de la moderna práctica médica. Pasteur era fundamentalmente químico y veterinario, no poseía títulos médicos y su trabajo se limitaba casi por entero a los animales. Sin embargo, demostró que la teoría de los gérmenes de la infección y de las enfermedades transmisibles era correcta, y fue el creador de la revolución en el saber que nos mostró la vida microscópica en muchas de sus formas. La comprensión de la acción racional que puede tomarse contra las enfermedades producidas por microorganismos tiene su origen en este conocimiento. La teoría de la generación espontánea, sostenida como causante de la enfermedad, fue finalmente abandonada.

Los trabajos de Pasteur condujeron a la iniciación de muchas de las prácticas modernas, el uso de antisépticos, la cirugía aséptica, la bacteriología, la epidemiología, la inmunización en medicina y varias medidas para la salud pública. Su descubrimiento de los fermentos llevó al proceso de pasteurización y de conservación de los alimentos mediante el enlatado.[6]

Debido a un feliz accidente en un cultivo de cólera aviar, Pasteur descubrió que era posible atenuar la bacteria y producir vacuna en cantidad. La atenuación permite emplear en las vacunas las bacterias vivas pero no virulentas que entonces son capaces de aportar casi una total protección. Repitió el proceso con el ántrax, con lo que demostró su dominio de la enfermedad en una exposición pública en junio de 1881, cuando fueron vacunados delante de los asistentes veinticinco ovejas, seis bueyes y una cabra sobrante. Días más tarde, fueron también inoculados públicamente con bacterias virulentas de ántrax otras veinticinco ovejas, cuatro bueyes y una segunda cabra, ninguno de los cuales había recibido la vacuna protectora. Después de otros pocos días, todavía una nueva reunión pública de médicos, veterinarios, científicos, agricultores, administradores y campesinos vieron que todos los animales no protegidos habían muerto o estaban muriendo de ántrax, mientras que los que habían sido vacunados permanecían sanos.

El triunfo final de Pasteur, antes de su muerte en 1895, fue el descubrimiento del medio para proteger a la gente que hubiera sido mordida por un animal rabioso, siempre que acudieran a él con la suficiente premura. Existen informes de niños que fueron enviados por barco y tren a París desde los Estados Unidos, y de campesinos rusos que fueran atacados por un zorro rabioso, que emprendieron su marcha a París, y que sólo sabían pronunciar una sola palabra en francés: «Pasteur.» Más tarde, el zar se convirtió en uno de los mayores contribuyentes para la fundación del Instituto Pasteur.[7]

El éxito de Pasteur en contrarrestar los organismos infecciosos dentro del cuerpo, estableció la marcha que la medicina antiinfecciosa seguiría por espacio de setenta años. Su clave era la inmunología, la cual concentraba, estimulándolos, los mecanismos de defensa del propio cuerpo, para vencer a los invasores. Hasta la llegada de las sulfonamidas (sulfamidas) y de la penicilina, éste era el único medio de enfrentarse con las infecciones existentes. Es una especialidad del esfuerzo médico que todavía se sigue con éxito hoy en día. En la década de 1960 se crearon las vacunas contra el sarampión y la rubéola; y en 1981 el Institut Pasteur Production recibió la aprobación para comercializar la vacuna para la hepatitis B, la primera en el mundo.[8]

A pesar de su espectacular éxito, la vacuna es sólo una ayuda marginal contra las formas infecciosas de rápida adaptación, como la gripe y el resfriado común. También presenta algún riesgo. Por regla general, la relación riesgo-beneficio es lo suficientemente baja para justificar la vacunación como un procedimiento forzoso en muchos núcleos humanos, aunque no está bien definido su beneficio en algunas enfermedades. Se establecen controversias acerca del empleo de la vacuna de la tos ferina (pertusis), en particular desde que las mejoras en los medios sociales y ambientales condujeron a un espectacular descenso en la gravedad e incidencia de la enfermedad, *antes* de que fueran introducidas las medidas médicas específicas para combatirla. La vacunación no aceleró este descenso.[9, 10] El profesor Gordon Stewart de la universidad de Glasgow ha demostrado que el daño de esta vacuna es inmenso, y que la protección que suministra es escasa. Los niños vacunados se hallan tan expuestos a coger y transmitir la tos ferina como los no vacunados, si bien los síntomas pueden ser menos agudos.[11] Sin embargo, el gobierno británico continúa recomendando la vacunación rutinaria de los niños.

Según el profesor Stewart, las reacciones adversas a la vacuna de la tos ferina, generalmente pueden pronosticarse pero se ignora su prevención. En un grupo de niños dañados por la vacuna, el 65 % presentaba contraindicaciones para la vacuna antes de la primera inyección. Un ulterior 20 % reaccionó desfavorablemente en su primera exposición a la vacuna de la pertusis, si bien no mostraban contraindicaciones iniciales, y se le daba una segunda dosis a pesar de su reacción a la primera. Más tarde, un 95 % de niños que reaccionaron adversamente a una inyección, presentaron reacciones similares o más intensas en las siguientes. También, 25 de 143 niños recibieron tres inyecciones, y reaccionaron adversamente a todas ellas.[12]

En conjunto, salvo unos pocos niños del estudio de Stewart, la reacción adversa fue seguida de una detención o pérdida de agilidad mental y disminución física, que iba desde espasticidad hasta la completa parálisis de todos los reflejos menos los vitales. Hasta abril de 1981, el Department of Health and Social Security británico había recibido 2 081 reclamaciones de daños causados a los niños, provocados por la vacuna de la pertusis, y 525 reclamaciones debidas a otras vacunas.[13] Fueron aceptadas cerca de una cuarta parte de ellas y se les concedió los beneficios de la Vaccine Damage Payments Act de 1979.[14]

A pesar de sus limitaciones, la inmunización contra las enfermedades infecciosas debe contemplarse como un bien general.

El procedimiento, de manera parecida a otros progresos médicos significativos, padece no tanto de sus propias limitaciones, como de las limitaciones que sus perspectivas imponen a los médicos. Con excesiva frecuencia, un avance en un área determinada conduce a una filosofía profesional que tiende a la exclusión de otras posibilidades. Cuanto más significativo es el descubrimiento, más ingenua y ardiente es la adhesión de sus partidarios. No es que se pretenda decir que ellos están necesariamente equivocados; pero la vida ha demostrado más de una vez que ella misma es rebelde a los aspectos rígidamente ingenuos.

En 1898, sir Almroth Wright, entonces profesor de patología de la escuela de Medicina del Ejército, consiguió una vacuna contra la fiebre tifoidea que fue experimentada con éxito en la India. Al comenzar la guerra de los bóers, Wright quiso tener todas las tropas británicas vacunadas antes de que partieran para el servicio activo; sin embargo, los mandos médicos militares de aquella época no quisieron saber nada de vacunas. En consecuencia, las tifoideas se cobraron su acostumbrado tributo de vidas durante la contienda, y Wright presentó su dimisión en la escuela de Medicina del Ejército. Se incorporó al St. Mary's Hospital de Londres, y en 1908 se convirtió en el fundador y director del Departamento de inoculación del hospital. Ocurrió que sir Alexander Fleming dedicó la mayor parte de su vida profesional a dicho Departamento, bajo la dirección de Wright, y aquí llevó a cabo el trabajo que le condujo al descubrimiento de las propiedades antibióticas de la penicilina.

Wright estaba absolutamente convencido de que los médicos del futuro deberían ser inmunólogos, casi con exclusión de cualquier otra disciplina. Su doctrina «Movilización de la guarnición inmunológica» prevalecía en el trabajo de su departamento del St. Mary's Hospital, que en aquel tiempo era uno de los centros más avanzados de la investigación médica británica. Aunque el cirujano de Edimburgo Joseph Lister, siguiendo la dirección de Pasteur, había implantado el ácido fénico como el antiséptico estándar para *evitar* la infección de las heridas quirúrgicas, poca gente creía que pudiera hallarse alguna sustancia que combatiera las infecciones una vez que éstas habían penetrado en el cuerpo, a menos que fuese una vacuna.

Este punto de vista se reafirmó gracias al trabajo llevado a cabo en Bolonia con soldados heridos en el transcurso de la primera guerra mundial. Fleming descubrió que el uso de antisépticos en heridas infectadas abiertas, reducía las posibilidades de los pacientes debido a que el antiséptico destruía más fagocitos, los glóbulo blancos que ingieren las bacterias que infectan los organismos.[15]

Los antisépticos no eran «balas mágicas». Algunas áreas de la industria química, en especial las alemanas, no abandonaron la búsqueda del antagonista selectivo de Ehrlich. Durante el primer cuarto del siglo actual, se inventaron muchos nuevos antisépticos que fueron comercializados, y de los cuales se aseguraban grandes ventajas; sin embargo, todos resultaban igualmente inútiles contra los gérmenes del interior del cuerpo.

La proliferación de estas sustancias llevó al profesor Ronald Hare que entonces trabajaba con la fiebre puerperal en el Queen Charlotte's Maternity Hospital de Londres, a quejarse exasperado de «otro de estos malditos compuestos que llegan de Alemania con un nombre comercial y una fórmula desconocida y que no sirven para nada». Hare explicó más tarde: «Lo que pensaba en esa ocasión puede abrir los ojos a aquellos que no vivieron en una época en la que los bacteriólogos pensaban en compuestos químicos para el tratamiento de las infecciones bacteriológicas. Ninguno de nosotros, ni nadie del Departamento de inoculación sentía hostilidad hacia ellos. Sin embargo, repetidas veces nos hemos enfurecido a causa de las afirmaciones atrevidas que hacían los clínicos y las firmas comerciales, acerca de unos compuestos que jamás debían haber sido introducidos en la medicina.»[16]

Estas actitudes sistemáticas contribuyeron a retrasar el reconocimiento y progresión de la penicilina una vez que Fleming hubo dado cuenta de su efecto en las cápsulas de cultivo. Es necesario examinar brevemente uno de los más recientes éxitos quimioterapéuticos para ver cómo se produjo el cambio de perspectiva requerido.

Este éxito lo obtuvo el primer fármaco sulfa. Fue comunicado por el doctor Gerhard Domagk, director de investigación de la compañía alemana Bayer. Su documentación publicada en febrero de 1935, informaba del trabajo que había llevado a cabo en 1932 con el Prontosil, un colorante que presentaba señaladas propiedades antibacterianas. Entre éstas estaba el hecho de que a diferencia de los antisépticos, no destruía indiscriminadamente las bacterias y los glóbulos.

En su investigación exhaustiva, Domagk había demostrado que el Prontosil era inactivo frente a las bacterias en un tubo de ensayo, pero se mostraba activo y eficaz en los animales vivos. Esta aparente anomalía la explicó un equipo formado por marido y mujer, quienes trabajaban en el Instituto Pasteur. El doctor Jacques y madame Trefouel mostraron que la sustancia química se desdoblaba en el interior del cuerpo, y era el componente sulfanilamida el que atacaba la bacteria. Sus análisis fueron confirmados en 1936 por el doctor Albert Fuller, que demostró que los pacientes que habían sido tratados con Prontosil excretaban sulfanilamida en la orina.

La sulfanilamida no provocó el esfuerzo comercial que más tarde alcanzó la penicilina, probablemente porque su descubrimiento había sido registrado en 1908, y por esta razón no podía gozar de la protección de una patente en Alemania. Sin embargo, fue el tema del argumento cinematográfico que el público espera siempre de los dramas médicos: la hija del doctor Domagk, Hildegarde, se hallaba calcetando un día, cuando se pinchó un dedo con una de las agujas. Contrajo la septicemia, pero su padre empleó el fármaco recién descubierto y la curó.

Tras el entusiasmo del descubrimiento inicial, se halló que la sulfanilamida era útil sólo contra un grupo limitado de infecciones. La acción se basa en la interferencia que produce en el ciclo vital de una bacteria, mediante un proceso que comprende la apropiación de las enzimas que la bacteria requiere para su desarrollo; pero esto sólo es efectivo con ciertos tipos de bacterias. No obstante, causó un señalado cambio conceptual. Por un lado, incitó a las compañías de productos químicos y farmacéuticos a establecer sus propios departamentos de investigación, en busca de otros fármacos del tipo sulfa. La ICI inició esta acción en 1936.

Por otro lado, en un nivel más profundo, fue la causa de que los establecimientos médicos reconsideraran sus actitudes acerca de las posibilidades de la quimioterapia. El profesor Hare lo expresó así: «El hecho continúa siendo que el suyo (el de Domagk) fue uno de los descubrimientos médicos más importantes que jamás se han hecho, pues no sólo nos permite tratar y curar una serie completa de formas muy peligrosas de infección, sino que también es muy importante porque nos ha mostrado cuán equivocadas habían sido nuestras ideas acerca de la manera probable en que actúa un buen agente quimioterápico. Con ello, la penicilina empezó a considerarse una posible alternativa. Pero no cabe duda de que sin las sulfonamidas que mostraron el camino, es improbable que la penicilina hubiese emergido de la oscuridad.[17]

El moho *Penicillium* es el productor de la penicilina. Su historia médica comienza en Italia con el doctor B. Gosio, en 1896, cuando se hallaba investigando casos de pelagra, enfermedad debida a deficiencias vitamínicas que padecían los trabajadores agrícolas del norte de Italia. En el transcurso de su trabajo encontró quince organismos distintos que infectaban los cereales comidos por aquéllos, uno de los cuales era el *Penicillium glaucum*, que Gosio cultivó en una diversidad de líquidos, algunos similares a los que se emplean en los cultivos de penicilina de hoy. Gosio observó que su cultivo en un tubo de ensayo podía detener el crecimiento de los gérmenes de ántrax; sin embargo, le faltaron recursos y perspectivas para continuar este descubrimiento.

A Alexander Fleming le llamó la atención, en 1928, que el moho que crecía en una de sus cápsulas de cultivo de estafilococos, hubiera destruido las colonias de bacterias próximas a él. Procedió a aislarlo y descubrió que el líquido en el que se hallaba poseía propiedades antibactéricas. Más importante aún: descubrió que presentaba una notable carencia de toxicidad. Así, cuando inyectó a un ratón una cantidad de líquido equivalente al 25 % del peso del cuerpo del animal, éste no mostró señales de efectos tóxicos.

Fleming prosiguió el trabajo con la penicilina y su purificación hasta 1937. El ritmo de la marcha de aquél, debe contemplarse en el contexto de la investigación médica de aquella época. Predominantemente lo llevaban a cabo doctores que dependían de los honorarios de sus pacientes para ganarse la vida. Sus investigaciones les proporcionaban pocos ingresos aun en el mejor de los casos. La mayor parte de los centros de investigación como el de St. Mary's, también fabricaban sus propias vacunas y sueros, que luego empleaban los médicos. En aquellos días no existía la intervención industrial en la medicina como hoy la conocemos.

Florey, Chain y Heatley fueron los que empezaron la extracción y purificación de penicilina de los cultivos de mohos en Oxford. La dificultad de este proceso residía en que se precisaban enormes cantidades de caldo de cultivo, unos 100 litros, para un día de tratamiento. En febrero de 1941, se había logrado juntar la penicilina necesaria para intentar el tratamiento de un policía de Oxford que estaba muriendo de una piremia estafilocócica. Se detuvo la infección y el paciente mejoró. Pero al agotarse el suministro de penicilina, falleció.

Como muchos descubrimientos, la penicilina tenía que distribuirse desde Gran Bretaña antes de que pudiera producirse en cantidad suficiente para satisfacer todas las esperanzas. En 1941, Florey y Heatley la llevaron a los Estados Unidos, donde el gobierno, la industria y las universidades cooperaron para conseguir las facilidades y fondos necesarios. En 1943, con el patrocinio del War Production Board, la iniciativa estadounidense se volcó en la penicilina, a la que siguió una gran demanda. Hay testimonios en Brooklyn de una explotación doméstica con la que se producían partidas de penicilina en botellas viejas de whisky. La producción de penicilina en 1946, había alcanzado el nivel necesario para que se usara en las poblaciones civiles.

La penicilina se ganó su perdurable reputación, tanto por sus casi milagrosas propiedades antibacterianas como por su seguridad. Es sorprendente que el primer antibiótico verdadero que se descubrió, fuera no solamente el más útil y el menos tóxico, sino también el que aún se usa a pesar de que muchos otros han sido descubiertos o fabricados. La razón estriba en el modo como actúa la penicilina.

A diferencia de los mamíferos, las células bacteriales poseen gruesas paredes de las que depende la integridad del organismo. Si se rompe la pared, la célula revienta y el organismo muere. Algunas bacterias esféricas, como las del estreptococo causante de la infección de las heridas, la septicemia, la fiebre escarlata y agudos dolores de garganta bacteriales, son capaces de soportar presiones hasta de veinte atmósferas.[18] La notoria resistencia depende de la estructura entrecruzada de la pared celular, que está constituida, esencialmente, por grandes moléculas de ácidos murámico y tecoico. La molécula de penicilina se incorpora en el proceso de crecimiento y causa desórdenes catastróficos. El fármaco ofrece tanta seguridad debido a que en las células humanas no se encuentran ni ácido murámico ni ácido tecoico.

Por su modo de actuar, la penicilina es indispensable, en la cantidad necesaria, para asegurar que cada bacteria individual queda destruida en el momento oportuno, durante su crecimiento posreproductivo. Los fallos al respecto, estimulan a las supervivientes a adaptar sus procesos químicos y se convierten en resistentes. Paradójicamente, aquellas cepas de bacterias que son resistentes, producen una sustancia llamada penicilinasa que, a su vez, destruye la molécula de penicilina, separa las cadenas laterales esenciales del núcleo y las convierte en inactivas.[19]

La penicilina G, que es la forma original descubierta por Fleming, constituye todavía el antibiótico predilecto para ciertas infecciones graves, tales como la endocarditis bacteriana (inflamación del revestimiento del corazón y de las válvulas), que antes era incurable. La penicilina ha revolucionado el tratamiento de muchas infecciones; las enfermedades venéreas, la sífilis y la gonorrea, se tratan a menudo con facilidad, mediante una sola dosis, aunque determinadas cepas de gonorrea se han convertido en resistentes. Ha sido superada la neumonia lobular que atacaba a la gente saludable sin previo aviso, y causaba un porcentaje de mortandad de alrededor del 30 % en la década de 1930. La espera angustiosa de la «crisis», de hasta diez días, en que la fiebre del paciente descendía espectacularmente con la victoria de las reacciones de inmunidad, ha quedado reducida a un solo día más o menos, con un riesgo insignificante.[20]

Junto con otros fármacos de profundo efecto, el impacto de la penicilina no quedó limitado a la esfera médica. Las inconmensurables posibilidades de los fármacos fueron por fin reconocidas, y prácticamente cada compañía de productos farmacéuticos de los Estados Unidos puso en marcha un programa de investigación de suelos, polvo y mohos en cada parte del mundo en la búsqueda de más hongos útiles.

Luego, aparecieron otros antibióticos. En 1944, el profesor Waksman, de la universidad de Rutgers, que trabajaba como asesor de la Merck, anunció el descubrimiento de la estreptomicina, el primer antibiótico de amplio espectro. El año 1947 pudo contemplar a la Parke Davis & Co. que daba cuenta de la aparición del cloramfenicol, una molécula que la misma compañía logró sintetizar en 1949, con lo que se consiguió el primer antibiótico sintético. Los laboratorios Lederle lograron la Aureomicina en 1948, y la Pfizer, la Terramicina en 1950.[21] En otro pasaje detallaremos el progreso en la senda de los antibióticos.

Cada uno de los antibióticos posee capacidad para aportar una valiosa contribución al bienestar humano, siempre que se use debidamente y no se emplee como un medicamento universal. En particular, la penicilina se ha empleado con abuso y mal. Su carencia de toxicidad ha estimulado las prescripciones despreocupadas, con el resultado de que han aparecido cada vez más cepas de bacterias resistentes. Son muchas las probabilidades de comprobar una resistencia a la penicilina en infecciones adquiridas en los hospitales. Cuando se introdujo la penicilina por primera vez, casi todas las infecciones por estafilococos (como los abscesos), respondían favorablemente. En la actualidad, alrededor del 90 % de las infecciones por estafilococos adquiridas en los hospitales, son resistentes. Fuera de ellos se ha encontrado que aproximadamente un 20 % había adquirido una resistencia parecida.[22]

El segundo fármaco más espectacular descubierto dentro del presente siglo es, probablemente, la insulina, realizado por Banting y Best, de la McGill University, en 1921. La mayor parte de los diabéticos jóvenes dependen de la insulina para su supervivencia cotidiana. Sir Derrick Dunlop, antiguo presidente del British Committee on Safety of Medicines, escribió: «Es dudoso que alguna vez haya habido un descubrimiento médico comparable por su realismo al efecto de la administración de estos preciosos frasquitos de insulina... Los pacientes se reponían de las infecciones graves, aun de las septicemias, sin el empleo de fármacos, pero los que se encontraban agotados por la diabetes aguda, que vivían con sus dietas imposibilitadas de altos niveles de grasas, bajas en hidratos de carbono, envueltos en un ambiente de acetona, estaban invariablemente condenados a una rápida extinción.»[23]

La diabetes mellitus es un trastorno metabólico caracterizado por un nivel excesivamente alto de azúcar en la sangre. Se ha calculado que existen 200 millones de diabéticos en el mundo.[24] Pero no siempre depende de la insulina; en los Estados Unidos probablemente la mitad de los diagnosticados como diabéticos, podrían verse libres de la enfermedad si se decidieran a reducir su peso tan drásticamente que en lugar de ser obesos fueran flacos. Para este tipo de diabéticos, la enfermedad es casi siempre consecuencia del exceso de peso y del exceso del consumo de azúcar. Es evitable y por regla general puede curarse sin el uso de fármacos. Puede pronosticarse que toda vez que esta cura deba representar un sacrificio por parte del paciente, y una posible pérdida de ingresos y de influencia del doctor, la mayor parte de los diabéticos con exceso de peso son tratados con fármacos antidiabéticos orales,[25] que llevan consigo los riesgos que describimos en otra parte.

A diferencia de los diabéticos con exceso de peso, de edad madura, los enfermos de veinte años más o menos, no pueden curarse por sí mismos. Mientras que los primeros suelen producir cantidades normales de insulina natural que no son capaces de utilizar, en la gente joven la producción de insulina desciende espectacularmente, se acerca y llega, en muchos casos, al nivel cero. De ello resultan graves aberraciones metabólicas. La proteína corporal se pierde en la orina, y el metabolismo de carbohidratos y de grasas se interrumpe. En el cuerpo se acumulan sustancias ácidas tóxicas (cetonas), el paciente pierde peso con mucha rapidez, padece de náuseas, vómitos, frecuentes ganas de orinar, sed y en muchas ocasiones, hambre. Sin la insulina, el paciente se debilita extraordinariamente y con el tiempo tiene pérdidas de conocimiento y muere. El régimen de inanición era el único tratamiento antes de la insulina; podía alargar la vida del paciente tres y aun cuatro años desde el comienzo de la enfermedad.

En 1909, De Mayer denominó «insulina» a una sustancia secretada por el páncreas, glándula voluminosa situada cerca del estómago. En 1921, Banting y Best dieron a un perro diabético extracto pancreático, y separaron insulina relativamente pura. Sólo recientemente se ha sintetizado la insulina; los diabéticos por regla general usan insulina obtenida de los cerdos y del ganado vacuno. Se destruye con los jugos digestivos y ha de suministrarse mediante inyección, una tarea molesta pero, como expresó el doctor Lawrance, el primer diabético británico que usó el nuevo descubrimiento de Banting y Best: «Las personas que han estado muy enfermas, se han consumido y han visto de cerca la muerte, se pondrían cien inyecciones al día si con ello conseguían sentirse tan bien como antes.» [26]

Aun con las inyecciones de insulina, la vida del diabético se halla lejos de ser normal. Escribió el doctor Lawrance en 1925: «Quiero puntualizar a los diabéticos y a sus amigos, que deben sus vidas a la investigación médica», y así es. Pero sus vidas todavía están a medio camino, como promedio, de la duración normal. El doctor E. P. Joslin, un especialista en diabetes, guardaba informes de los progresos de sus pacientes desde 1897, cuando comenzó a ejercer. Desde 1897 hasta 1914, el promedio de duración de la diabetes (de todos los tipos) hasta la muerte era de 4,9 años. El 19,4 % de los diabéticos morían en el plazo de un año; el 67 % en menos de cinco años. En 1957, el promedio de duración de la enfermedad era de 18,2 años, con sólo el 1,6 % de pacientes que morían antes del año, y el 9 % antes de los cinco años.[27]

La insulina está prácticamente libre de efectos adversos por razón de que sustituye una secreción indispensable que se produce de forma natural. Algunos diabéticos son alérgicos a la insulina de las vacas o de los cerdos, debido a que es ligeramente distinta de la proteína que producirían sus propios cuerpos. ¿Ocurre, entonces, que la insulina significa una excepción a la regla general de que los fármacos poderosos pueden ser peligrosos?

Por desgracia, la práctica médica puede convertir una sustancia tan benigna como la insulina, en un fármaco peligroso. El abuso de insulina es algo que el diabético aprende en seguida a evitar, puesto que provoca un grave descenso de azúcar en la sangre que puede determinar una hipoglucemia y finalmente si la descuida y toma alimento, el paciente puede caer en un coma hipoglicémico, estado del que a veces se derivan daños cerebrales si persiste o se repite con frecuencia excesiva.

La «terapia» del coma de la insulina se empleó en muchos pacientes siquiátricos no diabéticos, antes de sustituirla por la terapia electroconvulsiva (ECT), más fácilmente manejable. Manfred Sakel, de Viena, inició este mal uso de la insulina debido a la doblemente errónea creencia de que en el hipotálamo residía la sicosis y que podía alterar su función con la insulina. Sus trabajos se iniciaron con el empleo de la insulina como sedante para el tratamiento de la supresión de la morfina. Cuando algunos de los pacientes sufrían convulsiones, añadía barbituratos. Luego, ensayó en pacientes que padecían enfermedades mentales, y en 1933 informó de los benéficos efectos de la repetición del coma de insulina. Sakel empleó este tratamiento en particular con esquizofrénicos, desde 1936 hasta su muerte, en Nueva York, en 1957.

Durante la década de 1940, el coma y el subcoma de la insulina fueron considerados importantes formas de tratamiento de la esquizofrenia. Los desgraciados pacientes se volvían más manejables después de que se les sometiera a veces hasta a cincuenta episodios de coma hipoglicémico diarios, provocados por grandes dosis extra de insulina. Los ataques que sufrían no se consideraban como integrados en el proceso terapéutico.[28]

La anemia perniciosa es otra enfermedad que resultaba invariablemente fatal. Es un síntoma de deficiencia de vitamina B_{12}. Se detiene la producción de glóbulos rojos y se forman en muy pequeña cantidad, frecuentemente malformados y frágiles. La carencia de vitamina B_{12} también afecta al sistema nervioso y puede originar parálisis parciales de los miembros.

Existen muy pocas dietas que presenten deficiencia de vitamina B_{12} natural. Los problemas suelen originarse por la incapacidad corporal para absorber la vitamina. La anemia perniciosa fue descrita por primera vez en 1849, pero hasta 1926 Minot y Murphy no lograron demostrar que podía ser tratada mediante la alimentación de los enfermos con hígado crudo. Se halló que la vitamina B_{12} constituía el factor curativo (se almacena en el hígado) y se aisló en 1948; en 1955, quedó establecida su estructura química. La enfermedad es combatida en la actualidad mediante inyecciones periódicas de vitamina, y los pacientes pueden llevar a cabo una vida completamente normal.[29]

La vitamina B_{12} es única en el sentido de que es prácticamente específica para un estado bien definido, cuya frecuencia se conoce; es útil tan sólo para el tratamiento de la anemia perniciosa. Por esta razón fue seleccionada por Cochrane y Moore[30] para llevar a cabo un estudio epidemiológico. Hallaron que se recetaba tres veces más de la cantidad de vitamina que, según los cálculos, se precisaba, porque los médicos disponían del empleo indiscriminado de dosis para cada enfermo. En Dinamarca, cuando las formas orales de vitamina B_{12} se sumaron a las inyectables, se halló que en comparación con las cantidades ideales que se requerían, el exceso de consumo había costado veinte veces más de lo que teóricamente era necesario.

Por fortuna, la vitamina B_{12} no es un fármaco peligroso. Las sobredosis en el nivel descubierto por Cochrane y Moore no podían causar daño directo a los pacientes tratados. Estos casos simplemente suministran un ejemplo documentado de prescripción excesiva y de mal empleo de recursos.

La reposición de una sustancia corporal vital, como son la insulina o la vitamina B_{12}, cuando el cuerpo no puede recibir el estímulo para rectificar la deficiencia, constituye un claro y convincente empleo de la tecnología del fármaco. Permite la continuación de los procesos vitales normales. Sin embargo, hay ocasiones en que puede ser más conveniente suprimir o inhibir las reacciones corporales normales. En este aspecto existe un tipo de fármaco que ha revolucionado las posibilidades de la intervención médica: los anestésicos.

La cirugía ya no infunde el terror del pasado. Con el empleo de la anestesia, algunos procedimientos sofisticados en los que no habría podido pensarse un siglo atrás, se han convertido en rutina. En la presentación de una ponencia sobre la anestesia, Cole[31] escribió:

La cirugía significa dolor. Consiste en cortar, sacar y coser; incluye la «manipulación» de articulaciones, el aserrado de huesos, y el rebanado de la piel. Se compone de todos los manejos por separado, que se han usado como formas de tortura. Sin anestesia la cirugía debe ser apresurada, y está necesariamente limitada a procedimientos menores o es innecesariamente destructiva; sólo puede servir como paliativo, y es sinónimo de dolor.

La anestesia ha evolucionado con seguridad desde 1800, cuando Humphrey Davy publicó los resultados de un estudio sobre el óxido nitroso, en el que se mostraba la posibilidad de su empleo como anestésico. Sugería que podría usarse en las operaciones, pero nadie le hizo caso durante más de cuarenta años. Más tarde, en 1844, cuando Wells intentó llevar a cabo una demostración de la anestesia por óxido nitroso en Boston fracasó, con lo cual hubieron de transcurrir otros veinte años antes de que fuera empleada con éxito.

El año 1846 marcó el cambio decisivo, cuando Gran Bretaña y América emplearon la anestesia. Morton usaba el éter con éxito en la extracción de dientes y en cirugía. El descubrimiento se impuso con rapidez, y en unos pocos meses el éter revolucionó la cirugía y se empleó para los dolores provocados por el trabajo. En 1847, Simpson usaba el cloroformo en cirugía, cuando se buscaba algo más sencillo que el éter. Durante los inmediatos cincuenta años se produjeron controversias acerca de los méritos relativos de ambos fármacos, hasta que el éter demostró ser el más seguro.

El siguiente grupo de fármacos anestésicos apareció en la década de 1920. Incluía el etileno y el ciclopropano. El descubrimiento de la hexobarbitona, una anestesia inyectable que se metaboliza con rapidez, condujo, en 1932, al éxito del uso clínico de la anestesia intravenosa. Los anestésicos volátiles inhalados poseen un escaso margen de seguridad, debido a que la concentración necesaria para producir una ligera anestesia es aproximadamente la mitad de la que paraliza el centro respiratorio. Con el empleo de la premedicación, se consiguió un aumento en la seguridad práctica, y se redujo al mismo tiempo la cantidad de anestesia necesaria.[32]

La anestesia contaba con vocingleros adversarios. Había objeciones de tipo religioso en especial en lo concerniente a su empleo en los partos. Se argumentaba que la anestesia era inmoral por cuanto se interfería con la voluntad de Dios de que las mujeres debían sufrir. En 1853, la revista médica *Lancet* se enfrentó abiertamente ante el rumor de que se había dado cloroformo a la reina Victoria cuando dio a luz a su séptimo hijo, hecho considerado muy irresponsable. Por lo que atañe a su majestad, anotó en su diario: «ese bendito cloroformo». Simpson fue más lejos al publicar un panfleto en el que defendía la anestesia con el argumento de que a Adán le fue sacada la costilla «mientras nuestro progenitor se hallaba en un estado de inconsciencia», de forma que si Dios podía hacerlo, con toda probabilidad no tendría nada que objetar si el hombre hacía otro tanto. Cabe suponer que el director de *Lancet* no estaría de acuerdo.[33]

Desde luego, ocurrieron algunas muertes según las técnicas evolucionaban. Fischer, que había perfeccionado la anestesia de barbiturato, fue el primero en introducir los barbituratos en su propia vida. Tenía problemas familiares y padecía de cáncer.[34] Hoy en día, si bien algunos pacientes sufren efectos adversos como la ictericia inducida por el halotano, los riesgos de la anestesia son principalmente indirectos. Permiten una innecesaria y potencialmente arriesgada cirugía que de otro modo no se tendría en consideración. Como ejemplo se ha demostrado que en los Estados Unidos, el nivel de histerectomías depende del número de cirujanos que trabajan en áreas determinadas. Las operaciones terapéuticamente injustificables, como la cirugía de *bypass* de coronaria, no serían posibles sin técnicas anestésicas sofisticadas.

En los últimos tiempos, una de las principales estrategias empleadas por farmacólogos y bioquímicos, en su investigación de nuevos fármacos, consiste en aislar las sustancias químicas que toman parte en los procesos de las enfermedades, y buscan otras que produzcan un efecto particular y apropiado sobre ellas. Sir Henry Dale, que trabajó en la Wellcome Research Laboratories durante los primeros años del presente siglo, fue el iniciador de esta técnica.

La investigación de Dale sobre el cornezuelo, un hongo venenoso que crece en el centeno, le condujo al descubrimiento de la histamina y la acetilcolina, así preparó el camino para ulteriores innovaciones en farmacología. Actualmente la acetilcolina está reconocida como un componente de un grupo de neurotransmisores. Los impulsos eléctricos viajan a lo largo de los nervios y producen la liberación del contenido de millones de diminutos recipientes de sustancias químicas neurotransmisoras en las extremidades del nervio. De esta forma, la acetilcolina lleva información desde las terminaciones nerviosas hasta las fibras musculares, estimulando la contracción muscular. La molécula de acetilcolina realiza específicamente esta acción en una molécula adecuada del punto receptor, la cual puede estimularse mediante el uso de los fármacos.

Este conocimiento ha significado una práctica valiosa gracias al perfeccionamiento de los fármacos beta bloqueadores. Los que padecen de angina de pecho experimentan dolor cuando tiene lugar un estímulo del corazón debido a la excitación o al ejercicio; esto ocurre porque las arterias coronarias obstruidas dejan pasar insuficiente cantidad de sangre rica en oxígeno para entregar al músculo del corazón. Primero, los farmacólogos buscaban el método para aumentar el suministro de oxígeno al corazón. Al no ser posible, buscaron un medio de limitar la acción del neurotransmisor específico que estimula el músculo cardíaco. El éxito de la ICI con el descubrimiento del propranolol, un producto químico que tiene este efecto, condujo a la creación del grupo de los beta bloqueadores, fármacos que han llegado a alcanzar una enorme popularidad y un extenso uso. Se han acreditado al salvar la vida de muchos afectados de hipertensión y de enfermedades del corazón, y han hecho más llevadera la vida de una gran cantidad de pacientes con angina de pecho.[35]

El timolol (Blocadren), el beta bloqueador de Merck, Sharp & Dohme, se ha acreditado por prevenir las muertes cardíacas de pacientes que han sufrido un ataque de corazón. Un estudio realizado en diversos centros noruegos que comprendía a 1 884 pacientes con ataques de corazón mostró una proporción de fallecimientos considerablemente reducida en el grupo de alto riesgo, y alguna reducción entre los pacientes de riesgo más bajo.[36] En Gran Bretaña, la CSM aceptó esta prueba como evidencia de la eficacia del timolol en la prevención de la repetición de ataques de corazón, que suelen ocurrir al cabo de un corto período después del primero.[37]

El resultado de cinco años de estudio sobre los efectos del tratamiento con beta bloqueadores en hipertensos benignos y moderados,[38] mostró que estos fármacos reducen tanto la morbosidad como la mortalidad cuando se comparan con la ausencia de tratamiento. El estudio comprendía 961 personas, de las cuales 382 presentaban una tensión sanguínea normal y actuaban como controles. Inicialmente, 392 fueron definidos como hipertensos; este grupo de tensión sanguínea se redujo a la normalidad con beta bloqueadores. Para un tercer grupo, el control de tensión sanguínea resultó incompleto y sus integrantes mostraban tensiones por encima del nivel normal, por lo menos en un 20 % de los casos. Finalmente, setenta y seis pacientes permanecieron sin tratamiento. Los resultados mostraron con claridad que la aplicación de beta bloqueadores conducía a una señalada reducción de enfermedades cardíacas isquémicas y de enfermedades cerebrovasculares. Cuanto mejor es el control de la presión sanguínea, mejores son los resultados que se obtienen.

El planteamiento de este estudio no admitía ningún tratamiento sin fármacos. Fueron interrogadas las personas comprendidas, acerca de sus hábitos de fumar, dietéticos y de ejercicio, aunque no se les advirtió acerca de los efectos de los mismos sobre su estado. Así, aunque se puede demostrar la ventaja del empleo de beta bloqueadores frente a la ausencia de tratamiento de los pacientes hipertensos, no existe comparación entre tratamientos con fármacos y tratamientos sin fármacos. Por contraste, la penicilina demostró sus ventajas no por comparación con la enfermedad sin tratar, sino por su superioridad a cualquier tratamiento asequible anteriormente realizado.

Con los cambios habidos en los tipos dominantes de enfermedad, puede ser que una terapéutica anticipada sea inevitablemente menos espectacular. La enfermedad aguda y la muerte debidas a infección pueden detenerse casi milagrosamente, con la terapia de antibióticos. En estos casos, el proceso de la enfermedad ocurre en un cuerpo que con anterioridad estaba relativamente saludable, y puede haber poco daño estructural, si es que existe alguno. No ocurre otro tanto en pacientes enfermos del corazón. Cuando se produce el primer ataque en uno de éstos, las señales de daños acumulativos en el sistema circulatorio se hallan ampliamente extendidas. Años de abuso y de negligencia condujeron a esta situación, y ninguna bala mágica podría tal vez invertirla en un corto espacio de tiempo, o en ninguno. Por este motivo, las ventajas de la terapia de fármacos para tales estados con toda seguridad serán limitadas y ambiguas.

Quizá debamos reconocer ahora que nos estamos aproximando al final de la herencia médica legada por Pasteur. Aguardamos los hallazgos de la minuciosa exploración progresiva de las complejas relaciones intermoleculares entre partes de nuestro cuerpo y de nuestros fármacos. La situación se complica luego para la medicina, puesto que hoy en día nos hallamos enfrentados con modelos de enfermedad que son multicausales y generalmente ambientales. Parece que existen pocas probabilidades de que los fármacos vayan a proporcionarnos respuestas a largo plazo, para estos problemas. Podría, además, hacerse otra pregunta, ¿es conveniente que esperemos que sea así?

Dentro de este marco es difícil definir los requisitos para un fármaco indiscutiblemente bueno. Cientos, tal vez miles de productos de la industria farmacéutica son efectivos para determinadas y limitadas indicaciones. Otros, pueden creerse efectivos de acuerdo con las predisposiciones de algunos observadores, pero no así según otros con distintos puntos de vista. Lo importante estriba en que la cuestión es ahora social o política más que médica.

Un evidente ejemplo de ello podemos encontrarlo en el enorme éxito de la gama de fármacos sicotrópicos. Hay quienes argumentan que estos productos carecen prácticamente de valor, debido a que por naturaleza, son paliativos que dejan sin solucionar los problemas fundamentales. Son pocos los que optan por tal postura inflexible; después de todo, la insulina no puede *curar* la diabetes, pero se emplea adecuadamente para tratarla. En el otro extremo se hallan los que consideran que es sin ninguna duda razonable el empleo de potentes tranquilizantes, para calmar a los detenidos, a los enfermos y a otras personas en situaciones parecidas.

Posiblemente la cimetidina (Tagamet), un fármaco destinado a pacientes que padecen de úlcera de estómago, representa el más próximo acercamiento a una reciente y espectacular historia triunfal. Con frecuencia, la única alternativa es la cirugía mayor.

Las úlceras de estómago (gástricas) y las de duodeno se deben a *stress* y a hábitos dietéticos pobres. Con el fin de digerir el alimento que comemos, el estómago produce una sustancia llamada pepsinógeno que se convierte en pepsina, enzima que digiere las proteínas en presencia del ácido clorhídrico, el cual es secretado por células del estómago. Esta potente mezcla es completamente capaz de digerir el propio estómago, si bien por regla general se lo impide la presencia de alimento y una capa de mucosa sobre las resistentes células del revestimiento estomacal. Normalmente, el ácido sólo es secretado cuando hay alimento para absorberlo, pero si el estómago está vacío y se prolonga esta situación, la mezcla cuyo contenido es altamente ácido, puede empezar a dañar el revestimiento. Por regla general, el ácido queda neutralizado por el medio alcalino del duodeno, pero el alimento debe transitar adecuadamente para que se lleve a cabo el proceso de manera correcta.

El *stress* emocional es una causa bien conocida de trastornos estomacales. Los sicólogos han descubierto experimentando con animales, que las úlceras se desarrollan rápidamente cuando éstos se encuentran sometidos a castigos que no pueden evitar y que son imprevisibles en cuanto a tiempo e intensidad. En un experimento particularmente cruel, se encontró que las ratas producían, en tales condiciones, úlceras en el cortísimo tiempo de una hora y media.

Es evidente que poca gente está sujeta a este tipo de tortura infligida a animales por sicólogos carentes de imaginación. Pero los elementos de imprevisibilidad y de incontrolabilidad se hallan presentes en las vidas de muchas personas. Para algunos, el conducir en medio de un tráfico intenso puede satisfacer estos requisitos; para otros, puede serlo el trabajar al lado de un jefe criticón, o bien puede intervenir la presión continuada de problemas originados por los negocios.

Los delfines desarrollan úlceras cuando se les mantiene en cautividad para nuestra diversión. En estos inteligentes y juguetones animales se ensayó la cimetidina. La cimetidina suprime las sustancias que estimulan la secreción gástrica, mediante el bloqueo selectivo de los receptores de histamina. Con la reducción de la secreción perjudicial al estómago, las úlceras pueden empezar a cicatrizar.[39]

La cimetidina (Tagamet) es un nuevo fármaco sólo aceptado recientemente para su empleo en algunas partes del mundo. En los lugares donde es posible adquirirlo, ha logrado una gran popularidad. Por ejemplo, en España el Tagamet ha alcanzado el tercer lugar entre los fármacos más valiosos en términos de ventas, en 1982.[40] Se temía que presentara efectos adversos graves que pudieran causar el cáncer de estómago, aunque es una cuestión difícil puesto que las úlceras pueden ser síntomas de cáncer y éstos luego quedarán enmascarados por el fármaco.[41] Por más de seis años, hasta enero de 1981, el British Committee on Safety of Medicines, recibió 2 459 informes de probables reacciones adversas a la cimetidina.[42]

Por otro lado, la cimetidina ha reducido la frecuencia del uso de la cirugía en los países donde se empleaba. De acuerdo con un estudio publicado en *Lancet*,[43] a la introducción de la cimetidina siguió una drástica caída del número de operaciones de úlcera de duodeno. La reducción alcanzó la máxima espectacularidad en 1976-1977, coincidiendo con la introducción del fármaco. En Gran Bretaña a escala nacional, este tipo de operaciones descendieron en un 40 %, y parece que la amplitud de la reducción está estrechamente relacionada con la popularidad del fármaco; en algunos centros, la aplicación de enérgicos tratamientos médicos con elevadas dosis de cimetidina dieron por resultado una reducción del 80 % en la cirugía electiva.[44]

Es probable que las úlceras tiendan a reaparecer al suspenderse la medicación. La cimetidina proporciona alivio sintomático efectivo a muchos enfermos de úlcera, aunque no trata la causa del problema. Al igual que muchos «inventos decisivos» farmacológicos recientes, la cimetidina es efectiva si la medicación se continúa de manera indefinida. Toda medicación indefinida puede conducir a problemas de reacciones adversas. ¿Estas condiciones son las que ahora aceptamos satisfechos para juzgar el éxito de un fármaco?

Como otras muchas cosas en la vida, la valoración de un éxito ha ganado en complejidad en los tiempos actuales. Los antibióticos y las terapias de reposición alcanzaron un espectacular y evidente éxito, por razón de que no existía otra posibilidad, y los resultados de su empleo fueron, por regla general, ambiguos. Los fármacos usados como anestésicos, o también como analgésicos, suelen ser beneficiosos porque facilitan otros procesos curativos, aunque estos procesos curativos pueden convertirse, ellos mismos, en objeto de abuso.

De una manera progresiva, las circunstancias que intervienen en el empleo de un fármaco son las que determinan si éste puede considerarse un éxito o no. Para ello es preciso que el uso de un fármaco se considere enfrentado con todas las terapias alternativas posibles, y también que se tengan en cuenta los efectos sociales de la difusión de su empleo. Para ilustrar este último extremo, se ha argumentado que el hambre era un efecto colateral del éxito del uso de los fármacos antimaláricos en algunas partes del mundo, puesto que los fármacos aumentan las posibilidades de supervivencia de las poblaciones por encima de los suministros de alimentos asequibles.[45] En tales circunstancias, el empleo de los fármacos antimaláricos ¿era un éxito o un fracaso? ¿O era sólo imprudente e inapropiado para los problemas reales de las poblaciones afectadas?

Como muchos de los fármacos que ahora disfrutan del esplendor reflejado por otros pocos, su aceptación como sustancias beneficiosas depende de modo creciente de nuestros criterios acerca de ellos. También queda claro que sólo el transcurrir del tiempo y una más amplia experiencia, superior a la tradición médica inmediata, nos conducirá a una perspectiva más real que nos permitirá juzgar acertadamente.

CAPÍTULO IV
Los hechiceros

Lo malo es que ellos (la industria farmacéutica) tienen mucho dinero para gastar.

Bill Haddad, ex ayudante del senador Estes Kefauver en la época de los juicios orales Kefauver, locutor del programa de la BBC Radio 4, «En la enfermedad y en la riqueza», 3 de septiembre de 1979

Nosotros cumplimos con las compañías de fármacos. Ellos no corresponden.

Doctora Virginia Ramírez de Barquero, del Departamento de Fármacos del Ministerio de Salud de Costa Rica. Cita en *The Drugging of the Americas,* de Silverman, M. Berkeley, University of California Press, 1976

El negocio de los específicos, junto con el de las farmacias de sustancias avaladas por la experiencia del tiempo, fueron los predecesores de la moderna industria de los fármacos.[1] El primer específico registrado fue probablemente la «Píldora Andersen», que se vendía en Gran Bretaña durante el reinado de Isabel I (1558-1603). Durante los siglos XVII y XVIII, una gran cantidad de remedios altamente idiosincrásicos, como las gotas pectorales del doctor Bateman, el elixir de Daffy y otros, alcanzaron una creciente popularidad. Algunos eran eficaces, otros, no. Sus propiedades medicinales incluían una gran dosis de suerte.

El entusiasmo británico se difundió a través del Atlántico y estos medicamentos llegaron a popularizarse en América. En 1824, el Colegio de Farmacia de Filadelfia publicó una farmacopea en la que sólo figuraba la lista de los específicos británicos más aceptados. Sin embargo, en 1850 los estadounidenses habían creado su propia gama de específicos, como el ungüento de la viuda Read para la sarna, la cura de la tisis del doctor Swaynes, y las píldoras para la bilis de Samuel Lee, los cuales empezaron a verse en el mercado británico. Fue una época de rápida expansión para los hombres de los específicos de ambos lados del Atlántico, y los fabricantes promocionaban sus mercancías con entusiasmo. Uno de ellos, Thomas Beechman, intentó anunciar sus píldoras en los blancos acantilados de Dover.

Había una gran cantidad de dinero a ganar. Entre las primeras avanzadillas se encontraba Joanna Stephens, que en 1738 vendió su cura secreta a la nación británica por 5 000 libras, no tanto como el doctor Goddard quien había empleado el mismo truco un siglo antes con su fórmula para las gotas de Goddard, por cuyo secreto el gobierno pagó 6 000 libras. El más perdurable éxito lo alcanzó un curandero irlandés proveedor de específicos, John St. John Long. Consiguió una fortuna vendiendo un ungüento que se decía que producía efecto contra la picazón y los descoloramientos. Vendió grandes cantidades en su local de Harley Street, Londres.

Las más importantes empresas internacionales partieron de humildes comienzos. La Plough Court Pharmacy comenzó sus actividades en 1715, abasteciendo al público y a varios médicos londinenses. Desde entonces se ha convertido en una importante compañía farmacéutica, la Allen & Hanbury Ltd., y a continuación en parte de la gigante multinacional Glaxo. En 1816, H. E. Merck comenzó a trabajar como boticario, preparando frascos de medicinas para la venta. En 1822 se había establecido como distribuidor mayorista, y en la actualidad el nombre perdura en E. Merck Ltd. y Merck, Sharp & Dohme Ltd. Thomas Beecham empezó en calidad de químico en Wigan, Lancashire. En 1847 fundó una compañía para vender las Píldoras de Beecham, y veinte años más tarde había afincado su producto en América. Beecham continuó con los específicos de mostrador (de venta sin receta), hasta que entró en el mercado farmacéutico de los medicamentos con receta en 1949, con el éxito repentino de la penicilina en la posguerra. Fue un laboratorio Beecham el que por primera vez aisló el núcleo activo de la penicilina, y derribó así el último obstáculo para alcanzar las producciones masivas baratas de penicilina sintética.

Los alemanes y los suizos se han convertido en los dirigentes de la química industrial de la última parte de la revolución industrial; en estos países aparecieron un gran número de importantes fabricantes de fármacos, como vástagos de la industria química de colorantes. Basilea, en Suiza, es un centro textil tradicional, y los fabricantes de colorantes se establecieron allí para abastecer las necesidades de los procesos textiles. Tres de las mayores compañías de fármacos del mundo, fundadas hacia finales del siglo XIX para producir tintes, todavía tienen fábricas cerca de Basilea. Son la Ciba-Geigy, la Sandoz y la Hoffmann-La Roche.

Hasta el descubrimiento del Salvarsan, por Erhlich en 1907, la industria de colorantes contemplaba la producción de fármacos como una oportunidad incidental para librarse de los subproductos de desecho, con un poco de beneficio en el procesado. Bucheim, un importante farmacólogo que también enseñó Historia de la Medicina, se quejaba según cuentan los escritos, a mediados del siglo XIX:

> La industria química de nuestros días produce varias sustancias para las que no se encuentra mercado. En estas circunstancias se comprende que existe la posibilidad de emplear estos productos como fármacos. Sabemos que un gran número de médicos andan detrás de todos cuantos nuevos remedios se les recomiendan sin ton ni son. Si cualquier industrial es lo bastante listo para anunciar adecuadamente, por regla general tiene éxito y aumenta la venta del producto —por lo menos durante algún tiempo—, y de esta manera se enriquece.[2]

El éxito de esta estrategia para los industriales avispados tuvo que aguardar, a causa de algunos hombres igualmente avispados, para llevar a cabo su parte en otras áreas. Antes de que William Brockedon, un artista de Devon, tuviera problemas para asegurar el grafito en sus lápices, todas las píldoras estaban hechas a mano. Esto dificultaba la comercialización masiva. En 1843, se concedió a Brockedon la patente número 9 977, de un dispositivo para «moldear píldoras, pastillas y minas de lápices por presión con troquel». En el mismo año, el *Pharmaceutical Journal* informaba: «Hemos recibido una muestra de bicarbonato potásico comprimido en forma de píldora, por un procedimiento inventado por el señor Brockedon, para el cual ha sacado la patente correspondiente. Entendemos que el procedimiento es aplicable a la compresión de una considerable cantidad de sustancias diversas en forma de masas sólidas, sin la intervención de goma ni de otro tipo de materiales adhesivos.»[3] Lo habían comprendido correctamente, y la producción manual de píldoras pasó a la lista de las artes agonizantes.

El *cachet* o cápsula fue inventado por un químico francés en 1833. Aunque no tan adaptable a la producción masiva, como las píldoras o las tabletas según Burroughs Wellcome las llamó en 1878, presentaban algunas ventajas prácticas, así como permitían la aplicación del arte del color que les añadía atractivo más que utilidad.

El último paso del perfeccionamiento de medios adecuados para la aplicación de fármacos producidos masivamente, ocurrió en 1853, cuando Alexander Wood, de Edimburgo, puso la primera inyección hipodérmica. Inyectó morfina a una solterona entrada en años, empleando jerez como disolvente.

Con estos tres inventos, el camino para la producción, distribución y administración de fármacos para su venta masiva, quedaba despejado. Y así, las compañías que poseían productos de gran aceptación o disponían de buenas estrategias para su promoción, crecieron y consolidaron sus posiciones.

Algunos descubrimientos farmacéuticos condujeron a riquezas espectaculares, y con la aparición de posibilidades de innovación y desarrollo tan ilimitadas como el mercado para los productos, aumentó la cantidad de gente que se sentía animada a tomar parte en el negocio, en busca de los enormes beneficios que podían obtenerse.

Hubo competencia y libertad en este estadio del desarrollo de las compañías farmacéuticas en varias naciones. Pero según aumentaban las presiones de la competencia, las firmas de todas las áreas de fabricación de productos químicos hallaron que sus mercados domésticos eran totalmente inadecuados para el tamaño al que los factores económicos les forzaban a desarrollarse. De acuerdo con la escala de economías, puede ser tan fácil producir cien toneladas de un fármaco como producir una sola; y esto unido a la necesidad de crecimiento para los grandes programas de promoción e investigación, forzó a los fabricantes de fármacos a expandirse más allá de sus fronteras domésticas y mercados caseros.[4]

Al igual que con las especialidades, el camino evidente para la expansión del mercado se hallaba en la exportación del producto acabado. Los fármacos son ligeros y fáciles de manejar en relación con su valor, de forma que los costos adicionales de transporte eran insignificantes. Pero la expansión llegó a mezclarse con los asuntos políticos, y las exigencias políticas dieron nacimiento a los gigantes multinacionales que ahora dominan la industria farmacéutica mundial.

La primera guerra mundial, 1914-1918, aportó la motivación para tales presiones políticas. Muchos países se encontraron con que los medicamentos en los que confiaban, los producía otro país que era un enemigo en aquel momento. Los gobiernos de Gran Bretaña y de los Estados Unidos, entre otros, han fomentado el crecimiento desde entonces, de una industria nacional de fabricación de fármacos. Los gobiernos estimularon la producción interior y se oponían a las importaciones con el sistema convencional de elevación de aranceles y controles comerciales directos; las licencias de producción se concedían con más facilidad a aquellas firmas que estaban preparadas para establecer fábricas locales, protegidas por el muro prohibitivo de la restricción de importaciones.[5]

Con este amplio barrido estimulante, el crecimiento de algunos fabricantes de fármacos ha sido en alto grado espectacular. Un analista de empresas en 1971, resumía la situación para la Eli Lilly & Co., a finales de las décadas doradas de 1950 y 1960: «En los últimos años se ha producido la más rápida evolución acompañada por el mayor número de circunstancias cambiantes. La Eli Lilly & Co., por ejemplo, tiene 95 años; en términos de crecimiento, empleó 75 años para alcanzar los primeros 100 millones de dólares de nivel de ventas, 14 años para alcanzar los 200 millones, 4 años para conseguir 300 millones, sólo 2 años para los 400 millones, y algo más de un año para los 500 millones de dólares.»[6]

Otras compañías importantes se reflejaron en este mismo cuadro de crecimiento, pues aunque unas 5 000 compañías de Europa y América fabricaban productos para un mercado de fármacos de 2 000 millones de dólares, a mediados de la década de 1960, unas treinta corporaciones multinacionales, aproximadamente, se convirtieron en dominantes. En orden nacional de potencialidad, las compañías de fármacos multinacionales estadounidenses y suizas, van seguidas muy de cerca por las alemanas y las británicas.

Los intereses de estos gigantes, aparte los productos farmacéuticos, se extienden de las preparaciones veterinarias, pesticidas, herbicidas y fertilizantes, a las pinturas, plásticos, bebidas no alcohólicas, alimentos y aditivos para alimentos, artículos de tocador y de limpieza y cosméticos. De hecho, abarcan la mayor parte de los productos que pueden obtenerse por manipulación a partir de la molécula de carbono.

El primordial interés de estas multinacionales occidentales, es conseguir nuevas moléculas artificiales y hallar sus nuevas aplicaciones. No suelen desear los productos naturales, tradicionales componentes de los fármacos. Las plantas herbáceas son características de las compañías japonesas de fármacos, una de ellas posee una plantación de más de cuatro mil especies diferentes, que forma parte de su departamento de investigación y desarrollo.[7]

El método de manipulación molecular es altamente gratificador en términos comerciales. Un informe de la America's Pharmaceutical Manufacturers' Association señala que: «Los fabricantes de productos farmacéuticos de los EE UU poseen 277 fábricas, 367 departamentos de ventas y 544 distribuidores en diversas partes del mundo. El 39 % de las fábricas se hallan en América latina, y el 29 %, en Europa.»[8]

Puede conseguirse un cuadro más detallado de lo que esto significa en realidad, si se observan los países en donde tres multinacionales de los EE UU establecieron subsidiarias extranjeras.[9]

Cálculo por categorías y volumen de ventas durante un año hasta junio de 1980, de la actuación de los primeros fabricantes de fármacos multinacionales

clasificación	multinacional	país	ventas (millones de $)	margen de beneficio porcentaje	gasto estimado para investigación y desarrollo (millones de $)	gasto estimado para publicidad e información (millones de $)
1	Hoffmann-La Roche	Suiza	3 100	19	400	300
2	Merck & Co.	EE UU	2 200	28	170	230
3	Hoechst	Alemania	2 000	18	160	280
4	Ciba-Geigy	Suiza	1 800	21	150	220
5	Bayer	Alemania	1 600	16	100	200
6	American Home Products	EE UU	1 500	24	50	150
7	Sandoz	Suiza	1 400	17	180	200
8	Bristol-Myers	EE UU	1 400	18	90	210
9	Warner Lambert	EE UU	1 300	14	70	220
10	Pfizer	EE UU	1 300	23	100	170
11	Boehringer Ingelheim	Alemania	1 300	28	120	210
12	Eli Lilly	EE UU	1 200	27	150	160
13	Upjohn	EE UU	1 100	19	120	130
14	Rhone-Poulenc	Francia	1 100	13	90	80
15	Takeda	Japón	1 100	18	80	90
16	Glaxo	RU	1 000	17	80	100
17	Smith Kline	EE UU	1 000	29	70	120
18	Squibb	EE UU	900	15	60	110
19	Schering-Plough	EE UU	900	28	70	130
20	Beecham	RU	800	22	50	100
21	Abbott	EE UU	800	20	60	90
22	Roussel Uclaf	Francia	700	11	50	80
23	Sterling Winthrop	EE UU	700	17	40	120
24	Schering (Berlín)	Alemania	700	16	90	100
25	Johnson & Johnson	EE UU	700	24	80	120
26	Fujisawa	Japón	700	19	50	50
27	Montedison	Italia	600	5	30	40
28	Shionogi	Japón	600	13	60	70
29	ICI	RU	600	19	50	90
30	Akzo	Holanda	600	11	60	80

Basado en la información presentada en el Aries International Symposium, «Competencia en los fármacos internacionales», celebrado en París el 19 de junio de 1980, por el doctor Robert Aries.

Pfizer tiene subsidiarias en Argentina, Australia, Bélgica, Brasil, Canadá, Chile, Colombia, Inglaterra, Francia, Alemania, Grecia, India, Italia, Japón, México, Nigeria, Pakistán, Filipinas, España, Sri Lanka, Formosa, Turquía, Venezuela y Zimbabwe.

Merck, Sharp & Dohme: la empresa Merck en su actual forma tiene subsidiarias en Argentina, Australia, Bermudas, Brasil, Canadá, Colombia, Inglaterra, Francia, Alemania, Holanda, Hong-Kong, Italia, Japón, México, Pakistán, Panamá, Perú, Filipinas, Sudáfrica y Thailandia.

Sterling tiene subsidiarias en Argentina, Australia, Brasil, Canadá, Chile, Colombia, Costa Rica, República Dominicana, Ecuador, El Salvador, Inglaterra, Francia, Ghana, Guatemala, Honduras, Italia, Jamaica, Malasia, México, Nueva Zelanda, Nicaragua, Perú, Filipinas, Puerto Rico, Sudáfrica, Trinidad y Venezuela.

Difícilmente encontraríamos un país en el mundo no comunista que no tenga por lo menos una subsidiaria de un fabricante de fármacos de los Estados Unidos. Y donde van los estadounidenses, es seguro que les siguen sus rivales suizos, británicos y alemanes. Persiguen mayores beneficios, mayores mercados, mejores economías por la producción en gran escala, e inevitablemente ganan a la par un inmenso potencial político.

Un rasgo característico de las compañías multinacionales es que sus subsidiarias operan siguiendo la disciplina de una estrategia global común, dentro del marco del control global común. La sede de la compañía constituye el cerebro y el centro nervioso. Decide la estrategia de la corporación, determina dónde han de emplazarse las nuevas inversiones, distribuye los mercados de exportación y los programas de investigación a las subsidiarias y señala precios y beneficios de las divisas interafiliadas. Las opciones asequibles a la multinacional le proporcionan una poderosa influencia al negociar con los gobiernos, y es muy raro que la economía de la multinacional tenga problemas en cualquier conflicto de intereses. Consideran los países como distritos asignados a las corporaciones; las partes del mundo en las que penetran quedan envueltas y sometidas en una intrincada telaraña de convenios internacionales y acuerdos sobre licencias.[10] Las diversas leyes y reglamentaciones de cada nación en particular constituyen simplemente el recipiente de una forma distinta dentro del cual se vierten los mismos medicamentos.

A pesar de la naturaleza megalítica de las compañías que controlan las tres cuartas partes de los fármacos recetados en el mundo occidental, queda todavía un espacio reducido para el operador pequeño. La compañía estadounidense Marion Laboratories Inc., empezó como un negocio de un solo hombre. Fue fundada a mediados de la década de 1950 por Ewing Kauffman, a quien la revista *Fortune* describía como «un hombre que podía haber vendido muletas de goma». Kauffman empezó vendiendo píldoras a los médicos, un preparado llamado Vicam que contenía una mezcla de vitaminas y algunas sustancias químicas para, según decía, «desintoxicar las vías superiores». La compañía empezó con 5 500 dólares y el señor Kauffman no ha retrocedido. Los beneficios han aumentado, las ventas sobrepasaron los 50 millones de dólares en 1972, y las acciones de la compañía subieron desde 21 dólares en 1965, a 636 dólares en 1972. Cuando Ewing Kauffman empezó se sentía turbado por ser el suyo el negocio de un solo hombre, por ello dio a la compañía su nombre para ocultar el hecho. Envasaba las píldoras en el sótano, y cuando visitaba a los médicos se tragaba una diciendo con orgullo que el «Vicam desintoxicaba sus vías superiores». Todo parecía marchar perfectamente, sin embargo el hecho de que las píldoras tuvieran un desgraciado efecto laxante motivaba frecuentes interrupciones del negocio.[11]

Otra característica bien conocida de los fabricantes y distribuidores de fármacos en casi todo el mundo es la rentabilidad. Únicamente en España hemos encontrado un sistema de fijación de precios de los fármacos que no favorece los beneficios de las compañías nacionales, aunque no por ello son inferiores los precios de los productos españoles; el procedimiento más bien ha facilitado el progresivo dominio del mercado por las compañías multinacionales más sofisticadas, las cuales se aprovechan de las anómalas reglamentaciones nacionales. Por esta razón, el número de compañías farmacéuticas en España se redujo de 600 a 362, entre 1970 y 1981.[12] Las que sobrevivieron no eran las mayores. El puesto que ocupaban los productos de las compañías desaparecidas lo tomaron las importaciones, siendo éstas en la actualidad un 50 % más elevadas que las exportaciones.[13]

«La actitud que respalda la alta rentabilidad fue descrita por el doctor Dale Console, antiguo director médico de la E. R. Squibb & Co. Explicó a un subcomité del senado de los Estados Unidos acerca del monopolio de la industria de fármacos: «La industria farmacéutica es única por el hecho de que puede llevar a cabo la explotación y parecer que se dedica a un noble fin. La organización minuciosamente planificada y la hábil ejecución de esta explotación constituyen uno de los capítulos de costos de los fármacos que deben medirse no sólo en términos de dólares, sino en concepto de la invasión que la industria ha realizado en la estructura de la medicina y del cuidado médico». [14]

Cualesquiera que sean los demás efectos de la superpromoción de los fármacos, el éxito de la estrategia comercial de la corporación se mide en dólares, francos y marcos.

Los accionistas, al igual que las compañías de fármacos, han realizado buenas inversiones. Los beneficios antes de la deducción de los impuestos, son en consecuencia más altos que en otros tipos de industria de fabricación, cualesquiera que sean las oscilaciones y tendencias que puedan afectar al conjunto de la economía. Un típico e imaginario fabricante de fármacos tendría un informe de pérdidas y ganancias parecido al siguiente:

Total de ingresos por ventas	100,— %
A deducir:	
Costos de fabricación	40,—
Margen de beneficio bruto	60,—
A deducir de esta cantidad:	
Costos de *marketing*	15,—
Investigación y desarrollo	10,—
Costos generales y administrativos	5,—
Lo cual queda en:	
Beneficios anteriores a los impuestos	30,— %

En términos de dinero, este tipo de análisis puede explicar, como ocurrió con la Beecham en 1973, que las ventas farmacéuticas por valor de 95 millones de libras, proporcionarían un beneficio comercial de 24 millones de libras.[15] La principal contribución de la Beecham al campo de los fármacos que requieren prescripción, la constituyen antibióticos extensamente recetados: Clamoxyl, Penbritin y Augmentin.

Desde 1960 hasta 1972, los fabricantes de fármacos de los Estados Unidos promediaron un beneficio neto del 18 % después de pagados los impuestos, comparado con el 11 % para todas las corporaciones de fabricación de los Estados Unidos. El promedio de beneficios sobre las ventas fue superior al 9 %, comparado con menos del 6 % para las otras industrias. Estas cifras en realidad *subestiman* la rentabilidad de la fabricación de fármacos, puesto que muchas de estas compañías también comercializan otros productos para los cuales los beneficios son menores; y muchas compañías también desarrollan actividades en países como Puerto Rico, donde pueden alcanzar considerables beneficios netos después de pagar impuestos por un 40 %.[16]

La industria declara que son necesarios los altos beneficios debido a que este negocio está tipificado por un alto nivel de riesgos y por una fuerte competencia, junto con un intenso control de calidad y gastos de investigación. Las dos últimas partidas figuran en el precio de los fármacos, de manera que ¿existe alguna justificación para tales beneficios en concepto de riesgo? No, según la Task Force on Prescription Drugs del gobierno de los Estados Unidos, que manifestó enérgicamente que «el extraordinario alto nivel de beneficios que por lo general caracteriza la industria de los fármacos no se sigue de ningún tipo de riesgo o de dificultades de ninguna clase para alcanzar el aumento de capital».[17]

No hay justificación para quejarse de que la industria es competitiva. No lo es según las conclusiones de Kefauver expuestas en los juicios orales. En 1959, Estes Kefauver y su personal del subcomité de Antitrust y Monopoly del senado iniciaron una investigación de la industria farmacéutica. Para conseguir información, el senador Kefauver mandó citaciones a los más importantes fabricantes de fármacos de los Estados Unidos. La respuesta fue inmediata: el senador se vio atacado como un «mísero palurdo que busca publicidad y es enemigo de la libre empresa».[18] Impasible ante las presiones para que detuviera la investigación, Kefauver dirigió las sesiones en las que quedaron al descubierto una multitud de procedimientos poco recomendables en la industria. Uno de los descubrimientos fue que la estructura del mercado facilita la apariencia de una competencia inexistente. Ninguna compañía posee más del 10 % del mercado, y la industria argumenta que esto es una clara evidencia de competencia. Sin embargo, es un mercado repartido. Cada compañía tiene su especialidad, y las píldoras para el corazón, de la ICI, no se enfrentan con los antibióticos de la Beecham, o con los tranquilizantes de La Roche. Kefauver halló que de cincuenta y una especialidades químicas que representaban las dos terceras partes de las ventas por prescripción en los Estados Unidos, veintisiete eran producidas por un solo fabricante, ocho lo eran por dos, diez tenían tres, y ninguna lo era por más de siete. Esta situación pone de manifiesto la elevada concentración de producción y de *marketing* alrededor de las especialidades no competitivas.[19]

En la mayoría de las industrias, los precios inferiores para productos similares provocan un margen de competencia que puede ser decisivo para las ventas y por lo tanto para los beneficios. El mercado farmacéutico, sin embargo, es señaladamente insensible al precio, en tanto que el beneficio realizado por un fármaco es sensible a aquél. Esto queda claramente ejemplificado por la compañía típica que aparece en el cuadro siguiente, en el caso de que todos los factores fueran alterados en un 10 %. Se verá que un aumento del 10 % en el precio proporciona a la compañía una compensación mucho mayor que cualquier otra clase de aumento o economía.

La lección es evidente. Es siempre más rentable mantener los precios altos y respaldar cada producto con promociones intensas, que en definitiva se pagarán probablemente con el aumento del volumen de ventas, a pesar del precio «elevado».[20] Tal hecho está confirmado por el personal de la Health, Education and Welfare de los EE UU, que hallaron que la industria farmacéutica está en condiciones de gastar, en cualquier parte, desde el 15 al 35 % de los ingresos de sus ventas en el *marketing*, aproximadamente tres veces por encima del nivel de la industria de fabricación en general de los Estados Unidos.[21]

factor alterado	porcentaje de aumento de beneficios antes de satisfacer los impuestos
10 % de aumento de precio	33
10 % de aumento del volumen de ventas	20
10 % de disminución de costos de fabricación	13
10 % de disminución de gastos de *marketing*	5
10 % de disminución de gastos de investigación	3
10 % de disminución de gastos generales y administrativos	2

Como sea que el precio afecta más a los beneficios que ningún otro factor, no sorprende que las compañías se extremen para evitar su reducción. A finales de la década de 1960, la Hoffmann-La Roche se hallaba presionada por el gobierno británico, que observó que los beneficios que dicha compañía obtenía del National Health Service eran excesivos. Antes que reducir el precio de sus fármacos, la compañía prefirió devolver al gobierno 1,6 millones de libras en compensación de la ganancia desmedida. Para La Roche era preferible a un inmediato descenso de precios, y los descensos de precios en Gran Bretaña someterían inmediatamente a la compañía a presiones para que bajara precios en todos los demás mercados. Se ha argumentado que la egoísta actitud del gobierno de Gran Bretaña ayudó a mantener los precios altos en todo el mundo.[22]

Como alternativa más lejana al descenso de precios, La Roche daba el Valium gratis a los hospitales británicos, una táctica que luego repitió en Canadá.[23] La fineza de este gesto creó un mercado para el Valium entre los pacientes durante la asistencia postoperatoria y en las prácticas de prescripción habitual de fármacos de los médicos.

En 1970, cuando La Roche reintegró 900 000 libras al National Health Service, la Comisión de monopolios estimó que aquélla había ganado 4 millones de libras en la venta de 6,8 millones de libras de Valium y Librium en Gran Bretaña; si bien en aquel momento, mediante ajuste de precios de compra y de venta de diversas materias y de contenido de convenios, entre la sede de la compañía y las subsidiarias, La Roche alcanzó una cifra de beneficios de sólo 500 000 libras.[24]

Los precios de los fármacos con nombre comercial son los que el mercado acepta,[25, 26] y por esta razón no se puede hacer mucho con los factores de costos racionales. Por mediación de una intensa promoción, las compañías apuntan a alcanzar «un monopolio de reputación» o hábito médico, que les asegure la prescripción casi en exclusiva de sus fármacos de marca comercial, aunque sean asequibles otros equivalentes genéricos. Será suficiente un ejemplo para ilustrar el resultado de esta estrategia. Cuando la Schering estaba vendiendo el Meticorten a 102,57 dólares las 1 000 tabletas, podía comprarse una versión genérica del mismo fármaco, la prednisona USP, por 4,4 dólares las 1 000 tabletas.[27]

Esta situación es consecuencia del sistema de patentes para los fármacos nuevos. Las patentes evitan que los competidores copien los nuevos productos y los vendan con detrimento para el inventor, el cual tal vez haya invertido una gran cantidad de tiempo y de dinero. Cuando aparece un fármaco nuevo, sólo puede producirlo el tenedor de la patente, o quien tenga licencia de éste mediante convenios. La marca del tenedor de la patente dominará el mercado y fijará el precio.

El éxito de las actividades de las compañías multinacionales de fármacos depende del reconocimiento internacional de sus derechos de patente. Aunque no existe un sistema de patentes internacional, la Convención Internacional para la protección de la propiedad industrial determina los principios básicos a los que los países miembros de la misma deben ajustarse. Éstos incluyen un trato igual y recíproco, y el reconocimiento en materia de patentes nacionales para cada país miembro, acuerdos para determinar la fecha en que la patente fue registrada y condiciones para la concesión de licencias de patentes propiedad de extranjeros. Dentro de este amplio marco, la Convención Internacional se sentía satisfecha de dejar a los signatarios del convenio un vasto campo de posibilidades, en el cual poder adaptar los detalles de las patentes para mantenerse dentro de los requisitos nacionales.[28] Todo intento de alteración de la ley de patentes en cualquier sentido que pudiera representar un perjuicio a sus intereses provoca, naturalmente, la vigorosa reacción de las compañías de fármacos.

Además de proteger el mercado de un producto, el sistema de patentes permite a las multinacionales desarrollarse donde la tecnología es barata, fabricar donde las materias y la mano de obra son baratas, y vender donde el mercado es rico.

La posesión de los derechos de patente de un fármaco disfruta de un ulterior y valioso resultado. El tenedor de la patente posee un control en exclusiva sobre la información dada a los usuarios del fármaco, médicos y farmacéuticos, y esto acrecienta su potencialidad en el mercado.

La industria farmacéutica en España está capacitada para utilizar esta oportunidad al máximo. El catálogo de fármacos mayormente utilizado es el *Vademecum Daimon,* el cual describe 4 500 especialidades, que representan más del 95 % de las ventas. Está redactado por los propios fabricantes sin que haya de ser sometido a ninguna autoridad para la fiscalización de su contenido. Cada año se distribuye gratis una nueva edición a todos los profesionales de la medicina, y en sus páginas es posible que existan algunas inexactitudes capaces de inducir a error.[29]

En los Estados Unidos, el libro autorizado de referencias sobre fármacos es el *Physician's Desk Reference* (PDR), que cada año lo publica la Medical Economics Inc. Se entrega gratis a los médicos, y contiene información acerca de la prescripción de fármacos producidos por miembros de la Pharmaceutical Manufacturer's Association. La presentación de cada fármaco es exhaustiva y debe acordarse con el Departamento de Fármacos gubernamental. Pero ocurre que la información está clasificada de tal modo que el PDR es particularmente útil a la industria. Está ordenado alfabéticamente por el nombre de las compañías fabricantes y luego por el nombre comercial de los productos. Esto obliga al médico a aprenderse los nombres comerciales y el del fabricante para cualquier fármaco del que precise información ulterior: de este modo se estimula la fidelidad a la marca. Si el médico pretende empezar diagnosticando un estado del paciente, para luego buscar el tratamiento adecuado, está perdido. Los espacios vacíos del conjunto los llenan los anuncios de material y los de los representantes, que ayudan a mantener vivos en la mente, la compañía y el nombre del producto.

También en Gran Bretaña, los médicos confían en el material de referencia de los fármacos que controla la industria farmacéutica. La fuente más ampliamente utilizada es el MIMS (Monthly Index of Medical Specialities),[30] el cual como el PDR constituye un compendio de los productos suministrados por los fabricantes de fármacos. El MIMS está ideado con vistas a su uso práctico: es de tamaño de bolsillo y está organizado de una manera perfectamente accesible con un índice terapéutico, nombres comerciales equivalentes de fármacos genéricos e índice de nombres de marcas. El texto principal está clasificado según el uso de los fármacos, en grupos por sistemas, encabezados como, por ejemplo, «sistema cardiovascular», y en subsecciones con titulares como «antibióticos», «anticonceptivos orales», «antihipertensivos» y «sedantes y tranquilizantes».

El MIMS suministra poca información precisa acerca de cuándo determinados fármacos deberían usarse, o cuándo deberían evitarse. Contrariamente a las opiniones de muchos médicos británicos, no suele facilitar advertencias de reacciones adversas. Éstas se hallan descritas en una segunda publicación editada por la industria; es la segunda fuente de información más empleada: la Data Sheet Compendium u Hoja de datos resumidos. Su disposición es muy parecida a la del PDR pero sin tanta riqueza de detalles. Tampoco en ellas se mencionan las reacciones adversas de algunos fármacos, en especial las causadas por los más antiguos, para los cuales las hojas de datos no precisan la aprobación del gobierno. Con frecuencia las explicaciones se dan de tal modo que el efecto de la advertencia suele perderse, y cuando los médicos recetan pueden quedar sumidos en una falsa sensación de seguridad acerca de la confianza que ofrece el fármaco. Un ejemplo ilustrará la técnica empleada; las siguientes advertencias son las que más abundan para los progestágenos, que se recomiendan para uso durante el embarazo y que repetidamente han contribuido a las malformaciones congénitas.

Proluton
Advertencias: Ha habido sospechas de que muchos productos medicinales, incluidas las hormonas sexuales femeninas, eran capaces de afectar el normal desarrollo del niño en las primeras fases

del embarazo. Un gran número de investigadores consideran que en relación con las hormonas sexuales, tal suposición está mal fundamentada, ya que tenemos que aceptar que para los productos no medicinales puede excluirse con absoluta certeza cualquier actividad teratogénica. Por esta razón, en la actualidad se admite ampliamente el principio general de que debería evitarse el uso innecesario de fármacos durante el embarazo.[31]

Las compañías de fármacos pagan cuotas para su inclusión en la Hoja de datos resumidos, en las que no aparecen algunos fabricantes más modestos. Por contraste, el MIMS es extenso, con listas que figuran en el espacio de los anuncios pagados. Se publican distintas versio-

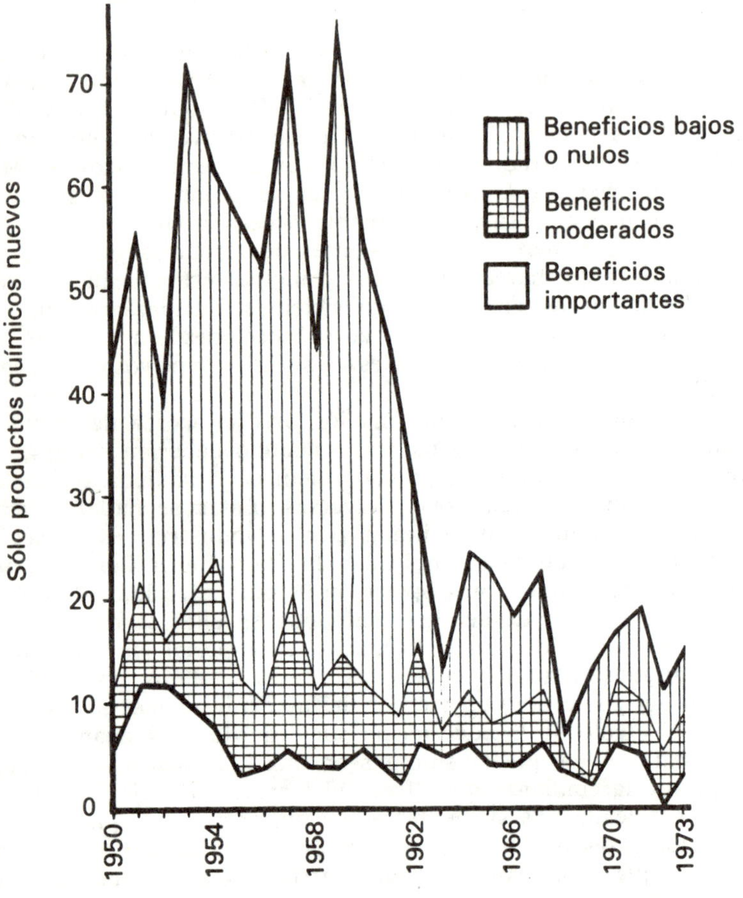

DIAGRAMA 1. Aprobaciones anuales de fármacos nuevos, según el grado de beneficio terapéutico (Estados Unidos, 1950-1973).

Fuente: A. M. Schmidt, informe al Subcomité de la Salud del Senado (1974). (Reproducido de Steward, F., ref. 34.)

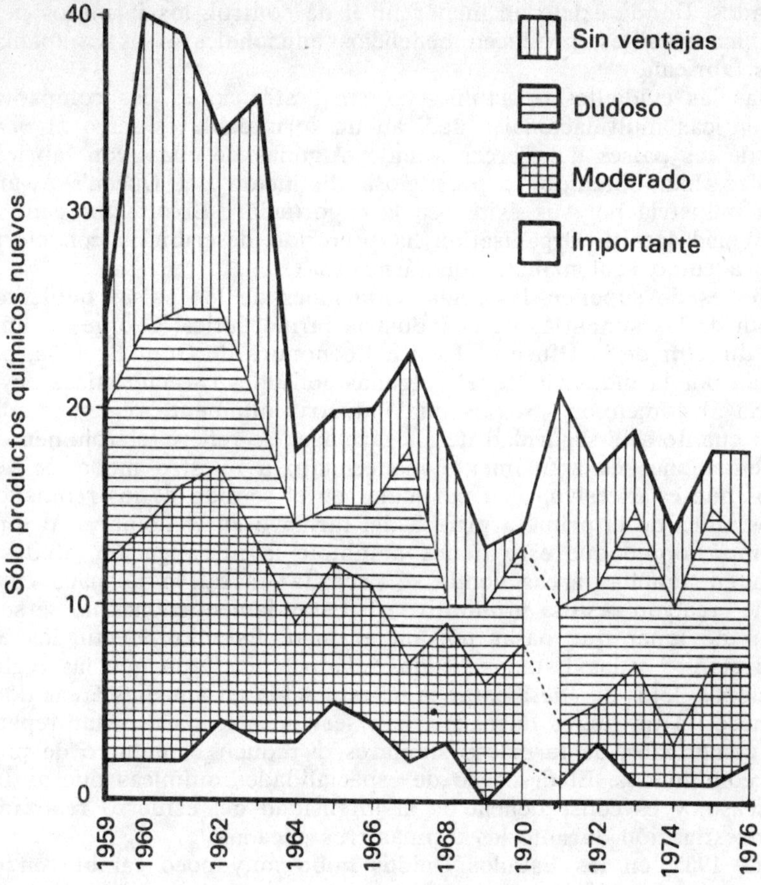

DIAGRAMA 2. Nuevos fármacos vendidos anualmente, según interés terapéutico (Gran Bretaña, 1959-1976). (Reproducido de Steward, F., ref. 34.)

nes para las diferentes partes del mundo, y las compañías de fármacos no tienen dificultad en suministrar informaciones distintas relativas al mismo fármaco para distintos mercados, a veces en un grado extraño y peligroso.

El MIMS África incluye fármacos que no se encuentran en el Reino Unido debido a la creencia de que son demasiado peligrosos. En tal grupo se hallan las dipironas, un analgésico relacionado con la aspirina que puede ocasionar fatales enfermedades de la sangre. El Conmel (500 mg de dipirona) de la Winthrop, se da simplemente como «analgésico, antipirético, antirreumático»; en tanto que el Cantacin de la Hoechst, una curiosa mezcla que lleva un tipo de dipirona, se ofrece para «resfriados febriles, infecciones gripales». No figuran advertencias para estas preparaciones, aunque ninguna de ellas puede venderse en Gran Bretaña, los Estados Unidos y la mayor parte de los países desarrollados. Donde existe un menor nivel de control, los fármacos peligrosos, inaceptables, producen beneficios adicionales a las compañías que los fabrican.

Dadas las evidentes oportunidades sin restricciones, las compañías farmacéuticas multinacionales dedican un formidable esfuerzo al *marketing* de los países del Tercer Mundo. Algunas de ellas, con fábricas británicas, han obtenido la prestigiosa distinción del Queen's Award para la industria por sus éxitos en la exportación. El director general de la World Health Organisation ha preferido describirlos con cierta amargura como «colonialistas de fármacos».[32]

Como es de suponer, las reglamentaciones de los países opulentos no gozan de las simpatías de la industria farmacéutica. George Teeling-Smith, director de la Office of Health Economics de Gran Bretaña, patrocinada por la industria, señaló algunas actitudes características de la industria al comentar: «Somos una industria altamente reglamentada, pero en cuanto a la seguridad de los fármacos se refiere, el volumen de reglamentaciones es actualmente inadecuado; a nuestro modo de ver creemos que es excesivo, y en particular en el sentido de los requisitos exigidos antes de la primera prueba del fármaco en el hombre. Al mismo tiempo, opino que esto tiende a inhibir la investigación, al desalentarla en aquellas áreas donde se necesita un nuevo fármaco cuyo costo de creación resulta prohibitivo.»[33] Estas lamentaciones no se sostendrían de tener que pasar por un examen. Estudios efectuados en Gran Bretaña[34] y los Estados Unidos[35] han demostrado que las reglamentaciones, lejos de «desalentar la investigación en aquellas áreas donde se necesita un nuevo fármaco», han servido sólo para evitar repeticiones comerciales de fármacos similares, y reducir el número de productos combinados. El descenso de especialidades químicas nuevas ha sido escaso, y es consecuencia de la intensidad del esfuerzo realizado en la investigación durante las últimas tres décadas.

Desde 1955, en los Estados Unidos hubo muy poco cambio en el nivel de presentación de nuevos fármacos que signifiquen una importante ventaja terapéutica, aunque los que presentaban pocas o ninguna han caído rápidamente.[36]

Tal vez la confusión gira alrededor de la siguiente cuestión: ¿a quiénes satisfacen las necesidades los nuevos productos? Detrás de ciertas manifestaciones como las de Teeling-Smith, se halla nuestra complicidad, o sea, la de los consumidores y la de los gobiernos: debemos ser benévolos con los fabricantes de fármacos o no dispondremos de las medicinas que necesitamos. Nos tranquiliza el hecho, como veremos, de que la evidencia nos conduce a la conclusión de que debemos tolerar los controles, puesto que su efecto es protegernos de muchas medicinas que en realidad no necesitamos.

La cuestión de la reglamentación de fármacos es una parte del tema de las relaciones entre la industria y el gobierno. Son relaciones en las que el gobierno se halla con demasiada frecuencia del lado del perdedor. En cuanto al fabricante multinacional de fármacos, los gobiernos quedan situados en dos amplias categorías: los que dependen de subsidiarias e importan para sus necesidades médicas y los que cuentan con su propia industria nativa y exportan fármacos. En la primera se hallan incluidos la mayoría de los países más pobres del Tercer Mundo, donde el presupuesto total del gobierno, tal vez sea únicamente una fracción del de la corporación multinacional con la que tiene tratos comerciales. La subsidiaria local puede intentar la armonización de sus objetivos con los del país, y estar preparado para emprender la aventura de ser un perdedor por motivos de buena voluntad.[37] Pero esto no altera que esté sometida a una sobrecarga extranacional de compromisos con su compañía matriz, y que ésta cuenta con potencialidad para forzar tales compromisos.

Los gobiernos que disponen de su propia industria nativa, no se hallan mejor situados. Están cogidos en la clásica trampa político-económica. Los electores de un país democrático le exigen que restrinja la libertad de que gozan los fabricantes de fármacos, de manera que es preciso establecer reglamentaciones, con lo cual los gobiernos han de inventarlas y hacerlas cumplir. Pero el mismo gobierno necesita, desesperadamente, los beneficios de la balanza de pagos y de los impuestos generados por la industria farmacéutica.

En tanto que los impuestos no son negociables, las reglamentaciones lo son, y se libran batallas en contra de éstas sobre una base más o menos continua. El estado de Alemania occidental, por ejemplo, ingresó alrededor de 3 700 millones de marcos (2 083 millones de dólares) de los impuestos satisfechos por el sistema de suministro de fármacos en 1978. Esta cifra se descompone en las siguientes partidas: 965 millones de marcos de impuestos procedentes de la industria (sobre un valor de producción de 13 400 millones de marcos); 1 000 millones de marcos de los mayoristas y farmacéuticos; 1 600 millones, del impuesto del valor añadido; y 100 millones del impuesto sobre el alcohol empleado en la industria.[38] ¿Es una casualidad que la industria farmacéutica de Alemania occidental esté más libre de reglamentaciones que la equivalente de los EE UU, en donde el estado coge una proporción mucho más pequeña de sus ingresos en concepto de impuestos?

En la mayoría de los países, los fabricantes de fármacos han formado asociaciones del sector que actúan como poderosos grupos de presión en favor de los intereses de la industria. La asociación empresarial española es Farmaindustria, cuya sede central está en Madrid. Gran Bretaña dispone de la Association of British Pharmaceutical Industries, en los Estados Unidos existe la Pharmaceutical Manufacturers' Association, en Alemania la Bundesverband der Pharmazeutischen Industrie. Y así sucesivamente. La Pharmaceutical Manufacturers' Association de los Estados Unidos posee un récord de resistencia efectiva frente a los cambios legislativos que considera desfavorables; en muchas de sus batallas contra el gobierno, cuenta con el apoyo de la influyente y poderosa American Medical Association. La firme alianza entre estos dos cuerpos queda realzada por el hecho de que un moderno presidente de la PMA, Joseph Stetler, fue anteriormente letrado general de la AMA por espacio de doce años. La AMA es un miembro integrante de la Pharmaceutical Manufacturers' Association.[39]

La medicina estatal bajo la forma de la National Health Service de Gran Bretaña sirve tanto para centrar la dicotomía de intereses del gobierno, como para superar su incapacidad de enfrentarse con la industria farmacéutica, aun en el caso de que se halle en una arrolladora buena posición para la negociación comercial. En situación paralela a la estadounidense, la industria farmacéutica británica dispone de la British Medical Association para respaldar sus intereses; pero su poder base es la Association of British Pharmaceutical Industries, la ABPI. Para ilustrar el potencial político y de penetración de la industria farmacéutica en condiciones que favorecerían a sus adversarios, miraremos la evolución de la ABPI y sus relaciones con los sucesivos gobiernos británicos.

Las raíces de la ABPI parten de 1867, aunque su historia moderna empieza en 1930, con la formación de la Wholesale Drug Trade Association (WDTA), de la que iba a nacer la ABPI en junio de 1948, un mes antes del comienzo del National Health Service. Las asociaciones sectoriales de fármacos británicas poseen una larga tradición de participación en asuntos políticos. La precursora de la ABPI en el momento de su fundación adoptó un objetivo específico: «el de representar las opiniones de la industria en todos los asuntos que afectaran sus intereses, y promocionar u oponerse... a la legislación departamental o parlamentaria que afectara a la industria».[40]

La primera amenaza aparente del gobierno a la industria farmacéutica se hizo en 1946, cuando la administración socialista, o laborista, de la posguerra nacionalizó los ferrocarriles y las minas. Todas las industrias importantes temieron que pudiera ocurrirles otro tanto, y en su informe anual de 1946, la WDTA estaba preparada para enfrentarse con tal amenaza:

> El Consejo ha sido consciente de la enorme responsabilidad que soporta la industria farmacéutica británica, como componente indispensable del National Health Service. En la firme creencia de que la misma industria por su propia intuición, experiencia y esfuerzo puede mejor que nadie mantener y promocionar su eficacia, el Consejo se ha ocupado de preparar la revisión de la Constitución y el reglamento de la Asociación con vistas a ensanchar el campo de aplicación, en tanto mantenga la calidad de asociada y se otorgue un reconocimiento oficial a las obligaciones sociales de la industria.[41]

En 1950, el ministro de Sanidad fue el primero en mostrar preocupación por los crecientes costos de los fármacos recetados. Se mandó una circular a los médicos por la que se les pedía que no recetaran nombres de marcas de fármacos, a menos que no existiera otra alternativa. Esta circular, como las que siguieron, tuvo poco efecto; se trataba sólo de la señal del comienzo de una campaña en contra de los costos de los fármacos, que apoyarían los sucesivos gobiernos laboristas y conservadores en los años venideros.

Durante la década de 1950, las investigaciones del gobierno referentes a los costos de los fármacos forzaron a la ABPI para llevar a cabo un sofisticado ejercicio de sus *public relations*, «las cuales llevarían al hogar del público en general los... logros de la empresa farmacéutica privada». Tuvo éxito al parecer. En 1959, el presidente de la ABPI se hallaba en situación de poder comentar: «La industria no tenía que llegar a encararse con la amenaza de una legislación hostil... sabía muy bien que una... campaña llevada con tranquilidad, basada en la simple premisa de que la industria estaba realizando una buena tarea, podía impedir o mitigar la legislación.»[42]

De hecho, fue un ministro de Sanidad, conservador, Enoch Powell, el que hizo añicos las buenas disposiciones de la ABPI al importar fármacos más baratos del extranjero. La ABPI se vio forzada a aprender, aceleradamente, que una filosofía política de empresa libre podía constituir un excelente ejemplo para reducir los costos de los fármacos. Y en tanto que con anterioridad la industria farmacéutica se había cobijado cómodamente al amparo de los gobiernos conservadores, ahora se hallaba inquieta y escéptica ante cualquier administración.

La acción de Powell desencadenó una inmediata intensificación de la campaña de relaciones públicas de la ABPI. En aquellos momentos, el partido laborista en la oposición estaba dirigido por Harold Wilson, quien propuso en 1961 que «el Health Service se encuentra cada vez más necesitada de la empresa pública, tanto para aprovisionarse por mediación de nuevas empresas de propiedad pública, como por la adquisición de las existentes; que las patentes que protegen algunos de estos fármacos se liberalicen en favor del Estado».[43] La amarga medicina no se endulzó en modo alguno, cuando Wilson se convirtió en primer ministro, el 1964.

Pero para todos los socialistas jingoistas de la oposición, la única evidencia tangible de acercamiento al poder consistía en otra investigación por el comité de Sainsbury. Por aquel tiempo, la ABPI ya había madurado. El grupo de estudio de nacionalización había engendrado cuatro subgrupos, capaces de dar respuesta a las cuestiones planteadas por las críticas del parlamento. En 1965, la ABPI era una sofisticada y poderosa organización política, capaz de enfrentarse con las más complejas presiones que un National Health Service pudiera presentarle.

En 1970, la ABPI fue considerada por Laurie Pavitt MP, entonces presidente del comité de Salud del partido laborista parlamentario, como el tercer grupo de presión más poderoso —aunque el más discreto— de Gran Bretaña. Se hallaba situado detrás del Trades Union Council y del National Farmers' Union, aunque antes de la Confederation of British Industry.

¿Hasta qué punto la ABPI podía prosperar después de veinte años de amenazas legislativas y crecientes inquietudes gubernamentales acerca de los costos de los fármacos? La respuesta puede encontrarse en un clásico compromiso británico, la introducción de un esquema de regulación voluntaria de precios. Después de tres años de negociación, en 1957, un esquema presentado por la ABPI para la regulación de precios de los fármacos comerciales de receta, sobre la base de «beneficios admisibles», fue aceptado por el gobierno. La ABPI editó un informe público: «Esto acabará con una gran cantidad de críticas referentes a que los precios eran excesivos.»

El esquema de la regulación voluntaria de precios (VPRS) se llevó a cabo en condiciones de constantes negociaciones, compromisos y convenios entre la ABPI y el gobierno. Llevó a los dos grupos, cada vez más unidos, a una fructuosa danza de mutuo entendimiento, la cual no podía abandonar a ninguno de ambos participantes. Esta intimidad en su relación de trabajo permitió que la ABPI resistiera las innumerables presiones acumuladas sobre ella en el curso de los años.

Aunque el esquema era, en teoría, voluntario, ambas partes lo contemplaban como obligatorio, y según pasaba el tiempo, la suerte y los intereses de cada lado se convertían progresivamente en más dependientes del otro, y también más semejantes.

Pero sin duda, la ABPI permaneció extremadamente sensible a las críticas del público. Cada uno de los movimientos del gobierno en contra de la industria farmacéutica era contrarrestado no sólo por el cabildeo de numerosos y fugaces comités que se hallaban detrás de la escena, sino también por un señalado aumento de los gastos de relaciones públicas.

En la búsqueda de la «creación de una personalidad para el público en general», la ABPI aprovechaba cualquier oportunidad para aparecer en la radio, en la TV y en los periódicos nacionales. En cierto momento llegó a considerar la posibilidad de representar un serial cursilón por televisión, respaldada por una compañía de fármacos. La campaña alcanzó su cota máxima en la década de 1960, cuando el presidente de la ABPI habló en el espacio radiofónico *La hora de la mujer*, de la BBC, acerca de la seguridad de los fármacos, con sir Derrick Dunlop, el presidente del Committee on Safety of Drugs. El éxito de las diversas estrategias de la ABPI puede juzgarse porque inmediatamente después de la tragedia de la talidomida, la industria consideró a sir Derrick como un representante de ella.[44]

Si la ABPI actúa al igual que un ejército que defendiera la industria farmacéutica, ha de disponer de sus propias operaciones de información secreta. Ésta se lleva a cabo por mediación de la Office of Health Economics fundada por la ABPI en 1962.

La función más importante de la Office of Health Economics (OHE) es crearse una imagen pública favorable. Para alcanzarla, se ha conectado con la prensa, elabora atractivas y bien escritas publicaciones, favorece proyectos de investigación seleccionados y está interesada por sus propios medios, en la «formación» en especial de los médicos de medicina general.

Las publicaciones de la OHE proyectan constantemente dos mensajes. Primero, la investigación que realizan los fabricantes de fármacos debe ser mantenida y no dificultada por el gobierno; y segundo, que los fármacos no son caros en términos absolutos ni en relación con el precio de los cuidados en otros sectores del servicio de la salud. Los mensajes consiguen calar por razón de que la OHE publica material muy bueno acerca de la salud. Laurie Pavitt argumentó que el 90 % de sus publicaciones son excelentes, en tanto que el 10 % consisten en propaganda pura. Éste es un tipo de relaciones públicas de máxima inteligencia, puesto que la gente se halla dispuesta a admitir el 10 % teniendo en cuenta el 90 %. Si se alterara esta relación, disminuiría el nivel de aceptación. Según sir Derrick Dunlop, las publicaciones constituyen «pequeñas obras magistrales».[45]

La OHE dispone de su propia prensa y red política. Los políticos y los investigadores de prensa y TV confían en la OHE para información y comentarios acerca de los tópicos habituales de salud, y cuanto más intensifica su acción, tanto mayor es el éxito que tienen las relaciones públicas ejercidas con semejante originalidad. Y de esto se trata: de convencer a los individuos y a las instituciones de la sociedad entera acerca de que los fármacos son buenos, de que la industria de los fármacos es buena, y de que lo que es bueno para ellos conduce a lo que es bueno para cualquiera.

Este examen de las relaciones entre la industria farmacéutica y su medio ambiente político, social y económico, y de sus esfuerzos para controlar y manipular dicho medio, tiene su centro en Gran Bretaña. Pero en cada país existe activado en mayor o menor grado idéntico mecanismo.

Cuando las compañías multinacionales de fármacos se unen para formar una asociación, su fuerza puede ser arrolladora. Pueden cambiar o resistir los propósitos del proceso legislativo, enfrentando su fuerza con el gobierno, aun ser posible mantener los intereses comerciales de su industria por encima de cualquier necesidad médica racional de sus productos. Deliberadamente, han creado mitos acerca del poder, potencialidad y efectos benéficos de sus medicinas que son extremadamente peligrosas. En los países del Tercer Mundo, la presión de las ventas procedente de los fabricantes de fármacos, absorbe recursos y personal adiestrado que podría emplearse más constructivamente y con mayor eficacia en relación con los costos, al cuidado primario básico de la salud.

La posesión de poder e influencia en esta escala no cede ante la responsabilidad pública, ni ante un inherente código de ética. Las corporaciones multinacionales existen para conseguir beneficios. Los médicos viven preocupados por la salud. ¿Son compañeros de cama compatibles? El eslogan de un actor humorista sugiere la respuesta: «Los fabricantes de aspirinas desean que tenga usted dolor de cabeza ahora mismo.»

CAPÍTULO V

Sentido comercial

¿Cómo actúa el sentido comercial en una compañía multinacional de fármacos?

Idealmente, debería encontrar un fármaco barato para fabricar, que poseyera las siguientes virtudes:

1. Debería estar protegido por patentes en todo el mundo.
2. Debería ser apropiado para su promoción mundial.
3. Debería crear una dependencia sicológica benigna en los usuarios.
4. Debería parecer que era la respuesta a algunas necesidades médicas señaladas.
5. No debería producir efectos colaterales difíciles de manejar.

Es significativo que el último requisito podría hallarse en primer lugar. Pues con efectos colaterales manejables, provocados por un fármaco que goza de un sólido mercado, el afortunado fabricante puede regresar al laboratorio y buscar una cura apropiada para estos desgraciados e imprevistos acontecimientos, pero inevitables.

En el capítulo anterior ejemplificábamos que el precio es el factor clave en la rentabilidad de los negocios de fármacos. También quedó claro que la mejor estrategia era gastar el dinero en la promoción de un fármaco para mantener las ventas, que reducir el precio para aumentar el mercado. El resultado ha sido el crecimiento de una industria conocida por su ininterrumpido *marketing* agresivo, y por su promoción en todo el mundo. A escala internacional, ha conducido inevitablemente a la reducción de habitantes y condiciones de enfermedad para los muchos millones de unidades de venta potencialmente clasificables. Debemos examinar una idea persistente y anticuada, contraria a la naturaleza esencialmente comercial de la fabricación de fármacos. Nos referimos a que los fármacos se crean en respuesta al conocimiento de una enfermedad y con el propósito de curar. Muchos años atrás, cuando todavía existían importantes azotes que provocaban la muerte cotidiana y el conocimiento de la química era embrionario, tal concepto era probablemente cierto. Pero hoy, la secuencia enfermedad-tratamiento ha sido invertida. De manera progresiva, se descubre el tratamiento y luego se identifica una enfermedad apropiada o se promociona para que se ajuste a aquél.

Desde la década anterior, la industria farmacéutica se ha movido dentro de nuevas áreas de crecimiento, en las que el éxito de sus productos depende implícitamente de la aceptación cultural de su mensaje de relaciones públicas. Como veremos en el capítulo siguiente, el beneficio del uso de sus productos es supuesto, y muy raramente probado. Antes de mostrar algunas de las rutas que siguen los fabricantes de fármacos, descritas como «medicamentización» de la sociedad, examinaremos brevemente de qué manera la industria emplea las técnicas convencionales de *marketing*, para respaldar las ventas de sus productos.

La publicidad vende fármacos de la misma forma que vende cualquier otra cosa. La profesión médica recibe abundantes anuncios apoyados en las numerosas publicaciones que constituyen la prensa médica especializada. Se dedica un gran número de páginas a anuncios magníficos, llenos de color, hábilmente diseñados y permanentes. La mayor parte de las publicaciones médicas subsisten puramente gracias a la abundancia de beneficios procedentes de los anuncios; por ejemplo, al *Journal of the American Medical Association* le proporcionan siete millones de dólares al año.[1] Esto debe afectar de manera inevitable las perspectivas editoriales.[2] Existen diversos códigos especiales de práctica o reglamentación, que controlan los ejemplares de los anuncios de los fármacos, en lo referente al contenido básico. Típicamente, consiste en detalles de la presentación de los fármacos, o sea, sus formas y envasado, las indicaciones clínicas para las que deben recetarse, las recomendaciones de dosificación, contraindicaciones o condiciones que podrían determinar que su uso fuera desaconsejable, advertencias específicas y cualquier conocimiento frecuente de reacciones adversas.[3]

La información básica tiende a imprimirse en tipos muy pequeños, en tanto que el mensaje comercial suele estar en letras de cuerpo grande. La antigua regla para los anuncios, «el que corre debe saber leer», es apta sobre todo para los médicos atareados, y el diseño es tal que difícilmente puede ignorar las palabras clave. Por ejemplo, la Smith, Kline & French empleaba un anuncio de una página entera en varias revistas médicas, con cuatro palabras destacadas en brillante color rojo: PACIENTES ANCIANOS - ANTIHIPERTENSIVOS - DYAZIDE, seguía una columna de siete centímetros y medio de letra pequeña y negra, que sólo alcanzaban a leer los que poseían una mejor visión, que disponían de más tiempo o tenían un interés especial.

En esta área también pueden existir escollos para los incautos. En la prensa médica, una forma de cómodo incesto comercial sirve de base a los tipos de impresión pequeños en los anuncios de los fármacos. A menudo, las reclamaciones contra un fármaco se legitiman haciendo referencia a los documentos de investigación publicados en diarios médicos. La mayoría de los profesionales que echan una ojeada a tales referencias, indudablemente suponen que la información apareció con anterioridad en revistas como la *British Medical Journal*, cuyos editores tienen por costumbre someter los trabajos recibidos a una estricta revisión, tarea que realizan asesores encargados de eliminar los trabajos de calidad pobre y los que carecen de valor en el área de la investigación. Pero las compañías de fármacos no publican muchos de sus descubrimientos en estas prestigiosas revistas. Suele suceder comúnmente que prescindiendo de la revisión, aparecen en revistas a las que pagan para que incluyan artículos de este tipo.

El *Journal of International Medical Research*, por ejemplo, cargaba 85 libras por página para la publicación de documentos científicos en 1975. Cuando Vernon Coleman, un escritor de temas de medicina y médico dedicado a la medicina general, se dirigió a la ICI para solicitar información sobre su antidepresivo Vivalan, le mandaron «un folleto típico con muchos colores y bien editado, en el que se describían con los acostumbrados términos entusiastas, los efectos que causaba, y demostraba cuán efectivo y único es el Vivalan». La mayor parte de las referencias citadas como respaldo de su «brillante prosa» habían sido publicadas en el *Journal of International Research*.[4]

Los fármacos por prescripción no se anuncian abiertamente al público. Pero es evidente que sería útil que éste recibiera información de lo que es asequible, de lo que puede esperar de sus médicos o puede solicitarles. Ésta es la razón del torrente impresionante de noticias incentivadoras, salidas de la maquinaria de relaciones públicas, que se reconocen por los clichés clave que el promedio de las personas encuentran aceptables: «nuevo fármaco» proclama otro «asombroso invento», el cual «después de años de investigación» es un «arma de lucha contra» una enfermedad, «el fármaco milagroso trae una nueva esperanza a los que padecen»; y así, sucesivamente. La cooperación en estos ejercicios puede estimularse por diversos medios. La Sandoz envió a un grupo de periodistas a Suiza, donde la hospitalidad fue magnífica, con ocasión del lanzamiento de su nada notable antiasmático Zaditen.[5] Todos los que leen periódicos en Gran Bretaña deben estar al corriente de las virtudes y disponibilidad del nuevo fármaco.

Los médicos también reciben literatura comercial directamente de las compañías de fármacos, a tal punto que ha originado protestas; pues la cantidad de papel que significa, la convierte en abrumadora. Una parte de ella es sin duda muy informativa, acaso también provechosa, aunque cada impreso está destinado a la venta de un producto particular. El contenido varía desde la hoja única que empuja con franqueza: «¿Jaqueca? Prescriba...», pasando por los comunicados seudopersonales: «Estimados doctores», hasta los mensajes escritos sobre pelotas de golf, diarios, reposavasos y otros artículos de escaso valor, y las abundantes referencias de trabajos y sensacionales cursos «educativos» y para «posgraduados».[6] Los medios empleados para llevar a cabo esta montaña de material de promoción y los costos de su circulación, son fenomenales.

Por último, y mucho más importante, el médico es encarado por el visitador médico de la compañía de fármacos. Los visitadores médicos son los representantes comerciales superiores. Su tarea es la de promocionar el empleo de los fármacos y vender los que requieren prescripción, así como otros productos farmacéuticos a los médicos, dentistas, hospitales y establecimientos de venta al detalle y mayoristas. Para llevar a cabo esta función precisa utilizar conocimientos de prácticas médicas, de fármacos y de medicinas, y saber informar a sus clientes de los nuevos fármacos, explicar las características terapéuticas y los estudios clínicos llevados a cabo, así como referirse a la dosificación, empleo y efectos del nuevo fármaco y de otras preparaciones médicas.

El doctor Dale Console escribió: «El primer propósito del visitador médico es realizar una venta, aunque signifique una prescripción irracional o combinaciones irracionales.» Y, según resumía, la técnica empleada era: «Si no los puedes convencer, confúndelos.»[7]

El blanco al que apunta primero el visitador médico es el médico que receta, a cuyo despacho dirige un chorro de información del producto y de su desarrollo, muestras, noticias de nuevos descubrimientos clínicos y una cháchara estimulante de lo que otros médicos hacen, esto es: se sienten dichosos de recetar los productos de su compañía.

Y hasta puede, insidiosamente, difundir historias de fracasos o de dudas de otras compañías de fármacos. Con tanta frecuencia estas historias han demostrado ser falsas, que en los Estados Unidos la FDA se ha visto obligada a tomar medidas para contrarrestar dicha práctica. Los visitadores médicos han difundido rumores de reveses terapéuticos producidos por equivalentes genéricos de los productos de su marca, cuando la realidad es que no hubo tales reveses. A la inversa, han dado garantías de seguridad de determinados fármacos, cuando tal selectiva garantía no estaba totalmente justificada.[8]

Un ejemplo clásico de «presentación selectiva» lo proporcionó la Eli Lilly. Su antibiótico estolato de eritromicina que se vendía con el nombre de Ilosone causaba un porcentaje de reacciones adversas mucho mayor que otras eritromicinas. Demostró que el daño que provocaba al hígado y la producción de ictericia era veinte veces superior, en un número de usuarios que variaba entre el 1 y el 14 %. Por esta razón, sus ventajas eran sospechosas. Sin embargo, la Lilly continuó promocionando la Ilosone por mediación de su visitador médico. Según un documento interno de la compañía:

> La Ilosone se ve favorecida por los usuarios regulares debido a su lealtad a la Lilly. La Ilosone no se diferencia sustancialmente de otras eritromicinas (según los médicos). Así, la Lilly puede promocionar la Ilosone como una eritromicina que aporta seguridad... Se precisa un delicado equilibrio para que no se produzcan alarmas entre los médicos que no suelen tener preocupaciones motivadas por el problema de la ictericia.
>
> La presentación selectiva puede ser necesaria, con el propósito de evitar conflictos acerca de la Ilosone con cualquier médico que esté al corriente y se preocupe de los efectos colaterales tóxicos para el hígado. Donde exista el conocimiento de una asociación de toxicidad hepática con la Ilosone, es competitivamente decisiva una «alternativa segura como la Eritrocina».

El estudio de mercado, del que fueron tomadas estas citas, quería decir que no son muchos los médicos que conocen las «asociaciones» de la toxicidad del hígado con la Ilosone. En consecuencia, durante 1971 se vendió, por valor de 28 millones de dólares, Eritrocina producida por la Abbott, en tanto que de Ilosone se vendieron 27 millones de dólares. En 1978, la Ilosone dominaba un 25 % del mercado de la eritromicina, por valor de más de 61 millones de dólares, a pesar de la destacada advertencia que mostraba la etiqueta del envase y de la llamada de atención que se hizo en un boletín de fármacos publicado en 1974 por la FDA.[9]

Los visitadores médicos también visitan a los mayoristas de productos farmacéuticos, para asegurarse de que los niveles de suministro son los adecuados y también para mantener la clientela. La rutina se repite en la farmacia, aunque en menor grado. La tarea más importante es la localización de los médicos que tal vez no recetan adecuadamente los productos de la compañía. Los visitadores médicos están en condiciones, entonces, de visitar al profesional para vencer la resistencia, acaso invitándole a una conferencia o a un seminario con golf, comida y excelente vino durante la estancia, como es habitual. Por mediación de los farmacéuticos, el visitador médico también puede conocer la identidad de aquellos que más recetan, pues representan un valioso elemento cuando muestran un máximo de lealtad a la marca.[10] En este sentido, los vínculos son sólidos y se mantiene la presión del mercado.

En España, la venta al detall significó el 60 % de los 17 480 millones de pesetas que la industria farmacéutica gastó en la promoción de fármacos en 1981.[11] Según los cálculos de la industria, existen más de 15 000 representantes de las compañías de fármacos que venden a 56 334 médicos. El hecho de que en 1981 se dispensara una media de 14,6 recetas por persona,[12] es una prueba del éxito de su gestión, y expresa un nivel de consumo de fármacos equivalente al doble del que tiene lugar en Gran Bretaña o en los Estados Unidos, y tres veces superior al de Noruega y Países Bajos.

En los países en los que el mercado es más abierto, menos sujeto a inconfundibles limitaciones aportadas por las normas profesionales y reguladoras, el agente de la compañía puede alcanzar el éxito que se merece. Por ejemplo, en Tanzania hay un visitador médico cada cuatro doctores. Las autoridades lamentan esta situación debido a la pérdida de recursos humanos. Hay buenos médicos militares que se convierten en agentes, y en lugar de trabajar en su profesión, ayudan a inundar la plaza de fármacos innecesarios, inadecuados y caros, que falsean el modelo de cuidados sanitarios. La inundación se complementa con el efecto de tipo aspiradora, que posee la victoriosa promoción de fármacos al coger dinero directamente de la economía, cuando éste podría emplearse con preferencia en la mejora de la salud, satisfaciendo necesidades básicas, como el suministro de más agua limpia y el tratamiento de las aguas residuales. En la India, donde la Boots y la Glaxo disponen entre ambas de más representantes que de inspectores de fármacos el gobierno, la pura fuerza de los números mantiene un mercado muy abierto.[13]

Los pacientes nada vislumbran de este enorme esfuerzo de ventas; hasta pueden tropezar con el visitador médico sin saber de quién se trata. Una carta de una joven médica al *New England Journal of Medicine*, describe un programa de formación avanzado para «los representantes farmacéuticos instruidos». Explica cómo los visitadores médicos son asignados a los hospitales de internos durante el recorrido matinal de éstos. Así pueden realizar sus ventas desde «un sitio ventajoso y privilegiado: la cabecera de la cama del paciente». Continúa, «al permitir tales actividades (con frecuencia mediante honorarios) ¿no estamos haciendo a los vendedores comerciales partícipes de las vidas privadas de nuestros pacientes, para que puedan vender mejor sus fármacos? ¿Están los pacientes enterados de que una de las personas que viste de blanco y que se hallan junto a su cama no es un médico ni un estudiante de medicina, que no se halla obligado por un juramento médico a servir al paciente con el mayor interés?»[14]

Gran Bretaña cuenta con pocos representantes de fármacos, 1 200 para 25 000 médicos de medicina general.[15] En los Estados Unidos tan sólo alrededor de una quinta parte de los médicos que se dedican al ejercicio privado de la profesión practican la medicina general; pero estos 40 000 constituyen la crema; el mayor número de prescripciones está allí.

El 1 % máximo puede recetar diez veces lo que prescribe el promedio. La más uniforme prescripción que se produce en Gran Bretaña, donde el promedio de médicos extiende 1 000 recetas al mes, y el máximo 1 % sólo alrededor de 3 000, es atribuible, según la industria, a la falta de incentivo financiero para que el médico británico visite más.[16]

Para dirigir el poderoso disparo de los anuncios, la literatura y los visitadores médicos sobre el blanco que representan los médicos, las compañías de fármacos gastan enormes cantidades de dinero. En 1975, la industria de los Estados Unidos gastó el 22 % de los ingresos de sus ventas en este arsenal, es decir, 1 820 millones de dólares.[17] La tabla[18] muestra que no es excesivo en términos de países desarrollados.

país	porcentaje de las ventas para la promoción
Estados Unidos	22
Alemania occidental	22
Italia	22
Sudáfrica	22
Bélgica	21
Canadá	21
Suecia	18
India	18
Francia	17
Turquía	16
Indonesia	16
Gran Bretaña	15

Diversas autoridades han estudiado este gasto, en relación con los problemas de exceso de prescripción. Una de las principales justificaciones de la industria de fármacos se apoya en la necesidad de instruir a los médicos e informarles acerca de la vasta extensión del desarrollo farmacéutico, que se realiza constantemente. El doctor Dale Console aportó una perspectiva más detallada a un subcomité de monopolios de los Estados Unidos, cuando dijo:

> ¿Cómo puede la educación legítima competir con la cuidadosa deformación que entra en nuestros hogares, mediante el martilleo de la propaganda por correo recibida semanalmente, la visita regular del visitador médico, la difusión a doble página y los anuncios que aparecen seis veces en la misma revista; para no mencionar el estímulo añadido de los cócteles y las partidas de golf, completados con tres pelotas de golf en las que figuran los nombres del médico y de la compañía en vivos colores? La publicidad de los fármacos y de los esfuerzos para su promoción, estimulan a que el doctor crea que existe una manera fácil de ejercer la medicina.[19]

De esta forma, la «educación» es la racionalización clave para las actividades de los visitadores médicos y para gran parte del esfuerzo promocional dirigido a los médicos. Pero la distorsión de la educación va más allá del consultorio, se dirige a las instituciones académicas que configuran las actitudes médicas. Esta penetración se alcanza gracias al patrocinio.

Las compañías de fármacos contemplan el patrocinio como una sólida inversión a largo plazo. Tal vez se trata de la más perversa forma de generosidad. El descubrir con exacta precisión la cantidad de investigación realizada en hospitales y universidades, por profesores, jefes de departamento, asesores, especialistas, médicos, farmacólogos y otros académicos, que se lleva a cabo con el dinero de las compañías de fármacos, sería un trabajo que sobrepasaría la fortaleza de Hércules.

De manera similar, es imposible saber cuánta gente situada en posiciones destacadas, profesionales de la medicina, académicos, políticos y periodistas se hallan comprometidos con la industria como consejeros y asesores.[20] En su conjunto, el cuadro es excesivamente grande.

La activa colaboración con la industria farmacéutica es habitual en los departamentos de farmacología universitarios. Política que es vehementemente defendida como de beneficio mutuo por las partes que intervienen,[21] aunque constituye una inevitable amenaza para el concepto fundamental de la investigación académica. Cuando un jefe de departamento se arriesga a perder la mitad de su personal si la compañía de fármacos le retira el apoyo, es posible que se sienta más preocupado por su posición y carrera que por los prejuicios de la investigación.

En tanto en la primera línea de la batalla de las ventas se ataca al mundo a nivel de los consultorios de los médicos, desde el lugar más estratégico de los ejecutivos de la compañía de fármacos parte la orden de una estrategia a largo plazo. En este nivel, el concepto clave es «competencia», pero como hemos visto, los fabricantes de fármacos evitan competir directamente entre sí para conseguir un mercado determinado para su producto. Así como los atletas compiten contra reloj, su competencia estriba en extender el mercado para hacer un pastel más grande. Por ello, han aparecido una variedad de estrategias que pueden ejemplificarse en términos de juegos, algunos de ellos con movimientos muy oportunos y lógicos.

El primer juego es el de la pídola. En la pídola comercial clásica, los vendedores que trabajan para la misma compañía, saltan unos por encima de los otros y cambian los territorios. Cada uno de ellos explica a los clientes del otro que las cosas irán mucho mejor que con el tipo que lo llevaba antes; cada uno de ellos emplea los *raports* de clientes del otro para llenar los huecos y exprimir al máximo el mercado.

La pídola sencilla de los fármacos es parecida, con excepción de que los jugadores permanecen y son los productos los que saltan entre sí. Después de un tiempo, una medicación ya establecida en un mercado puede empezar a fallar un poco, de manera que aparece una nueva forma exacta del mismo producto, sólo que esta vez es amarillo en lugar de rosa. El «nuevo» producto es manejado contra el mercado del viejo, con la ayuda de anuncios que proclaman que es actual y mejorado y, al propio tiempo, más activo que antes. Si añadimos algún concepto trivial como «una forma más práctica», o «más fácil de tomar», ya tenemos empezado el juego. El amarillo saltará por encima del rosa en los porcentajes de venta y conseguirá nuevas ventas.

Existe un juego más complejo, la pídola de los fármacos, que es más serio y competitivo. Hace intervenir a un adversario y es especial para fabricantes de antibióticos. En un capítulo anterior describimos los problemas con que tropieza la medicina, cuando intenta combatir los efectos de las infecciones una vez que el organismo causante ha entrado en el cuerpo. La penicilina propició que empezaran a aparecer cepas resistentes de bacterias, a pesar de la rotundidad de su éxito. Esto proporciona el respaldo a esta forma de pídola que se ha manifestado según decimos. La penicilina destruye casi todos los organismos patógenos, pero algunos sobreviven y se adaptan. Los antibióticos de amplio espectro saltan por encima de la penicilina y se repite el proceso; entonces, una nueva generación de antibióticos específicos de poco espectro, como la lincomicina, salta por encima de los fármacos de amplio espectro y de nuevo se da la sucesión. A continuación, llegan los cefalosporinos de amplio espectro. Ahora se ha anunciado que se puede obtener una nueva forma aumentada de penicilina, la cual impide que las bacterias resistentes produzcan penicilinasa. Y así continúa el juego; los patógenos sobreviven y se adaptan y se crean nuevos antibióticos. Los patógenos resistentes y que se adaptan significan un continuo y saludable mercado de antibióticos. Algunas bacterias contribuyen a ello sin demasiadas dificultades. El gonococo, organismo causante de la gonorrea, representa muy bien su papel de adversario. La conocida variedad de la segunda guerra mundial se convirtió en la «Rosa de Tokio» hacia los finales de la guerra de Corea, igualmente popular pero resistente a la penicilina, y el conflicto del Vietnam produjo la última cepa contra la que muy pocos antibióticos son efectivos. El gobierno de los Estados Unidos intervino en ayuda y amparo de esta situación. Según el *New Republic* del 6 de marzo de 1971, «con el fin de reforzar los beneficios menguantes del cloramfenicol de la Parke-Davis, el Departamento de Defensa de los Estados Unidos adquirió 10 millones de cápsulas tanto para uso del ejército de Vietnam del Sur, como de los civiles de manera indiscriminada». Indirectamente, el libre y fácil empleo de los antibióticos en la agricultura presenta el mismo peligro, ahora debido a una supersalmonella que nos intoxica por vía alimenticia.[22]

La innovadora y emprendedora naturaleza de la industria farmacéutica no dudará de su capacidad para producir la mercancía en el momento apropiado, con el objeto de mantener el desarrollo de estas bacterias firmemente en su lugar. Es decir, justo un salto por delante de los antibióticos, como adversarios provechosos.

El «nombre de los juegos» también es importante. Como hemos visto, la nomenclatura de los fármacos es asunto complejo. La industria explota plenamente esta complejidad. Pueden conseguirse miles de fármacos en los distintos países, cada uno de los cuales tal vez tenga muchos nombres comerciales, muchas formas y mucha variación de potencialidades. Periódicamente, algunas corporaciones de examen, comités o subcomités, sugieren con ingenuidad que debería reducirse esta complejidad, y que convendría que los médicos recetasen empleando nombres genéricos.[23] Esta sugerencia es rechazada con énfasis por la industria, debido a que las dificultades que presenta son superiores a las ventajas.

La atracción por la asociación permite un aparente alejamiento de la confusión de los nombres. Los médicos recuerdan con facilidad los nombres de marcas que equivalen a las denominaciones en que confían, de manera que cuando un producto consigue una situación acreditada, aquéllos están sensibilizados para su máximo uso. Los diuréticos de tiazida fueron los primeros efectivos y de absoluta seguridad que se podían obtener, y se han convertido en sinónimos de la terapia hipertensiva. La Smith, Kline & French escogió el nombre de Dyazide para su nuevo diurético. Es tan parecido al de tiazida que puede recordarse con facilidad, e inmediatamente inspira confianza. Pero la diferencia es suficiente para permitir puntos de discrepancia válidos para señalarlos al médico. El éxito de esta estrategia se refleja en el rápido ascenso de la Dyazide, a la posición de primera marca de los Estados Unidos en términos de dólares. La marca del producto digoxin de la Burroughs Wellcome, el Lanoxin, y el fungicida Nystan (nystatin) de la Squibb, son otros tantos de los centenares de ejemplos que existen.

Una variación del juego es la del uso reflejo. La Pfizer llamó Diabinese a su antidiabético de clorpropamida, y la Glaxo le puso el nombre de Pregaday a una combinación de hierro y ácido fólico para su empleo durante el embarazo.

El fondo de la cacofonía de los nombres de los fármacos ayuda al proceso de promoción. Démosle a un visitador médico una asociación sencilla de nombres, para pronunciar fácilmente, y el talonario de recetas marchará bien, al tiempo que nosotros no tendremos preocupaciones. Listas repletas y confusas ayudan a este proceso en el que el médico acepta los nombres promocionados, pero quiere diferenciarlos para su apoyo y propia seguridad. La demostración de que los grandes recetadores muestran una mayor lealtad a la marca que sus hermanos más modestos [24] confirma este extremo. Al emparejar las especialidades Labiton, Labophyline, Laborprin o Labosept, o cuando dice Metamucil, Menatium o Metatone y dispone de cinco minutos como promedio por consulta, diagnosis y prescripción, la memoria más recia y más persistente se derrumba.

Nuestro último y supremo juego tiene sus raíces en el pasado médico. Consiste en el «esto *y* aquello». El charlatán de la medicina que vendía ambulando sus medicinas, por regla general alcohólicas, desde el portillo trasero de su carro, debía mantener su perspicaz mirada fija en el auditorio durante sus entretenidos discursos mercantiles. «Sin rival contra dolores, indisposiciones, diviesos, verrugas, contusiones, ¡y granos en la nariz!» Un ejemplo del moderno «*y* aquello» es el Valium. Al principio se ofrecía para calmar la ansiedad *y* relajar los músculos. *Y* para la epilepsia. *Y* para los problemas cardiovasculares. Finalmente, se recomendó para problemas de la espalda *y*, aparentemente, para nada más. Esto se conoce con el nombre de «indicaciones generales».

Una gran corporación multinacional frecuentemente engendra varias subsidiarias locales, o compañías asociadas, como parte de la totalidad de la estrategia del *marketing*, en cada país donde opera. Esto le da una más amplia representación, y le permite una mayor capacidad de movimiento en el tablero de ajedrez del *marketing*. Se han observado ulteriores y evidentes estrategias a este nivel corporativo.

«Pedro y Pablo» o «Mutt y Jeff» son hermanos que trabajan bajo la inmediata dirección de su padre. Pedro tiene un producto que ha ido bien, pero últimamente empiezan a flaquear las ventas. Entra el hermano con el mismo producto en esencia, pero con nombre nuevo, un nuevo envase y acaso una molécula ligeramente distinta, que promociona como un producto sin duda mejor. Por fin, Pablo toma posesión del mercado de Pedro y, con todos los requisitos, probablemente lo extiende. Los hermanos sonríen al recibir las alabanzas de su padre satisfecho.

Un juego corporativo muy generalizado es el «Yo-También», y los resultados son por supuesto bien conocidos con el nombre de «Yo-También-acción». Cuando el conocimiento de una formulación que ha alcanzado éxito se generaliza y se hace asequible, otras compañías pueden decidir la producción de un fármaco similar para apoderarse de una parte del mercado. (En sí misma puede tratarse de una estrategia como la de Pedro y Pablo.) Los fármacos que fabrican, aunque no idénticos, son lo suficientemente parecidos para tener el mismo uso terapéutico y aun estar autorizados por una patente propia. Los fármacos Yo-También son cosa corriente; entre los hipnóticos, por ejemplo, el nitrazepam, el flurazepam y el triazolam (Mogadon, Dalmane y Halción) son intercambiables. La lógica para este juego es: «Si él puede sacar un beneficio de ello, yo también.» ¿Por qué no hacerlo?

El juego más sucio consiste en venderle a alguien pescado podrido. Muchas compañías juegan a esto, para lo cual existen reglas establecidas carentes de escrúpulos. Funciona así. En los países más ricos se receta ampliamente un fármaco o un grupo de fármacos similares. El tiempo y la experiencia enseñan que las graves y frecuentes reacciones adversas han determinado que las corporaciones gubernamentales establezcan limitaciones o prohibiciones acerca del uso de los fármacos. Por desgracia, los productores disponen de un considerable stock de fármacos en los que llevan invertidos un considerable volumen de tiempo y dinero para su creación, y al propio tiempo están en marcha ciertos procesos, con lo cual aumenta la agitación. ¿Qué puede hacerse con estos rechazados y peligrosos fármacos?

La respuesta es sencilla. Estos fármacos pueden exportarse a países más pobres, donde posiblemente tendrán una reglamentación menos estricta para su empleo,[25] los médicos serán más ingenuos, y las compañías dispondrán de un elevado número de visitadores médicos para aumentar las ventas.[26]

Existen muchos ejemplos de este juego en funcionamiento. Se calcula que el cloramfenicol, un potente aunque peligroso antibiótico, ha causado más de 10 000 muertes por anemia aplástica en el Japón. A pesar de las advertencias de los riesgos hechas a los doctores, las ventas aumentaron año tras año, hasta que en 1975 aparecieron limitaciones estrictas en cuanto a su uso. Las exportaciones de cloramfenicol desde el Japón a los países asiáticos, Taiwan en especial, subieron de manera espectacular poco tiempo después de que dichas restricciones se pusieran en vigor.[27]

Los japoneses se han encontrado, ellos mismos, en el final de la recepción del juego del pescado podrido. En 1899, la Ciba-Geigy creó el clioquinol como un nuevo germicida. En la década de 1930 lo empezó a vender como agente antidiarreico, fue aceptado en el Japón con el hombre de «Seichozai», que significa fármaco que prepara el estómago. En los Estados Unidos, en 1960, la FDA restringió drásticamente las indicaciones para el uso del clioquinol. Al mismo tiempo, la Ciba-Geigy aumentó su empuje en el mercado japonés. El fármaco causa un síndrome distintivo, el SMON (neuropatía mielo óptico subaguda), que se caracteriza por síntomas irreversibles, entre los cuales se incluyen sensaciones anormales en la mitad inferior del cuerpo, dolor, convulsiones, intensos escalofríos, parálisis y problemas oculares. El número de víctimas del SMON creció rápidamente en el Japón durante la década de 1960, hasta que el ministro de Salud y Bienestar prohibió el clioquinol en 1970. La Ciba-Geigy continuó vendiendo el fármaco en aquellos países que en 1980 lo permitían, si bien sus principales mercados se encuentran ahora en los países en desarrollo.[28]

Para que este juego no parezca una peculiaridad japonesa, pueden hallarse ejemplos en los que participan estadounidenses y europeos con centros de fabricación, y de sus relaciones con la mayor parte de los países del Tercer Mundo. De la misma forma, las compañías más prestigiosas envían sus fármacos rechazados a los países más pobres. La ICI, en la actualidad el quinto negocio de productos químicos más importante del mundo, entregó suministros de Eraldin (practolol) al hospital KCMC de Moshi, Tanzania, en 1976, después de que el fármaco fuera retirado del mercado británico debido a sus horrendos efectos.[29]

La difundida práctica de descuidar el aprovisionamiento de información acerca de los peligros de un fármaco, permite confundir los riesgos, al tiempo que llevar a cabo este tipo de actividad aún más comercialmente atractiva, como si se tratara de una exageración en cuanto al empleo de las indicaciones para el producto. La documentación de Milton Silverman referente a esta situación[30] ha conducido a una cierta reducción de su frecuencia en América latina, si bien las exageradísimas ratificaciones junto con un mínimo de advertencias, son demasiado frecuentes todavía, en los mercados menos reglamentados, como señala nuestra comparación entre la MIMS África y la MIMS del Reino Unido.

Como réplica a tales críticas, la industria dispone de una selección de defensas para su empleo.[31] La más destacada y efectiva es: «No estamos contraviniendo ninguna ley.» Las compañías participantes insisten en que sus operaciones con el extranjero están dirigidas por nativos de los países en cuestión, que se hallan familiarizados con las leyes locales y las reglamentaciones, y que las respetan. Esto parecía una defensa cerrada de los preocupados accionistas, en los primeros debates de las intervenciones y reuniones del Senado de los Estados Unidos. Sin embargo, el editor de un periódico de California, Edgard Elfstrom y el doctor Silverman se encontraban en condiciones de demostrar que algunas compañías habían sido bastante menos que francas, al presentar tal excusa.

Si sus preceptos morales son puestos en tela de juicio, la industria tiende a replicar: «Bien, las cosas son distintas en América latina.» Tal vez esta actitud descansa en el supuesto de que la vida tiene menos valor en los países del Tercer Mundo. Después de todo, «es una práctica comercial aceptada», explicó un especialista en promoción de fármacos latinoamericano; si nuestro competidor declara cinco indicaciones para su producto, nosotros debemos declarar por lo menos seis. Y si él confiesa tres reacciones adversas, estaríamos locos si confesáramos más de dos.

Se sabe que las compañías declaran que «las discrepancias en la promoción de fármacos son simplemente honestas diferencias de opinión».

Un anónimo oficial de la sanidad colombiana, entrevistado por el doctor Silverman, comentó: «Es cosa difícil de entender el hecho de que la compañía cuente una historia en Bogotá, otra en Brasilia, otra en la capital de Guatemala, y todavía otra en la capital de México.»

La experiencia ha enseñado a las corporaciones que existen dos juegos en los que es mejor no tomar parte: la reducción de precios y la anulación de patentes. Cuando la penicilina se hizo asequible a varios fabricantes al final de la segunda guerra mundial, el precio por millón de unidades bajó desde doscientos hasta sesenta dólares en el curso de ocho años. Esta locura se puso de manifiesto cuando se comprobó que los precios como tales no afectaban al mercado. Era, probablemente, el último precio libre que padecía la industria. La solución radicaba en la existencia de patentes de protección, y dio comienzo la carrera de los antibióticos.

Hubo tres ganadores en la carrera comercial. La Parke Davis solicitó una patente para el cloramfenicol en octubre de 1949, la Cyanámid la solicitó para la clortetraciclina en septiembre de 1949, y la Pfizer para la oxitetraciclina, en julio de 1950. Durante los dos años siguientes, la Pfizer dio cuenta de la presencia de tetraciclina en la oxitetraciclina y en la clortetraciclina, y la fabricó. Solicitó una patente en octubre de 1952, y sus rivales pidieron la patente para la misma sustancia a continuación, seguidos por la Cyanamid y la Bristol. En enero de 1955 la Pfizer convenció al Departamento de patentes de los Estados Unidos, de que concediera la patente para la tetraciclina.

De ahí vamos a parar en «un caldo antibiótico condimentado con las leyes de patentes y métodos de competencia desleales»[32] en forma de memoria de la Federal Trade Commission de los Estados Unidos. Para ello, se emplearon 11 000 páginas de documentación, 8 000 páginas de exposiciones y muchos miles de páginas de texto, más dos días de buenos argumentos, todos «sobre el asunto de la American Cyanamid Co., la Bristol-Myers Co., la Bristol Laboratories Inc., la Chas Pfizer and Co. Inc., la Olin Mathieson Chemical Corporation (Squibb) y la Opjohn Co.».

Resultó que la Pfizer se había movido para convencer al director de patentes de que la estructura química de la clortetraciclina y de la oxitetraciclina no eran bien conocidas por ellos en el tiempo en que se descubrió la tetraciclina, después de cribar más de 100 000 muestras de suelo. No se trataba de una copia, era un verdadero descubrimiento. Mientras se hallaba pendiente la solicitud de Pfizer, tuvo lugar una propuesta corporativa de adaptación. Juntamente con la Cyanamid, la Pfizer planeó un «convenio amistoso» como anticipación al resultado. Se trataba de un acuerdo de licencia cruzada, de forma que no habría perdedores.

Las cosas marcharon sin dificultades hasta 1961, cuando se alegó en una reclamación dirigida a la Comisión Kefauver, que «la Pfizer había hecho declaraciones falsas e incorrectas con el propósito de inducir al Departamento de patentes de los Estados Unidos a garantizar una patente para la tetraciclina». En resumen, se denunciaba una conjura en la que la Pfizer, la Cyanamid y la Bristol habían ocultado información al director de patentes. Se llegó a la conclusión de que el control del mercado de la tetraciclina por la Pfizer/Cyanamid se basaba en la falsificación, y en repugnantes y sucias manipulaciones. No habían tomado parte en el juego, según las normas legales. No importaba; continuaron como si nada hubiese ocurrido, haciendo uso de sus derechos de patente para defender tanto el mercado como los precios,[33] si bien el conocimiento de este asunto pudo haber activado las medidas tomadas por el ministro británico de Sanidad y la ICI, con el objeto de eliminar el dominio de la Pfizer sobre el mercado británico de la tetraciclina.

En las sesiones antitrust de Kefauver se presentaban muchos de los movimientos internos de la industria, dirigidos al mundo exterior. Adicionalmente, las sesiones eran costosas, llevaban mucho tiempo y por regla general eran poco recomendables. No había duda de que habría sido mucho mejor para las compañías llevar el asunto por sí mismas, de manera que no condujera a la intervención de la autoridad en el problema. Éste parecía ser el caso hasta 1979 cuando un antibiótico, una vez más, llevó a un pleito antitrust contra la Eli Lilly acerca del mercado de la cefalosporina.[34]

Las maniobras referentes a los fármacos y al *marketing* que hemos tratado, hacen referencia a áreas de medicación establecidas y a los fármacos que intervienen en ellas. Pero ¿qué hay de las áreas de medicación para el futuro? Los consejos de administración de algunas corporaciones industriales japonesas han informado de que se hallan activamente ocupados en la definición de los mercados para sus productos, en los próximos veinte años. ¿Son distintas las compañías de fármacos? Se les presenta un problema teórico que no coincide con la industria convencional. ¿Cómo se mantendrá la industria farmacéutica teniendo beneficios y creciendo en el futuro, dado que existe una cantidad finita de enfermedades en el mundo, que debería, si sus esfuerzos son efectivos, decrecer en realidad?

La dirección que los fabricantes de fármacos han escogido es la ilimitada área de la variabilidad humana. Dentro de la variabilidad identificaron condiciones y situaciones que han sido generalizadas y declaradas adecuadas para el tratamiento. Inevitablemente, la situación comprende áreas grises de juicio médico, confusas o dudosas, en las cuales aplicar la presión puede persuadir con facilidad, en favor del tratamiento con fármacos. Los problemas de la condición humana se convierten en problemas médicos. Las situaciones sociales y emocionales de la vida cotidiana pasan a ser enfermedades tratables con fármacos, y con los síntomas del proceso, se las eleva a la categoría de enfermedades graves.

Tal vez, la más perturbadora generalización humana sea la que incluye el abuso cometido en los niños con los fármacos estimulantes que modifican su comportamiento. Esta práctica fue expuesta por primera vez en los Estados Unidos por Robert Maynard en el *Washington Post*, en 1970,[35] pero tiene sus raíces en la tarea acometida a principios de la década de 1960. La Ciba fue la primera en proponer que su fármaco semejante a la anfetamina, el Ritalin (metilfenidato), se emplease en los niños durante 1961, como tratamiento para problemas funcionales de comportamiento. La propuesta fue rechazada por la FDA, pero en 1963 la compañía obtuvo la aprobación para su uso con dicho fin.[36] En el mismo año, la Public Health Services y la National Society for Crippled Children and Adults de los EE UU patrocinaron un seminario acerca de «Niños con mínima disfunción cerebral» (MBD). Como consecuencia del seminario se formó una agrupación para identificar y calificar a este tipo de niños anteriormente desconocido.

En 1966, se llevó a cabo una definición de clases de niños que padecían de la MBD. Se acordó que eran «niños que dan una media próxima, normal o superior a la media de inteligencia general, con ciertas dificultades de aprendizaje o de comportamiento, que abarcan desde las ligeras hasta las grandes, las cuales se asocian con desviaciones funcionales del sistema nervioso central. Estas desviaciones pueden manifestarse en sí mismas, por varias combinaciones de deterioro en la percepción, la conceptualización, lenguaje, memoria y control de la atención, impulso o función motriz.» [37] Para esclarecer cualquier duda que pudiera subsistir en la identificación de los MBD, apareció posteriormente una relación de noventa y nueve síntomas. Entre ellos se incluyen la hiper y la hipo (exceso e insuficiente) actividad, reacciones de furor y berrinches, pudiendo ser amables y moderados, cooperadores y amistosos, crédulos y fácilmente dirigidos, socialmente osados y agresivos, sensibles para los demás, ligera o acusadamente dormilones. De hecho, todo parece ser suficiente para aplicar a cualquier niño el diagnóstico de padecimiento de MBD.

El trabajo preliminar de la agrupación fue consolidado más tarde cuando su jefe, el doctor S. Clements, trabajó como asesor de la Ciba-Geigy y redactó la guía de los MBD para médicos. En 1975, alrededor de un millón de niños de los EE UU habían sido diagnosticados de padecer de MBD; de éstos, 515 000 fueron tratados con fármacos; a 265 000 se les dio Ritalin.[38]

Pero ¿qué es exactamente el MBD? Su concepto clave parece ser la hiperactividad (hipercinesis). Algunos, en realidad debería decirse que todos, son a veces activos en exceso y no prestan atención en la escuela. También pueden demostrar torpeza y presentar dificultades en el estudio o en la conversación, y actúan por impulsos. Bajo presión, se ha persuadido a los médicos de que diagnostiquen su comportamiento como una condición médica, para la que se ha empleado un nombre adecuado e impresionante. En las disfunciones cerebrales mínimas, ¿hasta dónde el mínimo es mínimo? Partiendo de lo poco que en realidad se conoce acerca del funcionamiento normal del cerebro, las sutiles graduaciones de la disfunción proporcionan un área gris donde propiciar una enfermedad. Es muy raro encontrar una evidencia clara de daño cerebral en los casos de MBD. Y tal como los padres habrán deducido de los síntomas, es difícil hablar de un niño normalmente agitado o rebelde, cuando lo que habría que decir es que es un MBD. No existen pruebas de laboratorio o exámenes decisivos para el MBD; en realidad, se ha convertido en un cómodo diagnóstico aplicable a los niños que se portan mal en la escuela o que presentan problemas en el estudio.[39]

Podría parecer que en los Estados Unidos, donde la juventud es a la vez envidiada y resentida, los fabricantes de fármacos hubieran hallado un cisma adecuado donde guarecer la enfermedad y la curación. Tal extensivo uso de los fármacos en los niños, no puede atribuirse al descuido del médico particular. Es un resultado de fuerzas combinadas de diversas instituciones dentro de aquella sociedad: la industria de los fármacos, el sistema educativo, la profesión médica y, no menos, la consecuencia del tipo de relaciones de los padres en relación con los hijos.

Sobre este fondo, la Ciba-Geigy está en condiciones de valorar que uno de cada veinte niños padece MBD. Algunos padres toman en serio el informe que dice: «estos fármacos producen asombrosos resultados antes de los diez minutos que siguen a su ingestión, tornan al niño tranquilo, atento y cooperador».[40] Los observadores que han calificado la historia del *marketing* del Ritalin como «una cura en busca de una enfermedad»,[41] están de acuerdo, sin embargo, con aquellos padres que han informado de que los «síntomas» del MBD disminuyen milagrosamente durante las vacaciones.

Ante todo debemos preguntar: ¿se les suministra fármacos en exceso a los chiquillos, o se les controla mediante fármacos tan solo por razón de que la escuela es aburrida?

El dolor de cabeza es un ejemplo de un problema cotidiano al que se le dio categoría de enfermedad. Todo el mundo sufre ocasionales dolores de cabeza; suele ser un síntoma menor de que hay algo que necesita cambiarse. El aire libre, algo para comer o beber, tal vez un poco de ejercicio, pueden ser todo cuanto el cuerpo precisa para eliminar el síntoma, o a lo sumo un analgésico suave como la aspirina o el paracetamol. Pero cuando cada dolor de cabeza llega a convertirse en «jaqueca», y tal estado goza de amplia fama de ser un infortunio común en los más inteligentes y en los que triunfan, la jaqueca, entonces, se convierte en una dolencia elegante que precisa del cuidado de un médico que receta fármacos. Inicialmente, el fármaco escogido es el tartrato de ergotamina que puede prevenir la jaqueca, pero que si se usa a lo largo de extensos períodos también la puede provocar. De forma que esta moda conduce a un aumento de la jaqueca genuina, debido a los que la padecen inducida por la ergotamina.[42] Más recientemente se ha creado una gama de fármacos para uso perpetuo de los que padecen de jaqueca. Con ellos se pretende prevenir los ataques; en verdad es que estimulan un empleo crónico del fármaco a un nivel en el que es probable que continúen, aun en ausencia de la enfermedad que pretendían tratar.

El mojar la cama es otra condición humana transitoria. Y si bien en algunos chiquillos pudiera parecer que ha de continuar para siempre, la mayor parte se levantan secos a partir de los cinco años, aunque alrededor de un 10 % puede que sigan mojando la cama ocasionalmente. De la misma forma, a los diez años, acaso un 5 % continúen de tarde en tarde. Todo forma parte del proceso de crecimiento y adaptación, y para los persistentes de siete u ocho años que se hallan preocupados por ello, generalmente cesa.[43] Para los padres puede representar una molestia, pero precisa de una perspectiva adecuada para contemplarlo como una enfermedad.

Enuresis es el nombre que se da a la circunstancia de mojar la cama y constituye un estado tratable. Los fármacos que se emplean son la imipramina, vendida como Tofranil por la Geigy, y la amitriptilina, vendida como Trytizol por la Merck, Sharp & Dohme. Raras veces causan el efecto deseado en los menores de ocho años, y los mayores de ocho se adaptan por sí mismos. Aparte su aparente inutilidad, estos fármacos son particularmente venenosos, y han sido recetados con tanta liberalidad que en Gran Bretaña se convirtieron en la forma más generalizada de envenenamiento mortal, en niños de edades inferiores a los cinco años, a finales de la década de 1970.

La Geigy fabrica la imipramina como jarabe Tofranil. El jarabe es un procedimiento corriente para conseguir que las medicinas sean apetitosas a los pacientes jóvenes; por desgracia, pueden alcanzar la popularidad debido a la posibilidad de tomar sobredosis. El *British Medical Journal* publicó un horrible caso histórico con el título de «Envenenamiento con antidepresivos tricíclicos: un caso de muerte infantil que pudo evitarse.»[44] Informaba:

> Un niño de cuatro años, con un peso de 14 kg, se bebió 90 ml de jarabe Tofranil que le había sido recetado para evitar que mojara la cama. Su madre, que ignoraba la naturaleza venenosa del fármaco, le dio una mezcla de sal y agua, después de la cual vomitó, y luego se quedó dormido. Cuatro horas más tarde presentaba un ataque generalizado que persistió hasta que le fue aplicada una inyección intravenosa de diazepam (Valium) en el hospital. Después permaneció inconsciente, si bien respondía a los estímulos dolorosos. El electrocardiógrafo mostraba un ritmo con una relación de 180/minuto; la presión sanguínea era de 110/70. Poco después de ingresar presentó una taquicardia ventricular. La fisostigmina y la lignocaína intravenosa no consiguieron controlarlo, pero tras la aplicación de 25 mg de disopriamida por vía intravenosa, se restableció el ritmo. Prosiguió el control cardíaco y permaneció el ritmo con una relación de 160-180/minuto hasta 18 horas después de ingerir el fármaco, cuando produjo una fibrilación ventricular. Fueron restaurados el ritmo y la adecuada circulación mediante el DC contrashock, pero tuvo un ulterior episodio de fibrilación ventricular dos horas después y no pudo ser resucitado.

Este jarabe dulce fue la causa de que un chiquillo tuviera continuas convulsiones, que pudieron suprimirse tan sólo con otro fármaco. Más tarde, el corazón empezó a funcionarle mal, tan gravemente que por fin murió. El *British Medical Journal* en el mismo número[45] comenta: «No existe un antídoto específico, y el tratamiento de una sobredosis masiva es difícil. Estos efectos han sido bien explicados, pero parece existir una ignorancia muy difundida de la naturaleza letal del fármaco.»

El sentido común necesario nos abandona, ¿con qué desastrosas consecuencias? ¿Sería un problema que ese chiquillo y otros muchos, víctimas del mismo horrible destino, mojaran la cama durante unos días? Por fortuna, el comportamiento de la capacidad humana frente a las enfermedades que han de tratarse con fármacos no siempre tiene esas conclusiones mortales.

En un aspecto más suave, un ejemplo de la condición médica lo ha proporcionado la Zyma (RU) Ltd., una asociada de la Geigy. Estudiando los anuncios farmacéuticos en la prensa médica, nos parece difícil resistir a la campaña para el Paroven. Éste es un fármaco que produce la dilatación de los vasos sanguíneos próximos a la superficie del cuerpo; suele recetarse para las hemorroides o en casos de insuficiencia venosa. La campaña gira alrededor de un par de bellas, saludables y jóvenes piernas echadas, de pie y ceñidas de varias maneras por cintas rojas y azules. También hay posters que representan estas lindas piernas desnudas; evidentemente, no son para el consultorio, pero le llegan al médico por correo. Las palabras seleccionadas varían: un mes la expresión especial es «calambres», otro, los síntomas del mes incluyen «piernas pesadas», «piernas doloridas» y el seleccionado siempre «piernas con malestar». Para tener a raya este tremendo infortunio, aconsejan que inicialmente se tomen tres o cuatro Paroven al día, y luego el mantenimiento de uno diario.[46] Durante toda la vida.

El empleo de la medicina consiste, esencialmente, en una medicina para cada ocasión. En la promoción del uso de la medicina el arte consiste en hallar un empleo común, lo cual no es agradable en la vida cotidiana. Todas las experiencias en nuestras vidas traen respuestas biológicas, algunas de ellas las juzgamos placenteras y otras desagradables. Todas tienen algún significado, y al suprimirlas o modificarlas sin mirar su contenido, simplemente podemos aumentar la posibilidad de graves daños y enfermedades para una fecha futura.

El éxito de las campañas de promoción para el empleo de las medicinas gira de manera especial sobre las cuestiones de percepción. Y tras la percepción se encuentra la base cultural, ética o moral de nuestras relaciones con la sociedad de la que formamos parte. Las suposiciones de tales relaciones son los trampolines de la promoción de fármacos. Para ejemplificar toscamente, si un sacerdote célibe se despierta y se encuentra que ha sido transportado milagrosamente a una abarrotada playa de nudistas en pleno verano, la respuesta a tal situación conducirá a que el médico diagnostique extrema ansiedad, hipertensión y tal vez problemas respiratorios agudos. Para la mayoría de los bañistas, la situación será de saludable relajación o benéfico ejercicio. Sólo la percepción de aquello diferirá.

Los médicos a quienes van dirigidas estas campañas, no están calificados para emitir juicios relacionados con la prescripción de fármacos que cambien la percepción. Inevitablemente, surgen citas acerca de comportamiento, educación, moralidad y límites de «normalidad», y cualquier contestación será arbitraria, por lo tanto, insatisfactoria. Muchos médicos lo aceptan, pero bajo la presión de los pacientes y de la industria farmacéutica, y en ausencia de un mecanismo para la solución de un problema tan extremadamente individual, recetan.

«Los pequeños colaboradores maternos» de los Rolling Stones significa tanto una reflexión como una apertura a lo que se convirtió en el área más común de la representación promocional: el ama de casa que sufre por causa de su vida cotidiana. Un anuncio muestra a una mujer joven, atractiva y rica junto a unos niños cuidados, y con bienes materiales y otros símbolos de las cosas que ella considera deseables y necesarias. Pero debajo de este aspecto elegante hierven una acusada ansiedad y una confusión emocional. El motivo de este lamentable estado de cosas puede muy bien atribuirse a su incapacidad total para decidirse a escoger una de las ocho marcas de cereales que le ofrecen para el desayuno. Un anuncio de este tipo está encabezado por «Ahora ella ya puede arreglárselas». Ha tomado el Stelazine que la ayuda en el laberinto del supermercado. «Stelazine: la que devuelve... cuando ella sufre ansiedad, y encuentra dificultad para arreglárselas.»

La Smith, Kline & French produce la Stelazine (clorhidrato de trifluoperazina). Es uno de los tranquilizantes potentes, un fármaco que puede usarse para tratar los tipos más graves de dolencias mentales, la esquizofrenia, así como los trastornos del laberinto. Todos hemos experimentado el problema laberíntico de encontrar lo que necesitamos en el supermercado, y sin duda nos sentimos próximos al borde de la esquizofrenia al vernos enfrentados con una multiplicidad de cereales para el desayuno, pero ¿es esta tenue conexión suficiente para justificar la persuasión de la profesión médica, para que recete poderosos fármacos antisicóticos a las preocupadas amas de casa?

El anuncio del Stelazine proclama que proporciona «alivio... generalmente sin problemas de dependencia». El Valium, que es el primero del mercado entre los tranquilizantes menores, se anuncia, excepto en los Estados Unidos, sin mencionar la dependencia o adicción como se dice sin tanta finura. Al principio se creía que los tranquilizantes de esta clase carecían de problemas de adicción, pero en los últimos años ha aparecido la verdadera naturaleza de la dependencia,[47] y en algunas partes de los Estados Unidos existen ahora los grupos de «Píldoras anónimas» que pretenden dar soporte a las víctimas. Los anuncios corrientes de fármacos no mencionan la adicción como uno de los riesgos, sino que dicen cómo «día tras día, los *stress* de la vida —matrimonio... soledad... ingresos y empleo... finanzas...— pueden conducir a la tensión que *incapacita* y a la ansiedad». (La cursiva es nuestra.) Continúa: «Las causas corrientes provocadoras de *stress* son susceptibles de corrección, mediante los pertinentes programas de tratamiento... El Valium (diazepam/Roche) puede ser nuestra mejor defensa farmacológica para aliviar el exceso de ansiedad. El Valium cuando la ansiedad es superior a la capacidad del paciente para arreglárselas.»

Jill McDougall es una ama de casa que conoce las consecuencias de este fácil uso del Valium. Sólo llama por teléfono a la recepcionista de su médico para conseguir recetas de 100 tabletas, tan a menudo como las precisa, cada vez que no consigue que alguien la tome en serio, ni quiere escucharla lo suficiente para descubrir realmente lo que anda mal. El siquiatra que por primera vez le dio el Valium le dijo: «No quiera sentirse cogida. ¿Quién cree usted que es, un *hippy* o algo así?» Ahora Jill no puede dejar de tomarlas; sin ellas el estómago se le cierra y le duele, y es presa de un pánico irrefrenable. «Realmente las necesito», explicó. Se halla horrorizada ante la idea de convertirse en una adicta, pero es una de las miles, tal vez millones de personas que se encuentran en la misma situación en todo el mundo. El *stress* inducido por la renuncia al Valium, según las palabras del anuncio, «es mayor que la capacidad del paciente para arreglárselas».

El habitar en viviendas de alto nivel es razón suficiente para que una mujer tome antidepresivos, de acuerdo con el anuncio del Triptafen. La indicación para el uso del antidepresivo Prothiaden es la angustia experimentada en otro supermercado, durante la selección de un papel higiénico esta vez. El Tranxene se ha promocionado para el *stress* inherente al mundo estudiantil, en especial para las muchachas debido a su «natural deseo de ser femeninas». El trabajo doméstico es el contexto para la necesidad del Limbritol, mientras la esposa y madre que trabaja sufre «un profundo sentimiento de culpabilidad, un sentimiento que persiste a pesar de las actividades de la líbido femenina». Para las mujeres, según se afirma, cada situación en la vida puede conducir a una inevitable dependencia de los fármacos sicotrópicos.

Las condiciones y empleo de la medicina ilustran el crecimiento de su práctica, la cual si no fuera fiscalizada y controlada, podría, de manera progresiva, clasificar todas las respuestas físicas naturales y emocionales como condiciones médicas necesitadas de la terapia de los fármacos. Las respuestas de nuestros cuerpos y mentes al trabajo, al medio ambiente y a las situaciones de la vida se han desarrollado en el transcurso de nuestra evolución para decirnos algo, tal vez vital, acerca de lo que nos está ocurriendo. Estos mensajes y sentimientos y reacciones que producen son la esencia de nuestro ser vital. Parece estúpido en extremo hacerlas desaparecer, para suprimir sus efectos, con crecientes dosis de fármacos. Si bien cuando un estimado de 100 millones, más o menos, de víctimas voluntarias toman tranquilizantes cada día en el mundo occidental,[48] tal vez no constituya un hecho sorprendente que seamos tan complacientes con esta cuestión. Además, cuando la industria farmacéutica y la profesión médica reconocen por igual que un problema de estilo de vida es la primera causa de los síntomas, promocionan los fármacos como tratamiento adecuado. En Gran Bretaña y en los Estados Unidos, los problemas asociados con una superrefinada dieta se han convertido en particularmente agudos por la universal disponibilidad del desagradable pan blanco rebanado. Una dieta carente de las suficientes fibras naturales puede causar estreñimiento, el cual de persistir acaba por declarar una enfermedad diverticular, lesiones inflamadas en la pared muscular intestinal.[49] Esto puede originar que el intestino cese de funcionar adecuadamente y el resultado final tal vez sea un mortal cáncer de intestino. Parece cosa relativamente fácil que los médicos dieran simples instrucciones dietéticas para evitar el sendero de aflicción que una dieta inadecuada es capaz de acarrear: verduras, cereales y frutas en las proporciones debidas, lo menos condimentadas posible. Desde luego, hay otro medio. Un anuncio de la Reckitt and Coleman muestra a una dama de pelo rubio, que delicadamente sostiene un blanco emparedado sin corteza, junto a sus labios. «Los hábitos refinados de Dorothy —reza el encabezamiento—, la condujeron a un serio problema.» Los médicos están de acuerdo en recetar bolsitas Fybogel que contienen cáscara de ispagula BPC, «la manera natural de acabar con el estreñimiento dietético».

El emparejamiento a largo plazo entre los estilos de vida y las necesidades de nuestros cuerpos, con frecuencia es motivo de problemas que llegan a manifestarse tan sólo después de muchos años. Según vamos haciéndonos mayores, los componentes y los sistemas degeneran, sobre todo si se ha hecho mal uso de ellos, y los síntomas resultantes algunas veces pueden aliviarse con fármacos. El problema reside en la selección de la mejor línea de acción a tomar cuando existen síntomas de que se está iniciando un funcionamiento defectuoso. Algunos tipos de intervención pueden aportar más dificultades que soluciones. Sin duda, éstas son materias para debatir, de las cuales la opinión puede hallar precedentes.

Se observa en España un especial y manifiesto predominio de un criterio de confianza hacia algunos fármacos que, careciendo de verdaderas pruebas de eficacia, son a pesar de todo extraordinariamente populares. Un desdichado efecto del envejecimiento es la disminución gradual de la función cerebral, como consecuencia del progresivo deterioro del sistema circulatorio, y que conduce a la demencia senil y a la pérdida de la memoria. No existe ningún medio para curar dicho estado, ni siquiera para mejorarlo. Sin embargo, las preparaciones que se venden con tal fin, como son la Hydergina y el Somazin, figuran entre los fármacos que con mayor intensidad se recetan en España.

El tratamiento de la presión sanguínea elevada constituye el mejor ejemplo de esta área controvertible. Durante la pasada década hubo una intensa campaña para la detección masiva y la medicación de los hipertensos, individuos cuya presión sanguínea se considera peligrosamente alta. Con el lanzamiento de todavía otro fármaco antihipertensivo en Gran Bretaña, en mayo de 1981, el farmacólogo clínico doctor Paul Turner, del St. Bartholomew, informó en uno de los periódicos en circulación más importantes, que el 35 % de los adultos de mediana edad «tienen una presión sanguínea superior a la media», y por ello están expuestos a un riesgo de muerte prematura.[50] Las observaciones de este tipo no pasan inadvertidas a la industria farmacéutica, de cualquier modo en que se defina la media, lo que representa un lucrativo mercado en potencia gigantesco.

Vamos a tratar de la hipertensión con mayor detalle puesto que nos proporciona un magnífico ejemplo de la estrategia de la industria farmacéutica.

La sangre es bombeada por todo el cuerpo mediante la presión del corazón. En las personas normales, la presión varía de acuerdo con una cifra media durante distintos momentos del día, y en diversas circunstancias. En el mundo desarrollado, se ha observado que la presión sanguínea aumenta con la edad. La medición de la presión sanguínea da dos cifras. La primera —puede ser alrededor de 120 mm Hg en una persona normal— es la presión de bombeo de la sangre fuera del corazón; y la segunda —que varía alrededor de 80 mm Hg— es la presión de descanso entre latidos, cuando el corazón se está llenando y se prepara para el próximo impulso. Se las conoce como presiones sistólica y diastólica respectivamente, y se escribe: 120/80.

La presión sanguínea alta es importante porque estadísticamente se halla asociada a perspectivas de acortamiento de vida y de enfermedades graves. Puede conducir a un fallo de los vasos sanguíneos finos, de los órganos más delicados como son los riñones, los ojos y el cerebro, por mediación de un simple daño mecánico. Como es natural, las compañías de seguros se hallan interesadas en estos efectos; el diagrama 3 muestra la manera en que se emplean las cifras de la presión sanguínea, para calcular un número referido a las expectativas de vida. Cuanto más sube la presión sanguínea, más seria será la reacción del médico y de la compañía de seguros.

La hipertensión es un caso ideal para la medicación masiva por cuanto es muy difícil tomar una decisión acerca del límite entre la hipertensión y la presión sanguínea aceptable. Se trata de un área gris clásica. Con una variable continua de esta clase, puede que no exista un nivel claro de separación, con el que las diversas personas estén inequívocamente de acuerdo.[51] Éste es tema de constantes y largas discusiones en

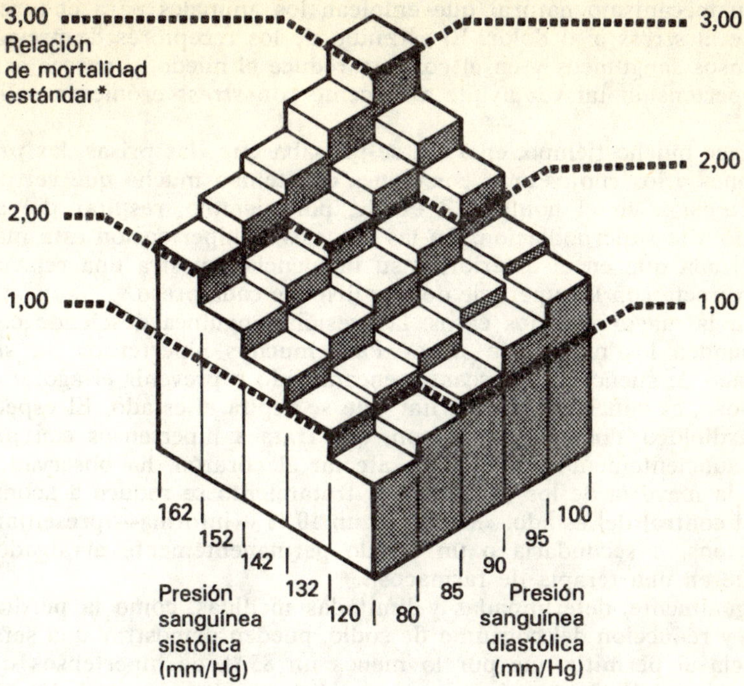

* Relación de mortalidad estándar es la relación entre el nivel de mortalidad de un subgrupo particular y el nivel de mortalidad de la gente en general, estandarizado por edades y sexos. Así, según el diagrama, las personas con una presión sanguínea diastólica de 100 y una presión sistólica de 162 se hallan tres veces más expuestas a morir que otras de la misma edad y sexo, como promedio.

DIAGRAMA 3. Adaptado de Society of Actuaries Build and Blood Pressure Study 1959, para hombres de 49 a 69 años.

las revistas médicas; a menudo se han llevado a cabo propuestas serias, para el tratamiento con fármacos de amplios sectores de gente que se halla en este riesgo.[52] Los médicos están sometidos a fuertes presiones para que intervengan, en especial por parte de los fabricantes de fármacos, que los mantienen bajo un fuego graneado de material de promoción, mediante los debates publicados en favor de la mayoría de sus argumentos. Pero pretender el mantenimiento de la presión baja por medio de una medicación indefinida, sin intentar la modificación de las causas, es como querer refrigerar una habitación enfriando el termómetro.

Las respuestas del cuerpo a muchos de los ataques de la vida moderna —hábito de fumar, dietas con alto contenido de sal, estilo de vida sedentario y el uso de ciertos fármacos comunes— se traducen en una elevación de la presión sanguínea. Es semejante a un efecto incidental de un mecanismo natural que emplean los animales para endurecerse frente al *stress* o al dolor. El estímulo de los receptores de presión en los vasos sanguíneos y en el corazón reduce el miedo, y parece ser que la hipertensión tal vez ayude a la gente con *stress* crónico a salir del paso.[53]

Hace mucho tiempo, en 1908, se pensaba que «las prisas, las preocupaciones y los enojos eran emociones que tenían mucho que ver con la hipertensión en el hombre».[54] Puede, por ejemplo, resultar del *stress* debido a la superpoblación. En las cárceles la hipertensión está más generalizada que en el exterior, y su incidencia muestra una relación lineal directa con la superficie de que dispone cada preso.[55]

En la mayoría de los casos, la presión sanguínea desciende cuando descienden los niveles de *stress*. Para muchos hipertensos un simple régimen de sueño y de descanso, encaminado a prevenir el agotamiento nervioso, es suficiente para evitar que se repita el estado. El especialista cardiólogo, doctor Peter Nixon, que trata a hipertensos con problemas suficientemente graves para afectar el corazón, ha observado que para la mayoría de los pacientes, el tratamiento se reduce a aconsejarles el control del estado. «Menos de un 10 % —informa— presentan una hipertensión secundaria o un estado permanentemente arraigado que requieren una terapia de fármacos.»[56]

Igualmente, determinadas y limitadas medidas, como la pérdida de peso y reducción del consumo de sodio, pueden demostrar una señalada eficacia al permitir que por lo menos un 85 % de hipertensos que se hallan en el límite consigan una presión sanguínea normal. Un exceso de sodio en la dieta —en forma de sal o de aditivos, como el glutamato monosódico y los polvos de levadura— pueden constituir un motivo importante de la hipertensión epidémica en los países «civilizados»,[57] porque no sólo añadimos sal a nuestros alimentos, sino que consumimos grandes cantidades de sodio en los alimentos elaborados que van desde los copos de maíz Kellogs (9 gr por kg) a las hamburguesas (53 gr en las «Bic Mac» de MacDonald).[58] El contenido calórico de estos alimentos se suma al problema: la hipertensión es dos veces más frecuente en personas con exceso de peso que en las que están por debajo del peso normal;[59] un estudio muestra que a una pérdida de peso de 3 kg sigue un promedio de descenso de presión de 16,7/8,4 mm Hg.[60]

Tales consideraciones no precisan de la industria farmacéutica. Ni, aparentemente, de muchos miembros de la profesión médica. La consideración médica está tipificada por la guía de la salud del Tufts-New England Medical Center Family, *Lo que puede usted hacer si tiene la presión sanguínea alta*.[61] Al presentar el tema del tratamiento, afirma: «Con excepción del reducido número de personas para las que puede eliminarse la causa de la hipertensión (los hipertensos "secundarios"), la enfermedad ha de llevarse y mantenerse bajo control mediante el uso de fármacos... *El tratamiento de los hipertensos es una empresa de toda la vida...* La protección contra los riesgos de la hipertensión persiste sólo durante el tiempo que se toma la medicación bajo control.»

La campaña antihipertensiva ha pasado por una secuencia de fases. Los primeros anuncios se concentraban en alertar a los médicos sobre la importancia de la hipertensión, y proponían que comprobaran la presión sanguínea de los pacientes con mayor frecuencia que hasta entonces.

La presión sanguínea alta, un síntoma de problemas subyacentes, que a menudo no representa una incomodidad para el paciente, de pronto se elevó al *status* de enfermedad que requiere medicación.

En 1974, la Merck, Sharp & Dohme advirtió a los médicos de que el 10 % de sus pacientes podían ser hipertensos ignorados. Un anuncio típico mostraba a un obrero que había «sufrido un ligero accidente», y el texto recordaba al médico que «dos minutos extra de su tiempo pueden añadirle años a la vida de este hombre», y le aconsejaban: «Ningún doctor debe dejar escapar la oportunidad de comprobar la presión sanguínea de un paciente joven o de mediana edad, que es un visitante esporádico de su consultorio.» Si se descubre hipertensión, debe recetarle Aldomet (metildopa).

La comprobación accidental de la presión sanguínea representa una buena estrategia de las compañías de fármacos. Por este sistema en cualquier momento el 20 % de la población ha sido clasificada como hipertensa, si bien repetidas comprobaciones muestran que más de la mitad de los que inicialmente se creyeron hipertensos, de hecho presentan fluctuaciones de la presión sanguínea, o hipertensión lábil.[62] En un artículo aparecido en el *Journal of the American Medical Association,* el doctor Irvine Page advertía que «muchas personas reciben un diagnóstico erróneo por falta de cuidado en la lectura, en especial los millones de personas hipertensas que se hallan en una divisoria dudosa. Es una práctica falsa clasificar a una persona como hipertensa sólo porque una o dos lecturas muestran una ligera hipertensión sistólica. Esto puede significar la toma de un fármaco en cantidades innecesarias, y mucho tiempo de ansiedad».[63]

La ansiedad es indispensable para el éxito de la campaña antihipertensiva. El temor a las posibles consecuencias del descuido del tratamiento de la hipertensión es el estímulo que lleva a los médicos a recetar y que, al propio tiempo, emplean para asegurarse de que sus pacientes tomarán las píldoras. Este método, esencialmente negativo, constituye una característica de la literatura patrocinada por la industria.

La Smith, Kline & French proporciona un ejemplo de «educación» acerca de la hipertensión que puede tender a producir ansiedad. Es un «programa educativo» costosamente producido, y que forma series de seis unidades sobre «Riesgos en el control del paciente hipertenso». Bajo la augusta presidencia de Alfred Soffer, doctor en medicina, director gerente del American College of Chest Physicians, jefe de redacción de *Chest* y director de *Archives of Internal Medicine,* la dirección y el contenido fueron aportados por un comité internacional de prestigiosos clínicos. Pocos médicos en el mundo desecharían a tan prestigioso grupo.

La información que se le da en el programa es precisa. Sin embargo, más interesante para el lector perspicaz es la manera de presentarlo. El mensaje es acumulativo: «La hipertensión significa un importante problema mundial para la salud, una enfermedad típicamente asintomática que con frecuencia conduce a enfermedades cardiovasculares y a la muerte... La hipertensión puede afectar al 15 o 20 % de todos los adultos.» Se suministra un suplemento en forma de gráfico, que presenta una presión diastólica de 95 mm Hg como nivel en el que debería diagnosticarse la hipertensión. La consecuencia es que el 15 o 20 % de la población está expuesta a morir como consecuencia de enfermedades cardiovasculares, a menos que sea tratada de manera constante con fármacos. Más adelante, una advertencia vigoriza el mensaje. «El primer síntoma de enfermedad cardiovascular es, con frecuencia, la muerte repentina...»

Los datos científicos que presentan los benéficos efectos de reducir la presión sanguínea, aparecen «rápidamente acumulados». Es significativo que el debate sobre estos datos omite el extremo de que ninguno de los trabajos revisados muestra mejoría alguna conseguida con el tratamiento con fármacos para la hipertensión ligera. Este hecho se encuentra en el opúsculo, pero el lector ha de realizar un cierto esfuerzo para hallarlo. Está en el texto debajo de un diagrama para el cual, desgraciadamente en tan costosa publicación, el encabezamiento está dividido entre dos páginas de la forma siguiente: «El grupo de estudio de la Veterans Administrative Co-operative, de los Estados Unidos, mostraba que el tratamiento reduce la presión sanguínea y mejora considerablemente las expectativas de vida.» Para dar con el resto de la explicación, en donde se aclara que los pacientes a los que hace referencia mostraban una presión diastólica inicial por encima de 115, hay que trasladarse a otra página.

El programa de estudio concluye que «La prevención —la única respuesta— requiere una detección temprana de las personas muy vulnerables, y el control de los factores de predisposición manejables». Se descartan conocidas causas de la enfermedad cardiovascular, a excepción de los cigarrillos, y se advierte específicamente a los médicos de que «las dietas de tratamiento pueden ser perjudiciales». El lector es conducido a la creencia de que la única posibilidad de ejercer «un control de los factores de predisposición manejables» se debe a la mediación de los fármacos.

Un razonamiento en cadena demuestra que, sencillamente, no es lógico. Pero podría llevar a un médico carente de sentido crítico, preocupado por las perspectivas de muertes súbitas entre sus pacientes, a iniciar regímenes de fármacos antihipertensivos en una quinta parte de aquéllos.

El proceso de medicación puede con facilidad convertirse en progresivo. Si el primer fármaco no consigue el efecto deseado, el médico tal vez añada otros para activar el descenso de la presión sanguínea. Muchos pacientes acaban tomando beta bloqueadores, diuréticos y tranquilizantes, o metildopa y una selección de otros. Para muchos diuréticos se precisan suplementos de potasio; y puede iniciarse un tratamiento posterior de fármacos, para la gota o la diabetes provocada por la terapia antihipertensiva. Desgraciadamente, los fármacos antihipertensivos son capaces de producir impotencia. Poca cosa puede hacer el médico acerca de este problema, es probable que los conflictos matrimoniales siguientes conduzcan al *stress*, a la hipertensión y a más píldoras.

La eficacia de la campaña antihipertensiva se advierte en las cantidades de recetas vendidas, en Gran Bretaña. En el curso de una década, el aumento en el número de recetas para fármacos antihipertensivos ha superado a todas las demás, con excepción de los tranquilizantes, los cuales se usan frecuentemente como parte del régimen de tratamiento de la presión sanguínea elevada. Desde 1966 hasta 1975, las recetas de diuréticos triplicaron, en tanto que los tranquilizantes doblaron la cifra, y los fármacos específicos de acción sobre el corazón (incluidos los bloqueadores beta) aumentaron en las tres cuartas partes. En términos de costos, la cuenta de la NHS para fármacos antihipertensivos subió de 6 millones de libras a 20 millones, para los diuréticos de 4 millones de libras a 20 millones, en cuanto a los destinados para el corazón, de 1 millón a 17 millones, y para los tranquilizantes de 6 millones a 13 millones de libras.[64] Parte del costo adicional se justifica en términos de creación de fármacos cada vez más costosos, particularmente los beta bloqueadores, pero también se ha producido un aumento masivo de la cantidad de fármacos recetados.

Asimismo, en otras partes del mundo ha ocurrido un aumento similar de la medicación antihipertensiva. En los Estados Unidos, en 1980, los cinco primeros fármacos incluían tan sólo uno, un analgésico, que no podía prescribirse específicamente para la hipertensión. De los cuatro restantes, uno era un beta bloqueador (Inderal), dos diuréticos (Dyazide y Lasix) y el cuarto era el Valium.[65] Entre los cinco máximos elaborados en Suecia, dos eran beta bloqueadores diferentes, y dos diuréticos.[66] En Noruega, las recetas de fármacos antihipertensivos pasaron a más del doble entre 1971 y 1977, y los beta bloqueadores, en particular, continuaron subiendo todavía con rapidez.[67] La industria farmacéutica sigue considerando la hipertensión como el área de expansión más importante a nivel mundial. En Gran Bretaña, el auge de la presión sanguínea ha posibilitado el incremento de los ingresos por ventas de las compañías de fármacos. En un período de diez años, aumentaron alrededor de 180 millones de libras. En los Estados Unidos, el mercado se calculaba en un valor de 1 400 millones de dólares en 1981,[68] con un tipo anual de crecimiento previsto del 10 al 15 %. Para los beta bloqueadores el tipo de crecimiento previsto se halla próximo al 30 %.[69]

Cabría esperar que la pesadilla de las enfermedades del corazón estuviera en retroceso, si no detenida en su trayectoria, por la avalancha de cuidados y de desembolsos. En Gran Bretaña, todavía en 1979, los fallecimientos debidos a enfermedades del corazón alcanzaron nuevos niveles récords.[70] Pero esto no ocurre en los Estados Unidos, donde tales enfermedades han empezado a declinar. Esto es muy interesante, puesto que las estrategias de medicación son similares en ambas orillas del Atlántico, y los estadounidenses más ricos tienden a disfrutar de una dieta menos adecuada que los británicos. ¿Por qué existe esta diferencia? La respuesta parece ceñida a dos factores exteriores al alcance de la medicación. Primero, en los cientos de millones de dólares gastados en la educación pública acerca del hábito de fumar, de la dieta y del ejercicio, incrementado por la exigencia de una mayor calificación de los alimentos en los Estados Unidos. El segundo se refiere a la aplicación de esta educación; la creciente pasión estadounidense por el estado físico, que se refleja en un número calculado en veinticinco millones de *joggers* (trotadores), no tiene paralelo en Gran Bretaña. Los británicos parecen sentirse más satisfechos confiando en su National Health Service, que a su vez confía sobre todo en los fármacos.

¿Cuál será el próximo enfoque comercial de los fabricantes de fármacos? La década de 1950 vio el auge de los antibióticos; los sicotrópicos florecieron en la década de 1970. Para la década de 1980 se pronostica un eminente período dinámico de crecimiento de los fármacos antidiabéticos. Un importante informe de investigación de mercados de la industria farmacéutica, publicado en marzo de 1981, decía: «La diabetes puede convertirse en una nueva enfermedad del país para la década de 1980, tal como ocurre ahora con la hipertensión y el cáncer.» El valor de la venta de fármacos antidiabéticos en los Estados Unidos se supone que se elevará desde 222 millones de dólares en 1980, a 775 millones en 1981.[71]

¿Veremos en esta década una campaña para la detección y tratamiento de millones de diabéticos, que previamente habían sido ignorados? La diabetes presenta todas las características de una enfermedad de área gris; está asociada a una grave reducción de las expectativas de vida; es la más generalizada causa única de ceguera; está asociada a problemas cardiovasculares graves. El más poderoso motivador puede fácilmente igualarse al temor de una muerte temprana o a la incapacidad. La detección mediante una sencilla prueba de la orina es rápida, y puede realizarse lo mismo en la consulta del médico que en casa del paciente.

Los emprendedores alemanes han llevado a cabo un preámbulo trascendental. El Euglucon 5 (glibenclamida), fabricado por la Boehr M/Hoechst, fue el fármaco *best-seller* en Alemania occidental desde mediados de 1980 hasta mediados de 1981. El valor de las ventas de este antidiabético ascendió a 300 millones de marcos (20 millones de dólares), comparados con 180 millones de marcos de su más próximo rival, el Tagamet (cimetidine) durante el mismo período.[72]

Es claramente valioso, si no esencial, para las compañías de fármacos, estimular la creación de enfermedades y animar a los médicos para que las busquen y proporcionen tratamientos a largo plazo con fármacos, sin hacer caso de aspectos relativos al beneficio de los pacientes.

Cada parte de nuestros cuerpos, cada respuesta a estímulos mentales y físicos y cada interacción social concebible, se convierte en una presa legitimada para la estrategia comercial de los fabricantes de fármacos. Hay una continua búsqueda, no de la enfermedad o la incapacidad de poder curarse o recibir ayuda, sino de las condiciones que permitan la promoción provechosa del tratamiento con fármacos. Finalmente, el resultado de estas estrategias puede ser la enfermedad yatrogénica.

El éxito de las estrategias de los fabricantes de fármacos es evidente. En Gran Bretaña, el Department of Health and Social Security (DHSS), que es el organismo que paga por el NHS, y en consecuencia por la inmensa mayoría de fármacos prescritos en el país, ha publicado ciertas estadísticas[73] acerca del costo de los fármacos y de la prescripción. Desde que el Health Service empezó en 1948, la cuenta de fármacos ha subido cada año. Al principio era una subida francamente pequeña, alrededor de 5 millones de libras al año. Pero durante la década de 1970, el nivel de crecimiento de la cuenta de fármacos se aceleró hasta alcanzar la asombrosa cifra de 1 000 millones de libras hacia el final de la década. El diagrama 4 muestra la cuenta de fármacos para Gran Bretaña. Parece una curva exponencial que asciende vertiginosamente hasta perderse.

La situación española es más lamentable que la de Gran Bretaña. Desde 1967, el valor de los fármacos suministrados por Insalud ha aumentado catorce veces, en tanto que el número de recetas dispensadas aumentó tres veces entre 1970 y 1978. Tanto los pacientes particulares como el Estado llegaron a persuadirse de que debían gastar progresivamente una mayor proporción de sus ingresos en fármacos.

El aumento del gasto de fármacos en España se muestra en el diagrama 5.

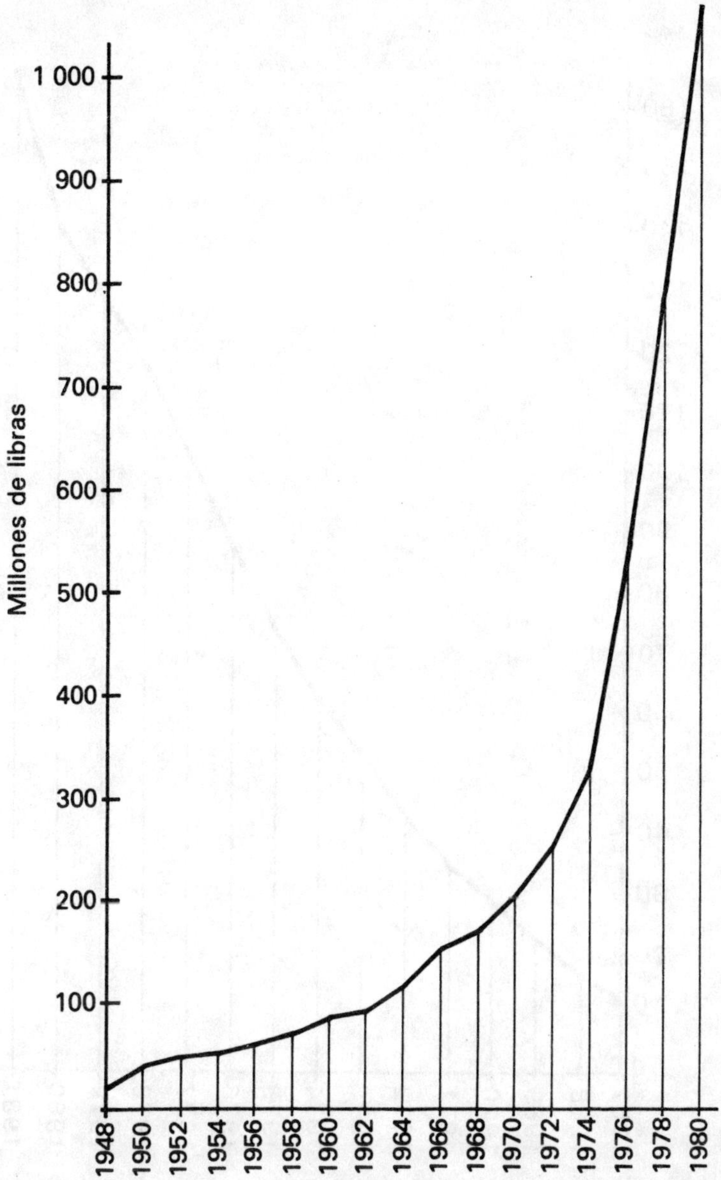

DIAGRAMA 4. Incremento de costos de las prescripciones del National Health Service en Gran Bretaña.

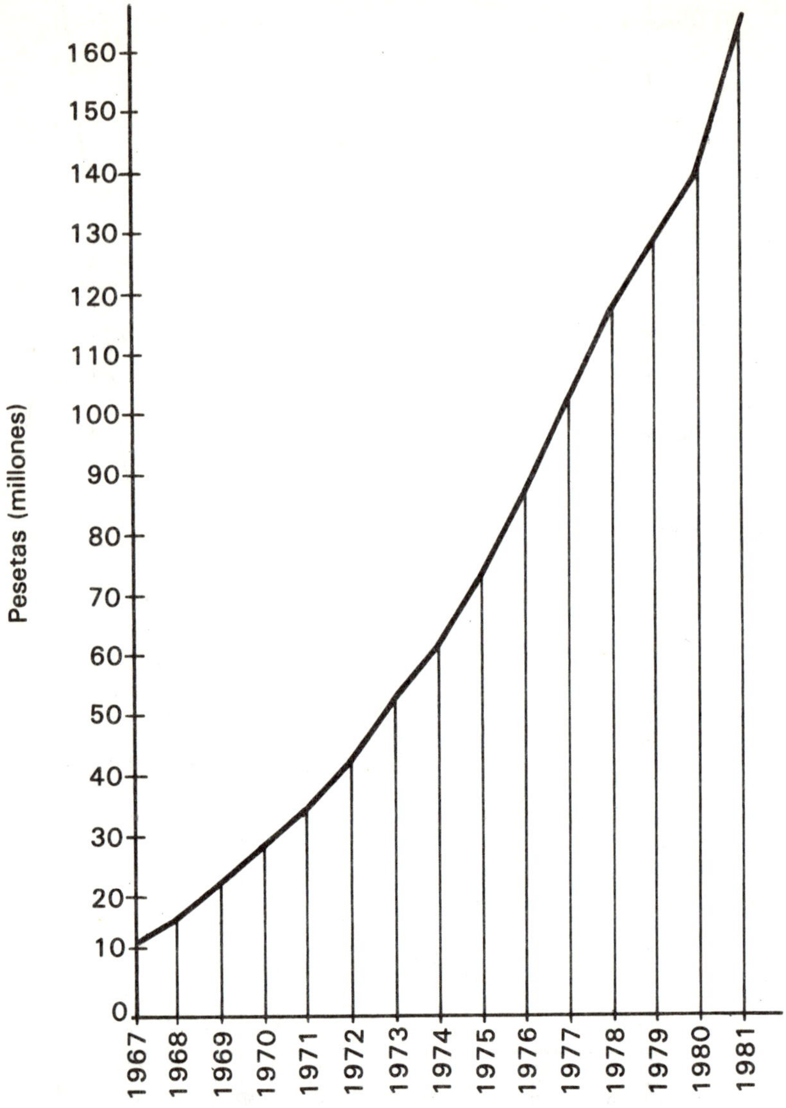

DIAGRAMA 5. Incremento del valor de los productos farmacéuticos en España.

Fuente: Asociación Española de Farmacéuticos de la Industria, III Encuentro de la Sección Centro de la AEFI (Córdoba, 1982).

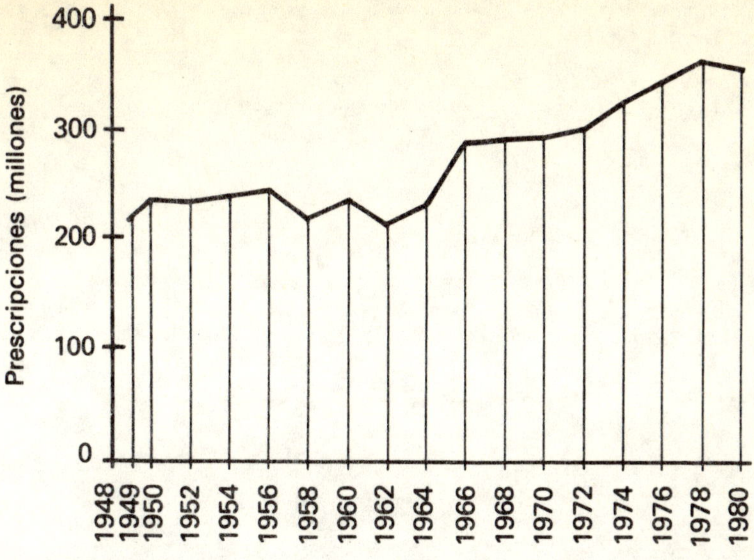

DIAGRAMA 6. Número de prescripciones del NHS en Gran Bretaña.

La fuerte subida de la cuenta de los fármacos, en la mayor parte de los países, no es atribuible a la inflación o al aumento de los costos de los fármacos. Se trata simplemente de que el buen sentido de los negocios de la industria farmacéutica consiste en asegurarse de que cada vez se consumen más fármacos para un número cada vez mayor de dolencias y condiciones. El diagrama muestra el aumento del número de recetas extendidas en Gran Bretaña. Como mencionábamos, en la mitad de la década de 1960 se produjo el primer auge de los tranquilizantes, y en la década de 1970 tuvo lugar el comienzo del mismo auge para los antidepresivos.

No existe razón para creer que las tendencias ilustradas carecen del estímulo de la industria farmacéutica, asesorada por los profesionales de la medicina, y por regla general con la tácita aprobación de los gobiernos respectivos.

Las industrias farmacéuticas multinacionales constituyen uno de los negocios más saneados del mundo. Pero ¿qué tal marcha nuestra salud, la de sus clientes?

CAPÍTULO VI
Evidencia y efecto

En 1828, P. C. A. Louis, del Hospital de la Caridad de París, llevó a cabo uno de los primeros intentos científicos para medir el valor de la terapia. Examinó los efectos de la sangría en pacientes que padecían de neumonía. Louis llegó a la conclusión de que cuanto más se retardaba la sangría, mejor era el resultado para el paciente, y sugería que el efecto se mejoraría todavía más *si no se sangrara en absoluto.* Se advirtió entonces que por aquella época la práctica en París se hallaba tan firmemente establecida, que el dejar de sangrar, en el caso de enfermedad grave, equivalía a una gran negligencia profesional.

En la década de 1950 en el Reino Unido, no emplear fármacos anticoagulantes en un paciente con enfermedad coronaria casi constituía una negligencia según el punto de vista de algunos médicos. *La demostración de que la terapia consiste en no emplearlos, o aun, que es perjudicial su empleo, no siempre conduce a su abandono.*

Paul Ehrlich fue muy conciso en 1906. «Con el fin de emplear la quimioterapia con éxito, debemos buscar sustancias que muestren una afinidad para las células del parásito y para destruirlas, *superior al daño que tales sustancias causan al propio organismo, de manera que sea posible el exterminio del parásito sin graves daños para el organismo.*»

V. COLEMAN, *The Medicine Men* [1]

La sabiduría convencional supone que mediante una supervisión médica los fármacos son beneficiosos. Se concede a las medicinas la mayor parte de la fama del mejoramiento de las expectativas de vida de que disfruta la población del mundo desarrollado. Un siglo atrás, antes de la creación de los modernos fármacos, la proporción de muertes era indudablemente más alta, en estos países, que la de hoy en día. En el Tercer Mundo, en donde los auxilios médicos tienden a ser menos asequibles a los pobres, se observan todavía excesivos sufrimientos. Pero ¿son estas innegables diferencias debidas al uso de potentes fármacos? ¿Hay alguna evidencia que justifique nuestra gran fe en el valor de las medicinas? La pregunta decisiva para las sociedades intensivamente medicadas, es: ¿puede demostrarse que los fármacos mejoran nuestra salud?

Las respuestas a estas preguntas sólo se consiguen mediante un cuidadoso examen de estadísticas detalladas referidas a la salud, la enfermedad, la muerte y los factores que actúan sobre ellos. Del mismo modo, en algunos países comparativamente estables del mundo desarrollado, no siempre es asequible una información demográfica cuidadosa y completa. Si alguien está enfermo o muere, tal vez sea de interés para unos pocos, y esto es cierto de manera creciente según descendemos por la escala económica de las naciones. Sin embargo, son asequibles suficientes datos, por lo menos procedentes de los países desarrollados, de los gobiernos nacionales y de los departamentos mundiales, como la Organización Mundial de la Salud, de las Naciones Unidas, para el estudio de algunas tendencias.

Las estadísticas se hallan muy sujetas a la interpretación, y pueden suministrar resultados diferentes en distintas manos. La universidad de Chicago realizó un estudio en el que, según argumentaban, se demostraba que el uso del fármaco dietilestrilbestrol, un poderoso estrógeno sintético usado para evitar el aborto, no producía aumento de cánceres de mama. El doctor Sidney Wolfe, del Public Citizen Health Research Group, volvió a analizar los datos y llegó a la conclusión de que entre los dos millones de mujeres que lo habían tomado, podría esperarse la aparición de 13 000 casos adicionales de cáncer de mama. De acuerdo con los hallazgos de Wolfe, el doctor Gross, del Bureau of Drugs de la FDA, dijo: «Quisiera considerar estas declaraciones (las de la universidad de Chicago) como algo mejor que una tontería.»[2]

Las estadísticas también enmascaran al individuo, puesto que en el campo de la medicina, las anomalías y las excepciones son demasiado comunes. Muchos de nosotros tenemos experiencias personales de vidas sin duda salvadas gracias al uso de los fármacos apropiados. Cada niño diabético que crece hasta llegar a adulto bien desarrollado, es un ejemplo viviente del prodigio de la medicina moderna. A pesar de ello, cuando se examinan las transformaciones de la población en su conjunto, podemos encontrar que existe un equilibrio entre las vidas que han salvado y los casos de daño o muerte producidos por los fármacos. El problema consiste en determinar el lado de la balanza en el que se pesan. Las tragedias se entierran en silencio, en tanto que los éxitos se hallan de continuo ante nosotros. Sólo una estadística de amplia panorámica es capaz de precisar la realidad de la situación.

Aun en las más limitadas cuestiones de los efectos de los fármacos, se halla siempre presente un grado de duda. Cuando ya existían niños talidomídicos en todo el mundo, y la compañía que había creado el fármaco estaba procesada en Alemania por negligencia, los expertos querían atestiguar que no podía *probarse* que la talidomida causara daño a los niños antes de nacer. Sin embargo, para la mayoría de la gente la evidencia era por demás sólida para convencer sin dar lugar a una duda razonable.[3]

Un problema común a casi todos los métodos estadísticos es que no demuestran la relación entre causa y efecto. Lo máximo que lograrán es mostrar asociaciones. Así, las técnicas estadísticas serán incapaces de revelar que la talidomida causa malformaciones, sino que sólo las malformaciones están asociadas a la ingestión de talidomida. En algunos casos en los que intervienen tiempos-secuencias simples, se distinguen fácilmente la causa y el efecto, pero con cambios en la salud y en el uso de los fármacos, se les confunde con frecuencia. ¿He de tomar otra píldora porque me siento mal y la píldora puede hacerme bien, o me encuentro mal porque tomé una píldora esta mañana? Sobre una base individual podría contestarse a la pregunta, pero ante una población entera, con frecuencia no es posible.

La información más digna de crédito acerca del estado de salud de las poblaciones proviene de las estadísticas de defunciones. Esto se debe principalmente a que hay poca ambigüedad en cuanto a la muerte, y en circunstancias normales es fácil discriminar entre muerte y vida.

Se presentan dudas mucho mayores cuando se consideran las estadísticas de enfermedad. Los sociólogos han realizado extensos estudios del comportamiento de la enfermedad y encontraron que un hombre puede decir que está enfermo y ser tratado como enfermo, y de esta manera pasa a las filas de los enfermos, cuando sus síntomas son mucho menos graves que los de otro. El primer hombre tal vez pueda permitirse algún tiempo en estar enfermo; puede que aún le divierta; o puede que quiera emplear este tiempo en alguna cosa determinada. De manera que quiere estar enfermo. Otro hombre, sin embargo, quiere causar buena impresión en su nuevo puesto de trabajo, así que ignorará los síntomas hasta que desaparezcan. No quiere estar enfermo.[4] ¿Quién ha de decir cuál de los dos hombres está realmente enfermo?

Aunque las relaciones de muertos no tienen nada que ver con la percepción de la enfermedad individual, o con las cuestiones de juicio, también presentan sus imperfecciones. La más grave de éstas es el hecho de que la cuantificación de muertos es sólo el punto final de un proceso mortal.[5] Si únicamente fuéramos a mirar las relaciones de muertos, dejaríamos muchas enfermedades a largo plazo, no mortales aunque no menos graves y crónicas, como la artritis reumatoide. Razonablemente no es posible hablar del estado de salud de una población, si ignoramos las enfermedades crónicas, en especial si éstas son muy frecuentes en el mundo desarrollado. Ni podemos ignorar el número de años durante los cuales la gente es capaz de permanecer inutilizada o paralizada. A las estadísticas de defunciones no les afecta el motivo de si la muerte se ha producido después de que el individuo ha permanecido encamado y desamparado, por espacio de diez años, o si, gozando de buena salud, de repente cayó muerto.

La consideración de la salud como nuestra principal preocupación, debería consistir en encontrarnos sanos y activos el mayor tiempo posible, sin sufrir largos años como supervivientes incapacitados. Si la explosión de la terapia de los fármacos posee un valor real, debería mostrarse como un incremento de la vida activa.

John y Sonja McKinlay, que llevaron a cabo los primeros trabajos de este problema en la universidad de Boston, afirman:

> No estamos preocupados simplemente por la prolongación de la vida, sino más bien por si esta vida es realmente saludable... Por lo menos, la evidencia... indicaría que no existen motivos para declarar, o suponer, que la salud de la población está mejorando de verdad, hasta el punto de que su creencia proceda de la totalidad de las tendencias de mortalidad. En realidad, hay una vigorosa indicación de que la situación se está deteriorando.[6]

Los McKinlay estudiaron las estadísticas para la salud de la población de los Estados Unidos, comparando su estado en diferentes aspectos del tiempo. Esto se conoce con el nombre de estudio longitudinal; Thomas McKeown, profesor de medicina social de la universidad de Birmingham, realizó un trabajo similar con la población del Reino Unido. Estos estudios proporcionan ciertas indicaciones de los efectos de los fármacos en nuestra salud.

Para un tipo de enfermedad, nos referimos a la infecciosa, la mayor parte de la gente tiene la completa certeza de que los fármacos salvaron innumerables vidas. Los McKinlay comentan: «Gracias a este tipo de enfermedades la medicina se arroga sus mayores éxitos en la reducción de la mortalidad.» Al principio del presente siglo, las enfermedades infecciosas constituían los principales elementos de muerte: la neumonía, la tuberculosis y la difteria eran temidos con razón, antes de la aparición de los antibióticos. Pero ¿se debe realmente a los antibióticos el hecho de que hoy existan menos probabilidades de morir de tales enfermedades?

En los Estados Unidos había diez importantes enfermedades infecciosas que representaban, aproximadamente, una tercera parte de las muertes al empezar el siglo. El descenso de estas enfermedades representa cerca del 40 % de disminución de la mortalidad total desde 1900. Para cada una de estas enfermedades —tuberculosis, escarlatina, gripe, neumonía, difteria, tos ferina, sarampión, viruela, tifoidea y poliomielitis— subsiste la creencia general de que el tratamiento con fármacos de algún tipo ha conducido a una significativa reducción en la proporción de muertes. Pero un examen minucioso de los fallecimientos ocurridos por causa de cada una de estas enfermedades muestra que tal proporción de muertos descendió *antes* de que se crearan los fármacos apropiados. Y luego, que la proporción descendente no experimentó un evidente cambio cuando los fármacos fueron asequibles. De hecho, el único caso para el cual alguna medida médica parece haber influido notablemente en la tendencia es la poliomelitis. Aunque esta enfermedad se hallaba ya en declive y la proporción de muertes era baja, la creación de la vacuna Salk en 1955 fue acompañada de una caída en dicha proporción, hasta alcanzar cifras insignificantes, tanto que desde entonces prácticamente ha desaparecido.

La tuberculosis y la neumonía eran los dos agentes de muerte más importantes entre los diez durante 1900, y los fármacos empleados contra ellos formaban parte de la creación de los antibióticos, correspondiente a la explosión farmacéutica. La estreptomicina y la isoniazida, dos de los tratamientos asequibles en 1950, se emplean todavía para la tuberculosis, pero tal como muestra el gráfico, no se produjo descenso en la proporción de muertes después de su introducción.

La sulfonamida, creada en 1935, tuvo aplicación contra la neumonía así como los antibióticos penicilina, tetraciclina y otros que siguieron. Todavía entre 1950 y 1970, los fallecimientos aumentaron ligeramente, y la neumonía sigue siendo una importante causa de muerte en los Estados Unidos.[7] Gran Bretaña, según ha mostrado McKeown en un pionero y detallado trabajo,[8] se refleja en los Estados Unidos con cambios similares. McKeown no halló evidencia alguna de contribución ulterior conseguida por intervención médica, al contemplar las tendencias en las proporciones de muertes a causa de las enfermedades infecciosas más importantes durante el siglo XX, excepto en el caso de la vacunación antipoliomielítica, pero como en los Estados Unidos, los fallecimientos causados por la polio eran ya raros cuando fue introducida. Las enfermedades infecciosas se hallaban en regresión antes de que se crearan los fármacos apropiados.

La mortalidad por tuberculosis en Inglaterra y Gales muestra una tendencia muy similar a la de los Estados Unidos. Lo mejor que

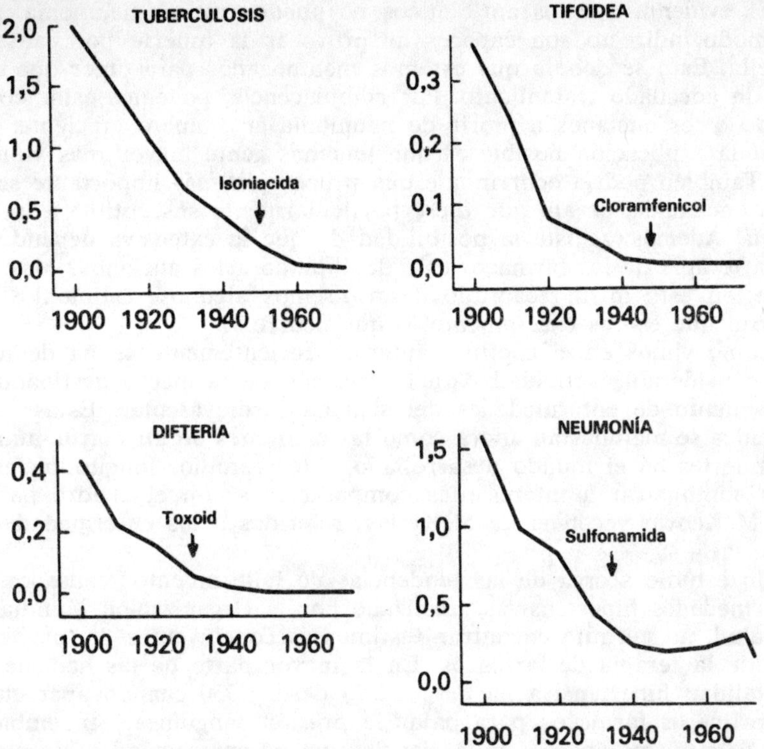

DIAGRAMA 7. Descenso de la proporción estándar de muertes por 1 000 habitantes, en relación con medidas médicas específicas (Estados Unidos, 1900-1970). (Según John y Sonja McKinlay, ref. 7.)

McKeown pudo decir para la intervención médica, fue que los fármacos antibacterianos reducían el número de fallecimientos en un 3,2 %, durante el período en el que por primera vez se informaba de «causa de muerte». La vacunación es obligatoria ahora para generaciones de escolares poco dispuestos, pero la tuberculosis descendió antes de que la vacuna BCG se empleara, aunque en los Países Bajos, donde la BCG nunca fue aceptada de manera general, los niveles de tuberculosis descendieron con mayor rapidez que en Gran Bretaña.

La introducción de los antibióticos no aportó una contribución manifiesta en la disminución de la proporción de fallecimientos por neumonía, bronquitis y gripe, los cuales no es posible separarlos en las estadísticas británicas de antes de 1930, si bien se ha producido un descenso notable desde 1900. El más reciente cuadro para gente de edad superior a los sesenta y cinco años, es malísimo. McKeown ha demostrado que los fallecimientos por neumonía entre las personas de edad avanzada, se han venido incrementando con mayor rapidez desde, precisamente, el momento en que los antibióticos llegaron a ser asequibles de una manera general. La enfermedad ha alcanzado un *superior* riesgo de mortalidad para la gente mayor.

Es evidente que los antibióticos no pueden causar neumonía, pero de modo indirecto son capaces de provocar la muerte por causa de aquélla. Esto se debe a que estamos mentalizados para creer que ofrecen un adecuado tratamiento. Por complacencia, podemos estar condenando a los ancianos a morir de neumonía en número creciente. Una segunda explicación posible es que tenemos gente mayor más vulnerable. También podría ocurrir que una proporción más importante se hallara encamada, de ahí que fuese particularmente susceptible a la neumonía. Además, ¿existe la posibilidad de que la extensiva dependencia de la terapia de los fármacos esté debilitando a los ancianos? Más adelante, en este mismo capítulo describiremos algunos testimonios que indican que eso es exactamente lo que ocurre.

Como vimos en el capítulo anterior, recientemente se ha dedicado una considerable actividad para la creación de fármacos destinados al tratamiento de enfermedades del sistema cardiovascular. Estas enfermedades se manifiestan ahora como las causantes de un mayor número de muertes en el mundo desarrollado, y los estudios longitudinales de ellas suministrarán interesantes comparaciones con el cuadro hallado por McKeown y con el de McKinlay, referidos a las enfermedades infecciosas.

Un estudio acerca de las tendencias de fallecimientos causados por enfermedades hipertensivas,[9] realizado por la Organización Mundial de la Salud, no permite encontrar testimonios concluyentes de los beneficios de la terapia de fármacos. En la mayor parte de las naciones, la mortalidad hipertensiva ha descendido desde 1950 cuando aparecieron los primeros fármacos para bajar la presión sanguínea. Sin embargo, fue en la misma época que la clasificación de enfermedades hipertensivas como causa de muerte se hizo de uso general, de forma que no es posible obtener una neta separación comparativa entre la proporción de descenso antes y después de la aparición de los fármacos. Mientras que el descenso de la mortalidad parte del supuesto de que es atribuible a los fármacos, existen algunas pruebas de Memphis, Tennessee, y en Gran Bretaña, acerca de que la disminución se anticipa a la terapia de fármacos. Hubo sugerencias de que la baja en la proporción de muertes debidas a enfermedades hipertensivas podría atribuirse a la reducción de algunas causas infecciosas de enfermedad renal.

Las comparaciones internacionales de los cambios en la mortalidad hipertensiva aportan nuevas preguntas. En tanto que en la mayoría de los países occidentales han experimentado un firme descenso, en Francia, Hungría y Yugoslavia la mortalidad se ha elevado de manera espectacular, a pesar de la posibilidad de conseguir exactamente los mismos fármacos. ¿Podría suceder que la influencia más importante fuera el estilo de vida, y que los fármacos estuvieran fuera de propósito? No puede decirse que las pruebas sean concluyentes, pero existen muchas posibilidades de que la enfermedad hipertensiva, de una manera parecida a la enfermedad infecciosa, no esté muy influida por la disponibilidad de formas específicas de tratamiento con fármacos.

En una más amplia escala internacional, los estudios de mortalidad deberían mostrar algunos efectos positivos del uso de los fármacos, si existiesen beneficios reales. Así, las comparaciones entre países del mundo desarrollado, donde se usan fármacos similares en condiciones simi-

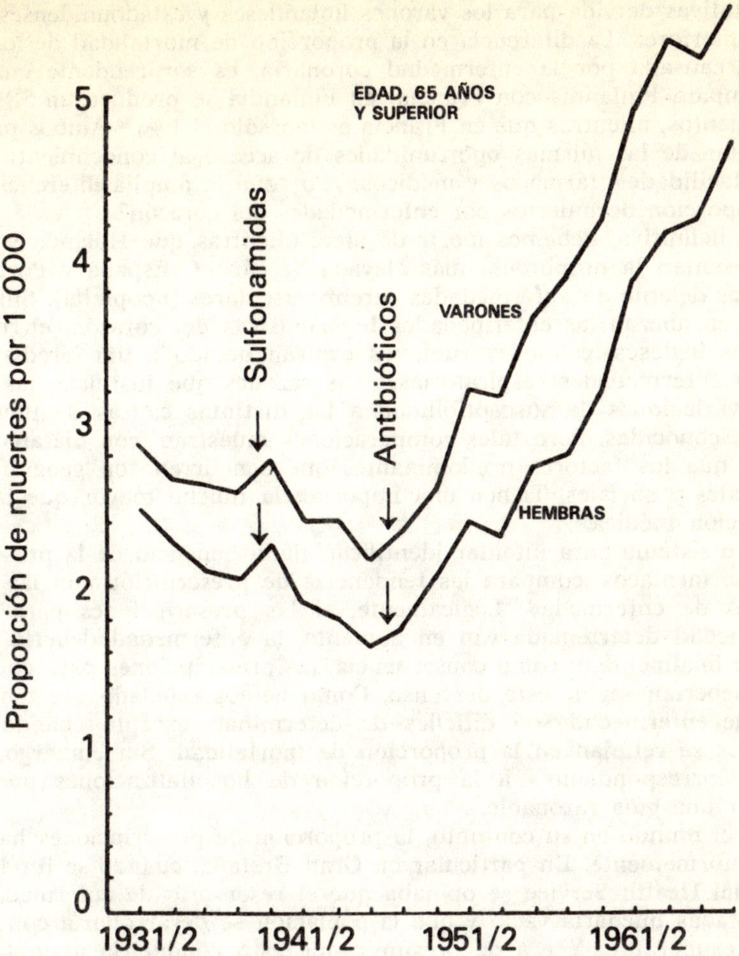

DIAGRAMA 8. Neumonía: media anual de la proporción de fallecimientos en Inglaterra y Gales. (Según McKeown, ref. 8.)

lares para idénticas enfermedades, tendrían que presentar un alto grado de uniformidad en las causas de la muerte. Hay diferencias significativas, y el autor del informe de la Organización Mundial de la Salud que hemos comentado, indica: «Es necesario explicar la razón por la cual las tendencias de mortalidad, en países con aparentemente estándares de cuidados médicos y disponibilidades de fármacos similares difieren hasta tal extremo.» No aparece aclaración alguna, pero la variación en la proporción de mortalidad parece ser atribuible a una diversidad de causas, el efecto de las cuales sería comparativamente insignificante si los fármacos fueran efectivos.

Los sistemas médicos de los Estados Unidos y de Finlandia son por lo menos tan sofisticados como los de Grecia, Francia y Suecia, pero las expectativas de vida para los varones finlandeses y estadounidenses son muy inferiores. La diferencia en la proporción de mortalidad de los varones, causada por la enfermedad coronaria, es sorprendente cuando se compara Finlandia con Francia; en Finlandia se produce un 5 ‰ fallecimientos, mientras que en Francia es tan sólo el 1 ‰.[10] Ambos países disfrutan de las mismas oportunidades de acceso al conocimiento médico, facilidades, fármacos y médicos. ¿Por qué la amplia diferencia en la proporción de muertos por enfermedades del corazón?

En definitiva, debemos morir de algo. Mientras que Holanda y Suiza presentan la proporción más elevada de cáncer, España y Portugal van por delante en enfermedades cerebrovasculares (apoplejía). Suiza y Malta encabezan las enfermedades hipertensivas del corazón, en tanto que los ingleses, galeses y rumanos expiran debido a una predisposición a enfermedades respiratorias.[11] Las razones que justifican las amplias variaciones de susceptibilidad a las distintas causas de muerte, son desconocidas. Pero tales comparaciones muestran, con diáfana claridad, que los factores predominantes que concurren son geográficos, culturales y sociales. Tienen una importancia mucho mayor que la intervención médica.

Otro sistema para intentar identificar algún beneficio de la prescripción de fármacos, compara las tendencias de prescripción con las tendencias de enfermedad. Lógicamente, si las prescripciones para una enfermedad determinada van en aumento, la enfermedad debería descender finalmente, y como consecuencia, las prescripciones para combatirla deberían seguir este descenso. Como hemos señalado, las tendencias de enfermedad son difíciles de determinar, excepto cuando los cambios se reflejan en la proporción de mortalidad. Sin embargo, las cifras correspondientes a la proporción de hospitalizaciones pueden aportar una guía razonable.

En el mundo en su conjunto, la proporción de prescripciones ha subido enormemente. En particular en Gran Bretaña, cuando se fundó la National Health Service se opinaba que el reservorio de enfermedades no tratadas quedaría vacío y que la población se desarrollaría con una salud exuberante. Y era de presumir que esto conduciría a un firme descenso en la demanda de terapia de fármacos. En realidad, ha ocurrido exactamente lo contrario.

Un argumento generalizado en favor de la fácil asequibilidad de una amplia gama de fármacos de prescripción, es que los médicos pueden tratar a los pacientes dentro de la propia comunidad, en lugar de enviarlos a los hospitales. Si esto fuera cierto, la proporción de hospitalizaciones podría esperarse que descendiera. No parece que sea éste el caso. En Gran Bretaña [12] y en los Estados Unidos [13] los días de hospitalización en su conjunto han aumentado desde que dio comienzo la expansión farmacéutica. En ambos países, la duración de cada estancia hospitalaria ha disminuido, de forma que el aumento del número de días refleja una mayor cantidad de episodios de enfermedad diferentes.

Para Inglaterra y Gales, el promedio de hospitalizaciones en 1958, fue del 78 ‰. Diez años más tarde, se había elevado al 97 ‰, y en 1974 había llegado al 103 ‰.[14] Cabe pensar que los pacientes acuden a los hospitales para problemas menores con más frecuencia que antes; pero no cabe duda de que si la terapia de los fármacos fuera altamente efectiva, la hospitalización sería menos necesaria para tales enfermedades.

Un tercer tipo de indicador de los beneficios debidos a las medicinas recetadas, puede hallarse en las comparaciones de ayudas sanitarias internacionales. Una vez más, existe una falta de conocimiento específico, porque no son actualmente posibles las comparaciones internacionales del empleo de fármacos, en razón de que en la mayoría de países no hay posibilidad de conseguirlas. Sin embargo, es correcta la suposición de que en los países que cuentan con más médicos en relación con el número de habitantes, y en los que, por lógica, se gasta más dinero para la salud, una gran parte de la población tiene probablemente más fácil acceso a las formas de terapia de fármacos más sofisticadas.

El eminente epidemiólogo profesor Archie Cochrane ha investigado problemas de esta naturaleza y elaborado lo que se ha llamado la «anomalía del doctor». Relacionaba las proporciones de mortalidad para una edad determinada, con las facilidades sanitarias asequibles en dieciocho países desarrollados y resumía los datos hallados así: «Los índices de los cuidados sanitarios no están asociados negativamente a la mortalidad.» [15] En otras palabras, la aplicación de una mayor cantidad de cuidado no significa una mejor salud.

Si las actividades de los médicos en un país determinado están asociadas a las probabilidades del empleo de fármacos, los descubrimientos de Cochrane no significan otra cosa que una dura acusación a su tratamiento principal, la quimioterapia. Por ello, señaló que «las costumbres de los doctores se hallan positivamente asociadas a la mortalidad de los grupos de todas las edades, excepto los de cuarenta y cinco a cincuenta y cinco años, siendo especialmente notable tal asociación en la mortalidad infantil». Y el último contexto que apoya el testimonio de que la «anomalía del doctor» del análisis de Cochrane, no es de ningún modo una anomalía, procede de datos relativos a proporciones de mortalidad perinatal y maternal según tipos de hospitales de los Estados Unidos.[16]

Los datos proceden del National Study of Maternity Care, como servicio del Committee on Maternal Health of the American College of Obstetricians and Gynaecologists. Muestran evidentes diferencias entre proporciones de niños nacidos muertos, muertes neonatales, perinatales y maternales. Estas diferencias dependen por entero del tipo de hospital que ha intervenido. Los hospitales que no se dedican a la enseñanza de la medicina presentan las proporciones de mortalidad más bajas de todos los parámetros, seguidos por los hospitales que no colaboran en la enseñanza, y finalmente, los colaboradores en la enseñanza, con la más alta mortalidad de las escuelas de medicina.

El modelo es idéntico para cada variable, con diferencias que oscilan desde alrededor de un 30 % en exceso de la proporción de mortalidad en las escuelas de medicina, correspondientes a las proporciones de fallecimientos de neonatales, que es la diferencia mínima, hasta un sorprendente 200 % de diferencia en las proporciones de mortalidad maternal. Los hospitales no dedicados a la enseñanza presentan una proporción de muertes maternales del 26,3 por 100 000, comparada con la de las escuelas de medicina con 52,1 muertes por 100 000. Doris Haire, una formidable estadounidense defensora de los pacientes, argumenta por su experiencia como estudiante especial de la universidad de Vermont Medical School, que estas muertes innecesarias ocurren debido a que «mucho de lo que se practica en las pacientes obstétricas de los hospitales colaboradores de las escuelas de medicina, se lleva a cabo en razón de que el estudiante necesita hacerlo».[17]

Las cifras de la mortalidad perinatal en Gran Bretaña sugieren un modelo similar. Marjorie Tew analizó [18] las diferencias entre proporciones de mortalidad en hospitales especializados, incluidos los hospitales para la enseñanza y otros importantes, las unidades de la General Practitioner Maternity, y los nacimientos en casa. Después de minuciosos cálculos, tendentes a contestar el argumento de que los hospitales especializados se ocupan de partos más difíciles y peligrosos, halló que todavía mostraban un señalado exceso de mortalidad cuando se les comparaba con los alumbramientos realizados con bajos recursos. Hoy, en Gran Bretaña, se desaconsejan los nacimientos en el hogar; pero las cifras de Tew muestran que es más seguro tener el niño en casa, con un mínimo de intervención médica, que en un hospital especializado.

En otras palabras, los médicos pueden representar un grave riesgo para la salud. Y la disponibilidad de camas en los hospitales, en conjunto, tienen poco efecto sobre la proporción de mortalidad, lo cual además sugiere que la actividad de los *médicos fuera de los hospitales* es particularmente peligrosa. La conclusión es ineludible, la medicación, tal como se practica corrientemente, nos perjudica.

Sin embargo, valoramos que los beneficios asumidos por la terapia de los fármacos no suelen ser visibles. Los antibióticos han salvado vidas, aunque menos de lo que generalmente nos imaginamos. Los efectos benéficos de la medicación masiva son dudosos cuando consideramos las poblaciones en su totalidad.

Las proporciones de mortalidad se han ido reduciendo en el mundo desarrollado desde principios de siglo, y no han experimentado descensos espectaculares en los últimos años, como consecuencia del aumento de prescripciones. El gráfico del diagrama 9 muestra las proporciones de mortalidad en los Estados Unidos, comparadas con el gasto para sanidad. McKinlay argumenta de una manera convincente [19] que nuestras expectativas de aumento marginal de vida quedan contrarrestadas en exceso, por más años, de graves inhabilitaciones. De hecho, no vamos a vivir más tiempo, simplemente nos va a llevar más tiempo morir.

Los McKinlay llegaron a esta conclusión al mirar la frecuencia de los días en los cuales los individuos eran incapaces de realizar su más importante actividad cotidiana, cualquiera que fuese el trabajo, escuela, pensionista o cuidado del hogar, debido a una enfermedad. Comparando el año 1964 con el 1974, notaron que se había producido un claro aumento en la proporción de gente cuya actividad se hallaba limitada. Calcularon que el número de días de actividad restringida por persona y año había aumentado en cinco para las personas mayores de cuarenta y cinco años.

En 1964, un hombre que llegara a la edad de cuarenta y cinco años, podía esperar vivir 19,9 años más sin incapacidades de ninguna clase. Luego, podría aguardar otros 7,2 años más con alguna incapacidad. Una década más tarde, un hombre como el citado, podía aguardar una ligera reducción de los años sin ninguna incapacidad, que serían 19,8, y a

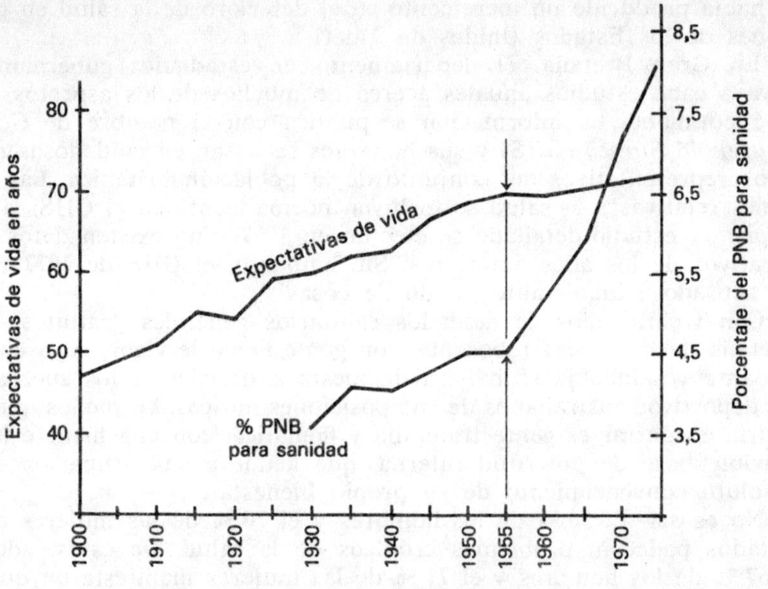

DIAGRAMA 9. Expectativas de vida y costo de la sanidad en los Estados Unidos, 1900-1973. (Según John y Sonja McKinlay, ref. 7.)

partir de aquí, esperar 7,9 años más con incapacidades. En las décadas anteriores, el aumento de las expectativas de vida para un hombre de cuarenta y cinco años era medible como un aumento real de la vida útil. Hoy, se ha convertido en sólo una mejora del tiempo en que se halla incapacitado. Para una mujer de cuarenta y cinco años, las expectativas totales de vida aumentaron en 1,4 años entre 1964 y 1974, aunque el tiempo de vida sin incapacidades ha disminuido finalmente en 0,4 años.

Esta tendencia puede descubrirse en todos los grupos por edades y sexo investigados por los McKinlay, con excepción de los correspondientes a sesenta y cinco años, los cuales parece que han experimentado algún progreso en las expectativas de vida libre de incapacidades. Estas cifras de expectativas sin incapacidades son optimistas, puesto que sólo admiten limitaciones en las actividades más importantes, pero ignoran las restricciones causadas por una enfermedad más allá de este aspecto. Por ejemplo, clasifican a un hombre mayor apto para mantenerse con su pensión fuera de la clínica de reposo, como *no* incapacitado, aunque se encuentre inhabilitado por la artritis. En vista de ello, queda claro que los recientes logros en las expectativas de vida son en términos prácticos imaginarios.

Pues sirve de apoyo a esta argumentación que la existencia de pagas por enfermedad e incapacidad en las naciones desarrolladas ha conducido a un equívoco aumento de la población incapacitada. Después de corregir estas posibilidades, los McKinlay hallaron que todavía quedaba un inexplicado aumento del número de días de actividad restringida. Y llegaron a la conclusión ineludible de que entre 1964 y 1974 se había producido un incremento en el deterioro de la salud en poblaciones de los Estados Unidos de América.

En Gran Bretaña, el departamento de estadística gubernamental lleva a cabo estudios anuales acerca de muchos de los aspectos de la vida cotidiana. La información se publica con el nombre de *General Household Survey* (GHS) y sus hallazgos se basan en cuidadosos muestreos representativos del conjunto de la población británica. Las cuestiones relativas a la salud se incluyen normalmente en el GHS, si bien el primer estudio detallado se efectuó en 1977 y no existen datos comparativos de los años anteriores. Sin embargo, el GHS de 1977 revela un acusado e inquietante estado de cosas.

Con treinta años de cuidados sanitarios generales gratuitos, Gran Bretaña debería estar rebosante, con gente llena de vigor, cuya energía radiante y saludable se hallara dispuesta a derribar a los suecos y a los deportivos australianos de sus posiciones míticas. Lo menos que uno podría encontrar es gente tranquila y flemática, con una firme e inconmovible base de pulcritud interna, que acude a sus ocupaciones con absoluto convencimiento de su propio bienestar.

No es así. El 56 % de los hombres y el 70 % de las mujeres entrevistados padecían problemas crónicos de la salud. De éstos, además, el 67 % de los hombres y el 71 % de las mujeres manifestaron que debían emplear alguna forma de cuidado especial *todo el tiempo*, debido a su mala salud crónica. En números redondos, aproximados, significa que de una población de 56 millones de habitantes, 35 millones de personas se consideran actualmente enfermos crónicos. Y 24 millones de la población de Gran Bretaña están constantemente preocupados por el cuidado especial que necesitan a causa de su delicada salud.

Dentro de esta categoría de individuos disminuidos y debilitados que precisa asistencia, hay un 33 % de hombres y un 40 % de mujeres que, constantemente, han de usar alguna forma de medicación para sus problemas de salud crónicos: es el triste espectáculo de una incesante riada de medicamentos y de una montaña de píldoras, entre las que no se incluyen las prescripciones para anticonceptivos. En la mayoría de los casos, estos fármacos fueron recetados tanto por el médico de medicina general, como en el hospital especializado. Estableciendo una relación entre estas cifras y las muestras en su conjunto, el 18 % de todos los hombres y el 28 % de todas las mujeres toman constantemente medicación recetada, esto es, alrededor de 15 millones de personas en Gran Bretaña.

Además de los problemas crónicos de salud, el GHS también abarca los problemas sanitarios a corto plazo. La mitad de las muestras informadas reveló que existían determinadas condiciones a corto plazo, consideradas independientes de cualquier problema crónico. Como con la mala salud crónica, la actitud más generalizada en los que presentan achaques a corto plazo, es la de tomar medicamentos: el 45 % de los hombres y el 49 % de las muejeres lo habían estado realizando durante las dos semanas anteriores. Aunque en su mayor parte eran medicinas no recetadas, de mostrador, alrededor de un 9 % de los enfermos a corto plazo habían consultado a sus médicos en este período.

Para el National Health Service de Gran Bretaña, la más triste de las censuras lo representa el hecho de que sólo el 23 % de los hombres y el 15 % de las mujeres están en condiciones de informar que nada marcha mal en ellos. No recuerdan problemas crónicos de salud ni algún otro tipo de padecimiento durante los catorce días anteriores a la entrevista. Uno se queda realmente perplejo y preguntándose: ¿por qué *están* sanos? Cualquiera que fuese la información obtenida, la conclusión es que ha existido un fracaso importante cuando un número inferior a una cuarta parte de la población se considera saludable. Si algún ganadero cósmico estuviera revisando su ganado en Gran Bretaña, podría llegar a la conclusión de que la única decisión juiciosa sería soltar el rebaño y marcharse otra vez.

En Australia, los informes sobre la extensión de la morbilidad en el país son razonables. El doctor Bridges-Webb, al examinar un grupo de familias extraídas de un muestreo al azar, en una ciudad de Victoria, pudo determinar que tan sólo el 11 % de los entrevistados no padecían de mal alguno, sea enfermedad o incapacidad, o no habían tomado medicación durante las dos semanas precedentes. En otro contexto, un muestreo en una de las ochenta familias del área metropolitana de Brisbane, reveló que el 15 % de los encuestados, con predominio de las mujeres sobre los hombres, padecían de alguna incapacidad debida a enfermedad crónica. Y el 8 % de todos los entrevistados —el 18 % correspondiente al grupo de incapacidad crónica— admitió padecer «trastornos nerviosos o de personalidad».[20]

Los beneficios de la moderna práctica médica pueden ser esquivos, pero no los costos. Gran Bretaña gasta 144 libras cada año en el NHS para cada hombre, mujer y niño. De este total, 18 libras se emplean en fármacos correspondientes a un promedio de seis prescripciones anuales por individuo. Pero según los niveles internacionales, el país gasta relativamente poco por habitante en la salud, menos que en los Estados Unidos, Alemania occidental o Suecia por ejemplo.[21] Un estudio del National Health Care Expenditure, de los Estados Unidos, reveló que el 60,7 % de la población estadounidense tenía recetas extendidas en 1977. El promedio de recetas por persona era de 7,2, oscilaba entre el 3,5 para el grupo de seis a dieciocho años, y el 14 para el grupo de más de sesenta y cinco años.[22] La industria farmacéutica espera que se gasten 8 300 millones de libras en prescripciones de fármacos en las farmacias para 1981.[23]

En todas partes, los departamentos de sanidad se han encargado del programa de cuidados primarios, que trae consigo el casi exclusivo uso de prescripción de fármacos. En tanto las enfermedades que ahora padecemos tienen causas múltiples, que comprenden factores sociales, fisiológicos y sicológicos, modificadas por nuestro medio ambiente cultural y físico, existen pocas dudas acerca de que nuestros cuidados primarios también creen una sustancial mala salud.

Es difícil suministrar cifras precisas ante la prevalencia de la enfermedad provocada por los fármacos. Existen algunas indicaciones de que la yatrogenia específica está directamente relacionada con el creciente consumo de fármacos, si bien ninguna de las pruebas asequibles es adecuada para confirmarlo por separado. Pero cuando todas las pruebas se reúnen, empieza a aparecer un cuadro coherente.

Nos hemos referido a la promoción de los fármacos antihipertensivos con cierto detalle en un capítulo anterior. En Gran Bretaña, se ha producido un aumento masivo en la prescripción de estos productos, que se aceleró al comienzo de 1970 y continuó durante toda la década. Las estadísticas de los hospitales británicos dan indicación de uno de los posibles resultados. La medicación antihipertensiva se caracteriza por los efectos adversos sobre el metabolismo del cuerpo. Los diuréticos, con frecuencia el primer medio de ataque, son capaces de producir enfermedades metabólicas, en particular problemas asociados al agotamiento mineral. Estos fármacos también se recetan más a los hombres que a las mujeres. Y los hombres experimentan, actualmente, un rápido y considerable aumento de enfermedades metabólicas: un incremento del 50 % en dieciséis años.

En 1958 se producían 22 000 hospitalizaciones por tales achaques, en 1968 la cifra se había elevado a 30 000 y en 1974 alcanzó las 36 000.[24] ¿Existe una relación directa?

Las enfermedades de la sangre o de los órganos elaboradores de sangre poseen un historial bien documentado de inducción médica. Uno de los primeros riesgos de los fármacos estudiado fue la anemia aplástica mortal causada por el antibiótico cloramfenicol. Hay una extensa gama de fármacos que, empleados de forma fortuita, pueden producir otros tipos de trastornos sanguíneos. Como era de esperar, algunos de ellos son de uso muy frecuente. Los antiinflamatorios, antihistamínicos, fenotiazinas y diuréticos están considerados como agentes causales. El Aldomet (metildopa), antihipertensivo también anunciado y promocionado para el tratamiento de la hipertensión asintomática («Tan sólo dos minutos extra de su tiempo pueden sumarle años a su vida...»), será el causante de que una persona de cada doscientas que lo toman produzca una anemia hemolítica que en ocasiones resulta mortal. El deterioro de los glóbulos rojos puede ser tan grave como para que se necesiten transfusiones de sangre y el empleo de corticosteroides.[25] A su vez, los corticosteroides son, actualmente, la principal causa[26] del síndrome de Cushing, una rara enfermedad que se reconoce por la «cara de luna» de sus víctimas. Padecen retención de agua, fragilidad ósea, incapacidad total de enfrentarse a cualquier conmoción y un amplio espectro de síntomas graves diversos.

La proporción de hospitalizaciones por enfermedades sanguíneas se elevó a cerca del 50 % entre 1958 y 1968, aunque desde entonces se desniveló hasta alcanzar una proporción más alta.[27]

Los ingresos en los hospitales nos proporcionan una indicación más concreta del predominio de la enfermedad inducida por los fármacos. Una década atrás, el comisionado Ley, de la FDA, afirmó que 1 500 000 ingresos anuales de enfermos en los hospitales se atribuían a las reacciones adversas a los fármacos. Una vez en el hospital, un paciente de cada tres acusa reacciones adversas a los fármacos.[28]

Los estudios de esta incidencia arrojan cifras que varían mucho de las normales. Algunas de las variaciones son el resultado de los distintos métodos empleados; no es sorprendente que los estudios que dependen de revisiones retrospectivas de los pacientes, muestren proporciones bajas, en tanto que se han obtenido proporciones mucho más elevadas —y datos mucho más dignos de crédito— donde todos los pacientes ingresados en el hospital quedan bajo un control cuidadoso.

Este método se emplea en los proyectos de investigación más amplios y prestigiosos que estudian las reacciones a los fármacos de hospital; es el programa de la Boston Collaborative Drug Surveillance. Está coordinado por el doctor Herschel Jick y sus colegas, y empezó como el estudio de cinco hospitales de Boston (Massachusetts). El programa evolucionó para incluir seis hospitales de los EE UU y once de otros países, y ha proporcionado información acerca de una amplia gama de fármacos. Los registros del uso de fármacos para el cuidado de los pacientes y las circunstancias médicas durante la permanencia de cada uno de ellos en el hospital y la información se cotejan en Boston.[29]

El doctor Jick informó de que alrededor de un 31 % de todos los pacientes hospitalizados bajo tutela médica, sufrieron efectos adversos que fueron probable o definitivamente relacionados con los fármacos. En un 80 % de los casos, la reacción fue calificada de moderada o grave.[30]

Existe una clara relación entre el número de fármacos administrados y la proporción de reacciones adversas; el 4,2 % de los pacientes que recibieron menos de cinco fármacos, pero el 45 % de los que tomaron veintiuno o más fármacos figuraban en un estudio reliativo a reacciones adversas.[31] Puede que los pacientes británicos corran un riesgo menor que los pacientes estadounidenses; un estudio intensamente controlado[32] de un grupo de hospitales escoceses reflejó que cada uno de los pacientes recibe un promedio de 4,3 fármacos, en tanto que se ha calculado que a los pacientes de los hospitales de los Estados Unidos se les suministra ocho o más fármacos distintos.[33] Las proporciones yatrogénicas descubrieron que distintos hospitales reflejaban variaciones debidas a diferentes sistemas de medicación.

Las reacciones a los fármacos pueden prolongar de manera notable la hospitalización. Un paciente que sufra una reacción adversa, probablemente deberá permanecer hospitalizado el doble de tiempo que un paciente con la misma enfermedad pero sin reacciones adversas. En consecuencia, en los Estados Unidos, una séptima parte de los días de hospitalización están destinados al cuidado de la toxicidad de los fármacos,[34] con un costo financiero de muchos miles de millones de dólares al año, y con una incalculable contribución de padecimiento humano.

Un informe particularmente inquietante del programa de la Boston Collaborative Drug Surveillance señalaba que la proporción de reacciones mortales en los pacientes del hospital médico fue del 0,4 %.[35] Si esta cifra la extrapolamos al conjunto de los Estados Unidos, significa un total anual de 130 000 muertes causadas por los fármacos entre los pacientes hospitalizados.[36] No todos estos fallecimientos se podrían evitar; la muerte provocada por medicación es más frecuente en los pacientes que se hallan grave y, tal vez, fatalmente enfermos. La toxicidad del fármaco puede representar la gota de agua que rebosa para los pacientes de mayor edad, quienes en cualquier caso no habrían vivido mucho más. Pero la gravedad de la situación no debe desecharse. Un editorial del *New England Journal of Medicine* se lamentaba: «Cualquiera de nosotros ha visto demasiadas enfermedades graves por causa de fármacos que el paciente en realidad no necesitaba».[37]

Fuera de las salas de los hospitales, donde es imposible para las enfermeras llevar un control constante, la yatrogenia es más difícil de apreciar. Muchas reacciones menores a los fármacos, y también algunas veces graves enfermedades, no se ponen en conocimiento del médico. En su lugar, los pacientes intentan ignorar los nuevos síntomas o los tratan con las medicinas que se adquieren sin receta. Si sospechan que un fármaco ha sido la causa de determinados síntomas, es probable que simplemente renuncien a tomar la medicina aunque sin informar al médico.

Cuando los médicos se hallan particularmente en alerta al peligro de las reacciones adversas, todavía suelen fracasar en detectarlas. En un estudio de reacciones adversas a los fármacos citotóxicos, los entrevistadores (enfermeras y un especialista en cáncer) detectaron efectos tóxicos en dieciocho pacientes de los veinte, en tanto que los clínicos reconocían los síntomas sólo en doce. Los autores comentan en su informe que «la ocultación de la toxicidad engañó a los clínicos acerca de las consecuencias del tratamiento».[38]

Las reacciones adversas que llegan al conocimiento del médico, a menudo se las rechaza por insignificantes o se niega su origen yatrogénico. Las razones esenciales para esta postura se tratarán más adelante. Por ahora, es suficiente señalar que la yatrogenia no figura entre las preocupaciones principales de la mayoría de los médicos. Un doctor británico que ha investigado el nivel de yatrogenia, durante el intenso ejercicio de la profesión en su distrito, es Cedric Martys, quien ha publicado los resultados de su detallado estudio de dos años de duración, sobre pacientes que tomaban algún fármaco por primera vez.[39]

El doctor Martys incluía sólo a aquellos pacientes que se hallaban bajo tratamiento de un único fármaco, en condiciones relativamente benignas; la mayoría no eran enfermos graves. Cada paciente era visitado después de una semana de experimentación con fármacos y se le preguntaba acerca de posibles efectos colaterales. Como el estudio incluía específicamente el uso múltiple de fármacos y estaba proyectado con vistas a detectar sólo reacciones adversas dentro de un breve plazo de estado latente —esto es, que aparece en muy poco tiempo— existe la posibilidad de que se produzca una importante subvaloración del problema en los pacientes estudiados por Martys.

Sin embargo, el 41 % de los pacientes estudiados experimentaron una reacción que era «cierta» o «probable», debido al fármaco prescrito. Las reacciones adversas mostraban la máxima frecuencia con los fármacos sobre el sistema nervioso central (51 %) y con antihistamínicos (45 %). Los siguientes eran los fármacos que actuaban sobre el corazón, o el sistema respiratorio (40 %), seguidos de los antibióticos (35 %) y los fármacos de acción intestinal (31 %); los últimos fueron los que actúan sobre la nutrición, hormonas, metabolismo y «varios» (22 %).

Estas cifras muestran una incidencia de reacciones adversas que es mucho más alta de lo que cualquier informe anterior había señalado. Indican una pesada carga de enfermedades producidas por los fármacos en la comunidad, carga que de manera inevitable crecerá con cada incremento de las prescripciones.

Una vez más, carecemos de datos suficientes. No hemos hallado estudios similares en otros países, y puede ocurrir que Gran Bretaña, que sufrió los efectos de la talidomida y una larga lucha pública por la cuestión de las indemnizaciones, se halle muy sensibilizada por el problema. Sin embargo el Quebec Department of Social Affairs de Canadá ha puesto en marcha una campaña para reducir en la provincia el gasto de 100 millones de dólares calculado para el tratamiento de las reacciones adversas a los fármacos.[40] En los Estados Unidos, Sidney Wolfe ha calculado que sólo el uso inadecuado de antibióticos en los hospitales produce 55 000 reacciones adversas al año, con peligro de vidas, de las que al final resultan 30 000 muertes, cuyo estado no era crítico.[41] La única consecuencia que extraemos es que se trata de la punta de un formidable y mortífero iceberg.

Los modelos de prescripción en las naciones desarrolladas revelan una amplia difusión de enfermedad inducida por los fármacos, de la misma forma que el uso de los fármacos antihipertensivos refleja proporciones en aumento de enfermedades metabólicas. Así, el incremento de recetas de fármacos para el tratamiento de las condiciones inducidas por otros fármacos, indica un creciente aumento de enfermedad yatrogénica.

Un fármaco que se ha seleccionado como objeto de observación[42] por las personas que investigan en este sector y debido a su uso cada vez más generalizado en Gran Bretaña, es el clorhidrato de orfenadrina (Disipal). Se emplea para el tratamiento de la enfermedad de Parkinson producida por los fármacos, un problema particularmente grave en la gente que toma fuertes tranquilizantes, como la clorpromazina (Largactil o Thorazine). El autorizado *British National Formulary* específicamente explica que «la orfenadrina tiene también una acción que estimula el ánimo, por lo cual puede ser de utilidad en la dirección del parkinsonismo inducido por la fenotiazina».[43] Las recetas para fármacos tranquilizantes se elevaron en un 76 % entre 1966 y 1975, y el aumento de preparaciones para el parkinsonismo, durante el mismo período, fueron el 114 %.[44]

La terapia antihipertensiva produce otro problema que ha permanecido oculto por espacio de mucho tiempo. Nuestro operario del anuncio del Aldomet («He tenido un ligero accidente, doctor...»), ¿se había dado cuenta de que uno de los efectos más generalizados de dichas píldoras para la presión sanguínea era la impotencia, que probablemente se inició en el consultorio médico? Casi la mitad (43 %) de los varones hipertensivos tratados son impotentes. Es cierto que la hipertensión por sí misma está asociada a cierto grado de impotencia, lo cual es muy explicable puesto que el *stress* es el causante de ambos problemas. Pero mientras que el 43 % de los hipertensos tratados son impotentes, la cifra para los no tratados es sólo del 17 %, en comparación con el 7 % de la población normal de la misma edad.[45]

Hay otros problemas en la misma área sicológica. El cómputo espermático de los hombres estadounidenses desciende y, al parecer, este hecho se encuentra muy relacionado con la exposición a productos químicos tóxicos, incluidos los fármacos.

Los testículos son tan sensibles a las toxinas, aun los pesticidas, herbicidas e isótopos radiactivos, que el doctor Channing Meyer, jefe del Hazards Boards of the National Institute of Occupational Safety, ha sugerido seriamente que el control espermático debería emplearse como medio de gran eficacia para medir la seguridad de las nuevas sustancias químicas o compuestos.[46]

Mientras que los médicos en las sociedades occidentales han tendido a alejarse asustados de los problemas sexuales, las reacciones adversas a los fármacos en otras áreas han proporcionado información como cuerpos de control adecuados. Los informes sobre estas reacciones están recopilados por la FDA de los Estados Unidos, el Committee of Safety of Medicines de Gran Bretaña, el Australian Drug Evaluation Committee, el Adverse Reaction Monitoring Centre de los Países Bajos, Israeli National Centre for Drug Monitoring, y otras numerosas instituciones en todo el mundo.

Por varias razones que analizaremos en el próximo capítulo, las cifras oficiales dan una pobre idea sobre la realidad de las reacciones adversas. Cuando el doctor Inman era director médico principal del Committee on Safety of Medicines (CSM) de Gran Bretaña, calculó que probablemente sólo se informaba del uno por ciento del total de reacciones adversas. Y las cifras estadounidenses de 110 000 reacciones adversas por espacio de once años,[47] han variado de manera considerable en relación con los estimados que el doctor Sidney Wolf había llevado a cabo con anterioridad para los antibióticos únicamente.

Las cifras informadas demuestran una clara tendencia. En 1975, el CSM recibió 5 052 informes sobre reacciones adversas a los fármacos. Para 1976, la cifra era de 6 490, en 1977 había alcanzado 11 255 y llegó a 11 873 en 1978.[48] Si el doctor Inman está en lo cierto, en cuanto a la corrección necesaria, significa que los pacientes británicos padecen más de *un millón* de reacciones adversas cada año en una población de 56 millones.

En el peor de los casos, la reacción adversa a los fármacos conduce a la muerte. A menudo resulta difícil para el médico identificar si una muerte se debe a los efectos de los fármacos prescritos. Aparte los problemas prácticos, existe una comprensible desgana de informar un fracaso terapéutico, sobre todo cuando hay que escribir «ataque cardíaco» en el certificado de defunción, o «fallo hepático». La posibilidad de que el ataque cardíaco fuera propiciado por los antidepresivos tricíclicos, o que el fallo hepático estuviera asociado a la clorpromazina, fácilmente es pasada por alto. Pero los fallecimientos debidos a las reacciones adversas a los fármacos se comunican ocasionalmente a la CSM de Gran Bretaña.

Estas cifras no están al alcance del público; sólo unos pocos investigadores de confianza tienen acceso a ellas. R. H. Girdwood, profesor de terapéutica en Edimburgo, ha informado de estas estadísticas durante un período de siete años y medio que concluyó en octubre de 1971.[49] Comenta: «Evidentemente, las cifras dadas son, en el mejor de los casos, el bosquejo de una guía para evitar algunos peligros posibles... Es indudable que sólo se comunica una parte de las reacciones adversas... Inman señalaba que sólo seis informes de fallecimientos de asmáticos indicaban que la causa era el excesivo uso de aerosoles broncodilatadores presurizados, entre 1965 y 1966, al tiempo que los cálculos mostraban que más de 1 700 muertes eran atribuibles a tales preparaciones.» Este ejemplo nos sugiere que el factor de corrección apropiado podría ser de 283.

Girdwood halló que únicamente once fármacos habían producido más de cincuenta muertes cada uno. Los anticonceptivos orales encabezaban la lista con 332 fallecimientos, seguidos por la fenilbutazona, empleada para el reumatismo y la artritis, con 217. Luego venía la clorpromazina con 102. La lista continúa con los esteroides, isoprenalina, fenacetina, aspirina, oxifenilbutazona, indometacina, halotano y amitriptilina. Los analgésicos antiinflamatorios, con 592 muertes, fueron el grupo con mayor grado de mortalidad.

Mientras los totales pueden ser espectaculares, las cifras de muertes alcanzan un mayor sentido si se las relaciona con el número de prescripciones extendidas para el tipo de fármaco. La razón de muertes por millón de recetas extendidas por año suministra una lista diferente, ahora encabezada por fármacos relativamente raros, como el aurotiomalato de sodio, una preparación de oro empleada para la artritis reumatoide. De los fármacos habitualmente prescritos, permanece importante la clorpromazina con 8,6 muertes por millón de recetas, así como la fenilbutazona y los antiinflamatorios relacionados con ella. El beta bloqueador propranolol aparece con 7,4 muertes; siguen los antidepresivos tricíclicos con 3,6 y 2,3 muertes para la imipramina y la amitriptilina, respectivamente. Y la metildopa aparece con 1,3 muertes.

Tres de las más peligrosas categorías de fármacos no se usan para las enfermedades que representan una amenaza para la vida. Los anticonceptivos orales, los analgésicos antiinflamatorios y los fármacos sicotrópicos, juntos, suman 200 muertes al año, comunicadas durante el período estudiado por Girdwood. Es sabido que estas cifras representan un valor masivo subestimado, pero ¿de cuánto? ¿Deberíamos multiplicar el número de muertos por 283 para obtener la cifra correcta? Con nuestro actual sistema de datos reunidos y de informes, no hay manera de saberlo.

Girdwood mencionó la tragedia del aerosol para el asma en su introducción. Mostró que las cantidades señaladas en los informes estaban por debajo del uno por trescientos en un período de dos años. Tras una completa etapa de desastres y después de mucha publicidad, se dieron informes de ochenta y nueve muertes, cuando el número real era de 3 500.[50] En este caso, murieron alrededor de cuarenta veces más de los que se comunicaron. Si esta corrección se aplica a nuestra cifra de 200 para los tres grupos de fármacos especificados, entonces el total de muertos es de 8 000 por año. En 1975, la prescripción de estos fármacos aumentó en cerca de un 50 %, comparado con el período estudiado por Girdwood. De esta forma, no sería raro que los fallecimientos por estos fármacos alcanzaran los 12 000 cada año en Gran Bretaña, en la segunda mitad de la década de 1970.

Entonces, ¿qué importa el efecto de fármacos que se sabe que son peligrosos y se recetan para condiciones que amenazan la vida? ¿Cuál es la verdadera proporción de muertes por causa de estos fármacos? ¿Cuál es el efecto real de las prescripciones masivas de antihipertensivos, de los beta bloqueadores y de la creciente tendencia hacia regímenes de medicación de por vida, si los riesgos aumentan año tras año y las ventajas disminuyen progresivamente?

Aunque pudiéramos contestar satisfactoriamente a estas preguntas urgentes, no nos proporcionarían una visión total de la situación. Los fármacos causan la muerte de las maneras más sutiles. Raramente existe información acerca de que la muerte producida por el fármaco es el resultado del efecto de las omnipresentes bensodiazepinas (Valium, Librium, Mogadon, Dalmane y así sucesivamente), sobre la capacidad de gobernarlas.

Se ha demostrado que la gente que toma este tipo de fármacos corre un riesgo mayor que el normal en los accidentes de carretera. Un estudio [51] de los fármacos ingeridos por cincuenta y siete personas que murieron mientras conducían demostró que existían muchas probabilidades más de que hubiesen tomado tranquilizantes que otro grupo igual de conductores controlados. El riesgo de un grave accidente de carretera queda multiplicado por el factor cinco. De manera similar, las píldoras de benzodiazepina para dormir producen débiles reacciones y deterioro de la coordinación a la mañana siguiente de haberlas tomado. La aptitud para conducir disminuye mucho más a causa de los fármacos estimulantes del sueño que por el insomnio. Y los efectos peligrosos de los fármacos son acumulativos, pues aumentan durante las noches sucesivas.[52]

Vamos a explorar ahora en el ilimitado y altamente especulativo terreno del costo de la medicación social. Tan sólo trataremos el asunto por poco tiempo. Los problemas que presentan los tranquilizantes son conocidos,[53] pero ¿cuáles son las consecuencias reales de la tan difundida impotencia? Ciertamente, existe un precio en términos de fracasos conyugales y de amistad, que llega a tener un efecto destructor. Los problemas conyugales son la causa más importante de los suicidios y un notable factor contribuyente de la delincuencia. ¿Es posible que el creciente uso de los tranquilizantes ayude también a la violencia en los países ricos? Se ha demostrado que conducen a arrebatos agresivos, en gran parte semejantes a los del alcohol. Los tranquilizantes no ayudan a que los problemas desaparezcan; sólo suprimen, hasta un cierto punto, nuestras reacciones a ellos.

Por fin, empieza a aflorar la certeza de que los fármacos tomados por las mujeres embarazadas [54] y los que se administran durante el parto tienen efectos peligrosos para la mente y el comportamiento de la descendencia: [55] un efecto horrible, sutil, oculto —una vez tomados los fármacos— e inevitable. En todo el mundo occidental, los comentaristas sociales indagan las razones del fracaso y de la aberración sociales. ¿Existe algún fundamento bioquímico de tal malestar?

Hemos demostrado que hay muy poca evidencia de que los fármacos prescritos condujeran a cualquier expectativa de prolongación de la vida. Su éxito más espectacular ha sido con las enfermedades infecciosas, en especial la neumonía, la tuberculosis y la poliomielitis. Pero estas enfermedades se hallan ya en regresión.

Todas las naciones desarrolladas tienen un número creciente de ancianos en su población, proporcional a la totalidad. Estos supervivientes reflejan las mejoras sustanciales realizadas en el cuidado básico de los niños y el descenso de las enfermedades infecciosas llevadas a cabo durante la primera mitad de este siglo. Las cifras brutas de mortalidad muestran que la mayor parte de los nacidos desde la primera guerra mundial, llegarán a viejos. Pero el creciente número de personas mayores no significa una mayor duración media de la vida. Los bíblicos setenta años son todavía la regla hoy en día.

El descenso en la proporción de mortalidad durante el siglo XX debe atribuirse de manera predominante a causas del medio social y económico y no a la terapia de los fármacos. Estudios internacionales han demostrado que en los países con más de 600 dólares (1965) de renta media per cápita, la medicina occidental más sofisticada conduce a una más alta proporción de mortalidad.[56]

En las sociedades desarrolladas, como Gran Bretaña, los treinta años de desmedido empleo de una terapia de libertad de fármacos ha creado una población en la que el 70 % confiesa padecer de mala salud crónica. Las proporciones de hospitalización en los Estados Unidos, como en el Reino Unido, aumentan. En los Estados Unidos, la gente de mediana edad tiene expectativas de un mayor número de años de incapacidad y menos años de vida activa de los que hubiese disfrutado una década atrás.

Los efectos directos del daño de los fármacos son manifiestos en las estadísticas de enfermedades yatrogénicas. Con las raras excepciones de pequeños servicios intensivos, las reacciones adversas a los fármacos quedan considerablemente subvaloradas. Los mejores cálculos de enfermedad inducida por los fármacos en la población de Gran Bretaña conducen a un predominio constante del 2 %, o sea más de un millón de personas.

Debemos calcular las muertes provocadas por los fármacos. La cifra probable para Gran Bretaña se halla entre 10 000 y 15 000 para un año excepcional, con una proporción de prescripciones normal. Para situar esta cifra en una perspectiva, diremos que los accidentes de carretera produjeron la muerte de 6 790 personas en 1978. En los Estados Unidos el personal de la FDA anunció la esperanza de que las muertes y daños por fármacos podrán reducirse hasta el nivel de las sufridas en los accidentes de tránsito.[57]

Al parecer, el antiguo precepto médico *non nocere* —no causar daño—, ha quedado olvidado, o por lo menos intrincadamente perdido entre montañas de píldoras y ríos de pócimas.

SEGUNDA PARTE
Tengamos fe

CAPÍTULO VII

Los ángeles custodios

> **Muchas compañías de fármacos cometen el error de creer que sus químicos pueden proporcionar una opinión farmacológica fidedigna. Claro está que algunos químicos eminentes, impacientes por la cuidadosa técnica farmacológica, se han aventurado a valorar por sí mismos las posibilidades clínicas de sus propias sustancias sintéticas... No existe atajo alguno desde el laboratorio químico hasta la clínica, salvo el que pasa demasiado cerca del depósito de cadáveres.**
>
> **Conferencia farmacológica del congreso auspiciado por la Sección de Farmacología y Terapéutica de la American Medical Association en 1929**

> **Aunque los juicios... razonablemente pueden diferir, todos parten de una misma base: los datos científicos. Si la integridad de estos datos es dudosa, entonces todo el proceso seguido es dudoso. Si se demuestra que los datos son falsos y erróneos, entonces la decisión a la que han conducido puede ser trágicamente incorrecta.**
>
> **Senador EDWARD KENNEDY, en el tribunal de vistas, ante el Subcomité de Salud del Senado, para los juicios orales**

Los inaceptables desastres de los fármacos, junto con el comportamiento carente de ética de algunos fabricantes, han forzado a que los gobiernos establezcan controles de las medicinas usadas en sus países. Se creó una dimensión totalmente política en la producción y el uso de los fármacos. Los gobiernos se encontraron que tenían que prohibir las actividades de los industriales que, por otro lado, deseaban estimular, lo cual los ha llevado a un compromiso insatisfactorio.

En la mayoría de los países, el desastre de la talidomida significó la línea divisoria. Antes de producirse, las compañías de fármacos eran más o menos libres de fabricar y vender lo que les pareciera. Habrían preferido regresar a una situación en la que disfrutaban de la confianza para hacer lo que consideraban que era mejor, con un mínimo de control burocrático.[1]

La reglamentación generalmente abarca los siguientes aspectos: obtención de la licencia para el nuevo fármaco, estudio de los fármacos que se hallan en el mercado, control y uso de cada fármaco y control de los efectos del fármaco, en particular de las reacciones adversas. Muchos países pobres se rigen por reglamentaciones de segunda mano, que siguen los modelos establecidos por las naciones desarrolladas, con las que mantienen lazos sociales o económicos.

Los sistemas de control varían según las naciones, tanto en la importancia como en la fuerza del departamento de reglamentación. Cada país tiende a mirar el uso de los productos de las compañías de fármacos multinacionales como asunto puramente doméstico. De manera que hay poca compatibilidad entre los departamentos; y la decisión tomada acerca de un fármaco en una nación será distinta, frecuentemente, de la que se puede tomar en otra, aunque ambos consideren idénticos hechos.

La Food and Drug Administration de los Estados Unidos (FDA) posee una larga historia así como una independencia y una autoridad considerables. De manera creciente, sus actuaciones son recusadas y revocadas por los tribunales, un problema que refleja su extraordinaria voluntad de llevar a cabo decisiones contenciosas, frente a la tremenda oposición de la industria farmacéutica.

La reciente historia de reglamentación de la FDA empezó con un fracaso. Antes de la aprobación del Acta de 1938, sobre Food, Drugs and Cosmetic [2] no se requería la comprobación de la seguridad de los nuevos fármacos.

En 1937, la S. E. Massengill Company de Tennessee detuvo la producción sólo para verificar el sabor, olor y aspecto de su producto puesto a la venta como una nueva variación de una sulfanilamida antibacteriana. El fármaco había sido previamente asequible en forma de cápsulas y tabletas, pero el *staff* de ventas de la Massengill recibió información acerca de la demanda de una forma líquida que los niños pudieran tomar con mayor comodidad. La sulfanilamida no se disolvía con facilidad en ninguna de las formas corrientes. El problema quedó superado mediante el uso del dietilenglicol, el principal constituyente de los anticongelantes; así, 900 litros de este elixir se fabricaron y vendieron.

Poco después, la FDA tuvo conocimiento de que ocho niños que padecían de dolor de garganta y un adulto con gonorrea habían fallecido después de tomar la medicina. Cuando la compañía se enteró de los envenenamientos, envió más de mil telegramas en un esfuerzo para retirar la medicina mortal. Se recuperaron grandes cantidades, pero en definitiva tuvieron que movilizarse doscientas personas de la FDA por esta causa y difundir llamadas de advertencia por medio de la radio y de la prensa.

A pesar de las vidas en peligro y de la urgencia de la situación, algunos médicos, químicos y vendedores se mostraron esquivos y se negaron a revelar los nombres de los pacientes. En consecuencia murieron un centenar de personas. Las autopsias evidenciaron daños mortales en el hígado y los riñones.

La American Medical Association (AMA) solicitó la fórmula de la medicina, que fue suministrada por la Massengill con el ruego de que fuera confidencial. Días más tarde, la compañía telegrafió a la AMA: «Rogamos telegrafíen... sugerencias para antídoto y tratamiento», a lo cual la AMA sólo pudo contestar: «No se conoce ningún antídoto para el Elixir Sulfanilamida-Massengill...»

La tragedia ocurrió durante el período de junio a octubre de 1937. El 23 de octubre, el doctor Massengill publicó el siguiente comunicado en la prensa:

> Mis químicos y yo lamentamos profundamente los resultados fatales, pero no hubo error en la fabricación del producto. Hemos estado suministrando a la legítima demanda profesional, y ni una

sola vez pudimos prever los inesperados resultados. Creo que no constituye ninguna responsabilidad por nuestra parte. La sulfanilamida química había sido aprobada para el uso y empleada en grandes cantidades en otras formas, y ahora desarrolla efectos perjudiciales.[3]

Este primer desastre en escala reducida contenía todos los elementos esenciales de acontecimientos similares de hoy. La innovación de productos debida a la presión comercial; los inadecuados conocimientos y pruebas de efectos clínicos; el control e historial ineficaces; la carencia de modelos éticos en el comportamiento profesional; el rechazo de la responsabilidad por parte del fabricante, y la tranquila actitud frente a la muerte —incluida la del jefe químico de Massengill, que se suicidó— poco han cambiado en los siguientes cuarenta años.

Tal vez sería ingenuo esperar un cambio. La reglamentación es, por definición, un proceso retrospectivo. Sería irreal aguardar que alguien propusiera reglamentaciones que pudieran abarcar las posibilidades rechazables en su totalidad. El control apunta hacia la prevención de repeticiones de desastres imprevisibles. Con la experiencia acumulada, aparecen algunas disposiciones y procedimientos que pueden ayudar a prevenir los tipos de desastre más generalizados. Pero con cada tecnología innovadora, hay que tener en cuenta los riesgos imprevistos. Jim Morrison, de la FDA, dijo: «La ciencia cambia más aprisa que nuestras posibilidades de escribir las reglamentaciones.»

En los Estados Unidos, esta experiencia se refleja en el Código de Reglamentaciones Federales. La Sección 21, partes 1 a 1 300, manifiesta con detalle explícito los procedimientos a los cuales los fabricantes de fármacos deben ajustarse en una amplia variedad de circunstancias. Éstos van desde los que hay que seguir para obtener la aprobación de un fármaco nuevo, hasta los detalles precisos acerca del tamaño del sobre y la redacción utilizada en las cartas de aviso a los doctores. Constituyen las más extensas reglamentaciones del mundo.

La FDA fue parte del Department of Health, Education and Welfare (HEW) del gobierno de los Estados Unidos, ahora Department of Health and Human Services. Tiene que ver con cualquier cosa que tomemos o nos pongamos, cosméticos, aditivos alimentarios y productos del hogar, así como medicinas. Una sección de la FDA, el Bureau of Drugs, interviene específicamente en productos farmacéuticos. Dentro del Bureau of Drugs existe una proliferación de subdivisiones, tales como la División de Experimentación de Fármacos, la de Valoración de Nuevos Fármacos, la división de Investigación Científica y la división de Publicidad de Fármacos, cada una de ellas con su propio director y su equipo de directivos especializados. Los comités asesores se reclutan fuera de la FDA, con miembros invitados sobre la base de una experiencia determinada.

El modo de operar de la FDA es meticuloso. La manera de actuar de la división de Publicidad de Fármacos es típica. Si es necesario modificar un anuncio para que se ajuste a las reglamentaciones, se lleva a cabo por teléfono entre las personas que se conocen entre sí, pero el tema de la conversación será asunto de información pública, con intercambio de cartas de confirmación. Si la táctica apacible falla, el

Bureau puede recurrir a los tribunales para imponer su criterio, después de demostrar la exacta naturaleza de la violación.

La División está facultada para pedir la corrección de la publicidad. En cierta ocasión, se pidió a una compañía que presentara dos anuncios terapéuticos por estar sujetos a una infracción conocida. Después de acatar la resolución, la compañía sacó un tercer anuncio en el que se repetía la violación inicial. La FDA obtuvo una orden de los tribunales para la incautación del anuncio de los productos.

Tal vez se produjo cierto malentendido al transmitir el término «fármacos» desde la FDA de Washington a Nueva York, y las cosas se les fueron de las manos. Un sheriff al frente de un grupo de civiles armados con ametralladoras se adueñó del almacén y detuvo a cuantas personas se hallaban en él, asimismo se incautó del stock de la compañía cuyo valor era de 1,5 millones de dólares. En circunstancias normales, las actividades del Bureau están mejor definidas gracias al mantenimiento de una pequeña representación de vigilancia.[4]

Antes de que cualquier fármaco pueda venderse, en los Estados Unidos, debe obtener la aprobación para el uso al que se destina, de la FDA. La gestión la lleva a cabo el fabricante o su agente por medio de la New Drug Application (NDA). Las disposiciones del Acta sobre alimentos, fármacos y cosméticos de la New Drug exigen que el fabricante presente una declaración en la que se demuestre la *seguridad* de sus productos antes de lanzarlos ál mercado. Esta reglamentación está apoyada por la Kefauver-Harris Amendment de 1962, que añade la obligación de que la demostración sustancial de la *eficacia* de las demostraciones clínicas ha de someterse también a la aprobación de la FDA.

Por sí misma la FDA efectúa muy pocos ensayos de toxicidad de fármacos y ninguna prueba clínica. Su tarea consiste en determinar las pruebas que considere necesarias, y decidir si el nuevo producto se ajusta a ellas o no. Para cada intervención de la NDA son necesarios documentos de información específicos. Éstos incluyen un informe completo de la composición del fármaco, la descripción de los métodos empleados, así como los medios y controles usados para ello, fabricación, procesado y envasado del fármaco. Se exigen muestras del fármaco y de sus componentes, y ejemplares del tipo de etiqueta propuesta. Pero el conjunto de requisitos de la NDA comprende también informes de investigación tendentes a demostrar que el nuevo fármaco es a un tiempo seguro y efectivo.[5]

Los ensayos iniciales se realizan con animales y con tejidos animales. Las pruebas que ofrecen una toxicidad aguda y prolongada fijan el LD50, o sea la dosis de fármaco que es mortal para un 50 % de animales de una diversidad de especies, desde los ratones y los conejos, hasta los perros y los monos. También se piden la extensión y las peculiaridades carcinógenas (causantes de cáncer), así como ensayos sobre animales hembras en estado de preñez, que pudieran manifestar cualquier efecto teratogénico. Para la investigación de la terapéutica y otros efectos y para determinar la relación dosis-respuesta, se emplean cantidades más reducidas. Se estudian tanto los efectos fisiológicos como los de comportamiento, y se buscan los posibles cambios en las pruebas de diversos órganos y sistemas animales. Los estudios de comportamiento suelen incluir medidas de actividades animales, desde el sueño por un lado, a la agitación por el otro. Su sensibilidad a los estímulos y su capacidad de aprender. De este trabajo sobre animales se juzga el posible valor terapéutico del nuevo fármaco y la aproximada dosis necesaria para conseguir los efectos deseados.

La FDA dispone de treinta días desde la recepción de los datos animales para decidir si rechaza la aplicación o autoriza a la compañía a que continúe los ensayos del nuevo fármaco sobre personas.

Las pruebas clínicas, al principio con voluntarios, luego con grupos mayores de pacientes menos críticos, están destinadas a establecer los parámetros necesarios del uso del fármaco, sus efectos terapéuticos y de manifestación de las reacciones adversas. Si se juzga que estas pruebas constituyen una demostración de que el fármaco reúne los requisitos legales y se ajusta a las declaraciones del fabricante, será aprobado y concedido el permiso para salir al mercado.

Existen problemas con este sistema de aprobación de fármacos. Una dificultad fundamental es que el departamento de regulaciones ha de emitir un juicio acerca de un fármaco, el cual se basa en algún otro informe: es decir, un juicio de un juicio. Y los que proporcionan los informes originales, los fabricantes de fármacos, no siempre son tan honestos ni imparciales como sería de esperar.

Las vistas del subcomité del Senado dirigidas por Edward Kennedy, acerca de las pruebas preclínicas y clínicas para la industria farmacéutica de 1976,[6] dejaban pocas dudas al respecto. El asunto empezó con los datos presentados por la G. D. Searle & Co. relativos a sus fármacos Flagyl y Aldactone, que determinaron que la FDA enviara equipos de inspectores para comprobar datos de la Searle retrospectivos hasta 1968, de veinticinco fármacos seleccionados.

Durante las vistas, el doctor en medicina Alexander Schmidt, comisionado de la FDA, comentó que «a veces no existe la atención necesaria en la conducción de estos estudios animales». Consideraba que «era un problema generalizado en la totalidad de la industria». Referente a los datos de la Searle, el comisionado Schmidt informó que la firma había presentado nada menos que tres volúmenes de informes rectificados y ampliados, los cuales fueron preparados por los científicos de la Searle para identificar las diferencias entre los informes iniciales presentados a la FDA y los datos verdaderos. Continuó: «Estamos desconcertados porque aún hoy en día, después de tres revisiones distintas llevadas a cabo por el personal de la Searle, de los mismos datos del estudio sobre ratas que duró 78 semanas, continuamos descubriendo errores que complican su revisión.»

En testimonio, el doctor Schmidt citó ejemplos de pruebas animales que produjeron tumores malignos de los que no se informaba, referidos a animales a los que se había sometido a cirugía correctiva y que seguían en las pruebas, también informes de tejidos que no correspondían a los datos reales, e informes de exámenes que no se habían realizado, así como de «errores en la documentación demasiado numerosos para mencionarlos».

Las vistas transcurrían aunque a veces con pinceladas de humor. En un momento dado, el senador Kennedy le preguntó al doctor Schmidt: «Si usted no puede disponer de una persona que diga si el animal está vivo o muerto ¿cómo va a valorar los análisis realizados por la Searle, acerca de si se trata de un agente productor de cáncer?» El senador Beall señaló: «Es interesante indicar que una de sus (hojas informativas de ensayo sobre ratones), la B14MF, dice que murió el 30 de julio de 1971, y que está vivo el 19 de octubre de 1971; aparentemente, no era un trabajo acertado ni eficaz.»

El memorándum de la FDA referente a las anomalías halladas en los datos de la Searle comprende seis puntos importantes de crítica y notas referentes a treinta y siete censuras acerca del Flagyl, Norpace, Cu7 (dispositivo o espiral intrauterina Cobre 7), Ovulen y Enovid. También informa sobre retrasos de *cuatro a seis años* en el suministro de información a la FDA.

En resumen, el doctor Schmidt dijo:

> Creo que existen deficiencias y errores fundamentales en cada uno de estos veinticinco estudios... Debido a la naturaleza superficial de las observaciones, los montones de tejidos van y vienen, y los animales mueren más de una vez. Los informes necroscópicos presentados a la FDA suelen variar de los datos generales. Se hacen modificaciones inexplicables en personas no identificadas en informes antemortem y postmortem. Falta manifiesta de una dirección firme a nivel de corporación, del departamento de patología-toxicología y del consejo directivo para asegurar credibilidad a los estudios y documentación presentados a la FDA.

La insuficiencia de datos en la documentación entregada puede tener graves consecuencias.

En 1962, la Richardson-Merrill disponía de los datos de unas pruebas animales acerca de un fármaco para reducir el colesterol, codificado como Mer-29. De haberlo presentado correctamente, podría haberse reconocido la capacidad del fármaco para producir cataratas. Sin embargo, no era correcto, y aproximadamente un millar de personas sufrieron trastornos oculares. La compañía había suprimido, criminalmente, las observaciones del laboratorio relativas a la formación de cataratas, caída del pelo y cambios gonadiales en ratas y perros. La Richardson-Merrill fue condenada a satisfacer una multa de 80 000 dólares, por el tribunal del distrito de Washington DC, por ocultación y falsificación de los datos de los ensayos.[7]

Después de que las pruebas sobre animales han sido aceptadas, el principal obstáculo reside en la prueba clínica. No existe sustituto para el empleo del fármaco en el hombre, sin importar la rigurosidad de los procedimientos que se hubiesen empleado en los ensayos con animales, ya que podría pasar inadvertido alguno de los efectos. El Practolol pasó todas las pruebas animales exigidas, y con la talidomida se encontró que la polineuritis que causa es sólo en el hombre, y es difícil reproducir su efecto de deformación del feto en animales de laboratorio.[8] No se trata de que el hombre sea especialmente sensible o complicado; con frecuencia se hallan fármacos que afectan a especies determinadas. Por ejemplo, una dosis diminuta de LSD puede producir aumento de temperatura corporal en el conejo, tan elevada que el animal muere, si bien estos efectos no se observan en otros animales.[9] La codeína origina convulsiones en los gatos que a menudo son mortales. Tales efectos podrían haber evitado que determinados los fármacos fueran usados en el hombre.

Hay un notable fondo de crítica en todas las pruebas clínicas. Se refiere a que la información y los resultados de tales pruebas pasan por los fabricantes de fármacos. Esto inevitablemente crea dudas acerca de la validez de cualquier resultado. Si los datos obtenidos por un especialista no son los que se esperaban, la compañía está autorizada para continuar las pruebas en otra parte hasta alcanzar los resultados y los certificados satisfactorios. Raramente se publican los resultados negativos, además algunos clínicos hablan de las presiones de que son objeto para que silencien tales datos.[10]

Un fabricante de fármacos puede organizar pruebas clínicas adecuadas para atraerse la simpatía de los médicos especialistas, cuyos intereses discurran por áreas relacionadas con la aplicación del fármaco que se pretende. Éste se dará a los voluntarios o a los pacientes bajo la supervisión del especialista, quien informará de los efectos a la compañía. Como es natural, cobrará unos sustanciosos honorarios por su trabajo.

Según este enfoque, puede parecer que es un sistema razonable. En la práctica no lo es. Algunos especialistas son más conscientes que otros y todo el proceso queda a merced de la interpretación subjetiva.

Se habían obtenido apasionados testimonios acerca de la eficacia y la seguridad de la talidomida; igualmente, el doctor McBride, quien finalmente descubrió sus efectos en un niño no nacido, recomendó el fármaco basándose en las observaciones clínicas realizadas por él, como obstétrico del prestigioso Crown Street Women's Hospital, de la ciudad de Sydney.[11]

En esencia, la tarea de los médicos es enjuiciar si la condición del paciente ha mejorado tras el uso del fármaco. Muchos ocultos escollos pueden oponerse a la consecución de una valoración correcta. Uno es el efecto placebo, por el cual un paciente es capaz de responder igualmente bien a una sustancia inerte que a un fármaco. Y el conocimiento por el médico de los efectos que se esperan del fármaco, tal vez afecte igualmente, tanto el estado de su paciente como a su propio juicio acerca de la prueba. Surgen, además, otras muchas preguntas: ¿Representa el grupo de pacientes experimentales a la población de pacientes que debe ser tratada con el fármaco? ¿Tiene el especialista la suficiente competencia para observar los efectos del fármaco más allá de su campo de especialización? ¿Ha ideado pruebas estadísticas apropiadas para interpretar los resultados?

Los problemas con las pruebas clínicas son universalmente conocidos. El profesor Archie Cochrane, que ha estudiado el problema a nivel internacional, cree que la mayor parte de los países de la Europa septentrional corren parejos. Alemania occidental constituye una excepción, pues la profesión médica considera que llevar a cabo una prueba clínica no es ocupación apropiada para un caballero, de forma que los fabricantes de fármacos las hacen por su cuenta. En los países mediterráneos, los estudiantes de medicina reciben muy poca preparación sobre métodos científicos. Lo cual puede conducir a efectos trascendentales si la CEE establece criterios generales para la aceptación de fármacos.

En ninguna parte del mundo se encuentran clínicos bien preparados para proyectar análisis estadísticos u otros aspectos decisivos de los métodos científicos. Todavía sus *opiniones* constituyen la clave para la venta de cada nuevo fármaco.

La falta de tiempo para las pruebas clínicas limita su valor. Los ensayos de fármacos, con duración de unas semanas, no proporcionan resultados seguros. Determinadas sustancias pueden tener efectos mortales que tarden años en aparecer, de manera parecida al cáncer producido por el amianto. Es evidente que las pruebas clínicas que pueden suministrar un cuadro correcto de todos los efectos de un fármaco, están fuera del alcance de la mayoría de las instituciones médicas. Ocasionalmente ocurrirán efectos que sobrepasen las posibilidades de cualquier prueba clínica. La hormona sintética femenina stilboestrol (DES) produce daños a los hijos e hijas de las madres que la tomaron. Ninguna prueba ha indicado de qué manera ocurre, si bien se observó y comunicó en 1940 [12] el daño ocasionado a la descendencia de las ratas sometidas al DES prenatal.

La falta de honestidad de algunos de los médicos que llevan a cabo las pruebas es uno de los principales problemas. La preocupación de la FDA por esta cuestión condujo, en 1976, a la creación del Bio-research Monitoring Program (Bi-Mo). Se hizo evidente la necesidad de la existencia del Bi-Mo a principios de la década de 1960, cuando se observó que «un pequeño grupo de investigadores clínicos intervenían en una gran cantidad de aplicaciones de nuevos fármacos, al parecer fuera de sus campos de especialización».

El primer investigador investigado fue un médico de medicina general que llevaba a cabo estudios clínicos para veinticinco compañías, con lo que cubría así una amplia gama de productos y aplicaciones. La FDA halló que este doctor había presentado informes falsos, fraudulentos y ficticios en apoyo de cinco estudios de aplicación de fármacos nuevos. Fue el primero de treinta y seis que en los EE UU recibieron la calificación de no legibles para admitir nuevos fármacos para la investigación.[13]

Michael Hendsley, de la Office of Scientific Investigations de la FDA, subrayó que no eran sólo los doctores particulares, sino también prestigiosos académicos los que había burlado los protocolos de los ensayos, falsificado datos y presentado documentos amañados de aceptación.

La FDA no quiere dar los nombres de estos doctores; contestaría si se le preguntara por algún individuo en particular que hubiese demostrado esta clase de comportamiento. Se descubrió que un investigador identificado como el «doctor 31», había presentado datos de una compañía patrocinadora, que eran idénticos a los entregados para otra compañía y otro fármaco. Cuando estuvo ante los inspectores de la FDA, explicó que él era un «trabajador tan exigente» que se había llevado los datos originales a una excursión campestre, y que los había perdido cuando su bote de remos zozobró. La historia fue desechada cuando la FDA se enteró de que el «doctor 31» había pretendido convencer a una enfermera para que dijera que se hallaba en el bote con él cuando ocurrió el incidente.[14]

El programa Bi-Mo dispone en la actualidad de unos 80 000 informes de investigadores clínicos a los que de continuo pasa por el tamiz, debido a prácticas irresponsables. La doctora Frances Kelsey que es la jefe de esta agrupación activa, cree que si bien su existencia ha contribuido a mejorar la realización de las pruebas clínicas y la protección de los pacientes y los voluntarios, el número de investigadores clínicos descalificados está en función del personal del que ella puede disponer. Cuanto mayor es el número de los que investiga, más clínicos son descalificados.

Una prueba totalmente satisfactoria de un fármaco precisa enormes recursos, y es imposible llevarla a cabo con un sólo clínico. La Organización Mundial de la Salud organizó una prueba de este tipo [15] destinada al fármaco clofibrato de la ICI, vendido como Atromid-S. Desde su aparición en 1963, las ventas se habían incrementado y el clofibrato era un artículo de exportación rentable. El fármaco reduce los niveles de colesterol de la sangre y la finalidad de su empleo es la protección contra las enfermedades vasculares de los que lo toman. Para determinar la eficacia del clofibrato, la Organización Mundial de la Salud creó un equipo multinacional de especialistas que trabajaba en Edimburgo, Praga y Budapest. Participaron unos 15 745 voluntarios y acumularon entre todos una experiencia equivalente a 83 534 años de tratamiento con el fármaco. Es un estudio sin par, tanto por la magnitud de la escala como por su minuciosidad.

El más importante hallazgo realizado fue que los que tomaban el fármaco mostraban una proporción de mortalidad más alta que aquellos que no lo tomaban. También, el clofibrato reducía la incidencia de los ataques de corazón *no mortales,* pero no afectaba la incidencia de ataques *mortales.* La proporción de mortalidad más alta presentaba muchas causas, por regla general sin conexión aparente con el tratamiento, aunque se observaban en las personas que habían tomado el clofibrato un exceso de problemas graves de tipo digestivo y de vejiga.

Los resultados los publicaron por primera vez en 1978 un grupo internacional de cardiólogos. El gobierno de Alemania occidental reaccionó inmediatamente: prohibió el fármaco condicionándolo a un estudio acerca de su empleo; en Noruega se restringió el permiso para su uso, sólo se podía suministrar en los hospitales. Los gobiernos de estos países habían ido más lejos que los cautelosos autores del informe, quienes llegaban a la conclusión de que: «El clofibrato no puede recomendarse a la comunidad en general, como fármaco para reducir el nivel de lípidos (colesterol), sin una prevención inicial de enfermedades isquémicas del corazón.»

El rigor de este estudio de la Organización Mundial de la Salud no convenció a la ICI de que tales conclusiones estaban justificadas. A finales de agosto de 1980, al confirmarse en un informe complementario que publicó la revista médica *Lancet* [16] los persistentes riesgos del tratamiento con clofobrato, la ICI continuó rechazando que la creciente proporción de mortalidad fuera ocasionada por el fármaco.[17] Toda vez que su efecto es de un tipo desconocido con anterioridad —posiblemente envejecimiento acelerado—, algunos farmacólogos dudaban de si los resultados de las pruebas eran aplicables al clofibrato, cuando se empleaba con pacientes que presentaban problemas relacionados con los lípidos.

Cualesquiera que fueran los titubeos, la aceptación de los datos clínicos suele ser el paso final antes del permiso de lanzamiento de un nuevo fármaco al mercado. Una vez que han quedado fijadas las indicaciones permitidas para su uso, existe la posibilidad de ampliarlas mediante pruebas clínicas ulteriores. Esta es una parte esencial de la «proliferación de indicaciones», estratégicamente empleada por los fabricantes para aumentar el mercado potencial de cada producto.

Todos los problemas acerca de la integridad de las pruebas originales, continuarán con los ensayos siguientes. Las pruebas clínicas capaces de esclarecer el camino para la promoción de un fármaco aceptado, hacia un mayor número de pacientes, tienen un valor financiero enorme. Un ejemplo lo encontramos en el caso del Anturan (sulfinpirazona) de la Geigy, un fármaco que se receta en indudablemente pequeña escala para la gota.

El Anturan fue objeto de una importante prueba clínica [18] encaminada a demostrar su eficacia para prevenir las muertes repentinas, debidas al consiguiente ataque de corazón en pacientes que habían sufrido infarto de miocardio. Era evidente que si se conseguía demostrar que el Anturan reducía la mortalidad de los pacientes de alto riesgo, tendría un valor incalculable. Al informar los resultados de las pruebas realizadas en múltiples centros, a las corporaciones de reglamentación de Gran Bretaña y los Estados Unidos, se llegó a diferentes conclusiones acerca de su validez. En Gran Bretaña, la CSM aceptó el Anturan, y en la actualidad se receta a los pacientes cardíacos. En los Estados Unidos, la FDA más escéptica rechazó la prueba y no autorizó la licencia para que la Geigy vendiera el fármaco como profiláctico. Las principales objeciones de la FDA a la prueba de reinfarto del Anturan, compiladas en un inquietante Informe Especial se publicaron en el *New England Journal of Medicine,* en diciembre de 1980.[19]

La FDA aportó tres extensas razones para justificar su decisión. La primera, el descubrimiento más importante de la prueba (reducción de muertes repentinas de los pacientes tratados con Anturan) se basaba en una clasificación de fallecimientos cardíacos distribuidos en tres categorías: muerte repentina, infarto de miocardio agudo y otras dificultades cardíacas. Los verificadores descubrieron que las exposiciones con frecuencia eran incorrectas y no se ajustaban al criterio establecido al comienzo del estudio. Los errores cometidos en aquéllas, contribuían a favorecer la conclusión de que el Anturan disminuía las muertes repentinas. La segunda, el esquema de clasificación no mostraba una lógica clara y no dividía los fallecimientos en grupos significativos o adecuados. Historias de casos esencialmente idénticos conducían a clasificaciones diversas.

Por fin, la FDA halló que el efecto sobre la mortalidad en conjunto que trataba el informe dependía en gran parte de la exclusión *post hoc* en el análisis de los resultados de los pacientes que, habiendo participado plenamente en el estudio, murieron mientras estaban sometidos a la terapia. Cuando se incluía a todos los pacientes se observaba sólo una tendencia muy débil que presentaba una ligera mejoría con el Anturan, tal vez debida a la casualidad.

Cuando un fármaco ha sido aprobado para la venta, el interés de la corporación de reglamentación disminuye. Así ocurre hasta que el fármaco alcanza una amplia difusión que permite la aparición de muchos de sus efectos desconocidos. Los departamentos de regulación suelen hallarse empeñados en reunir información de los fármacos en uso. Esta reciente creación corresponde también a los Estados Unidos.

Fue sólo después de la talidomida que la FDA creó un registro de los fármacos sospechosos de reacciones adversas. Los médicos y los fabricantes de fármacos están actualmente obligados por la ley a informar de cualquier caso sospechoso al Bureau of Drugs.

Las definiciones que da la FDA sobre la reacción adversa a un fármaco (ADR) incluye «cualquier experiencia adversa asociada al uso del fármaco, tanto si se considera relacionada con éste como si no, y de cualquier efecto colateral, daño, toxicidad o reacción de sensibilización o fallos significativos de la acción farmacológica esperada». Otras corporaciones aceptan la definición de la Organización Mundial de la Salud, que es a la vez sencilla y amplia: un efecto del fármaco «que es nocivo e involuntario, y que ocurre con las dosis normalmente empleadas en el hombre para la profilaxis, diagnóstico o terapia de la enfermedad, o para la modificación de la función fisiológica».[20]

Cualquiera que fuese la definición, las reacciones adversas son difíciles de identificar. La doctora Judith Jones, directora de la división de Experimentación de Fármacos de la FDA, ha especificado tres factores que impiden la detección. Son:

1. Dificultad para diferenciar la pretendida reacción de las enfermedades fundamentales o de los efectos placebo negativos.
2. La naturaleza silenciosa de la reacción adversa a los fármacos. Si no se las busca específicamente, no se encuentran; por ejemplo, los daños en los riñones y en el hígado.
3. Dificultades para identificar cuál es el fármaco, en los regímenes multifármacos, que puede ser razonablemente el causante de la reacción sospechosa.

Una consecuencia es que tan sólo las reacciones adversas a los fármacos ordinarias son las que se detectan y se comunican.

La FDA dispone de dos formas estándar para informar de las reacciones adversas. Se presentan como documentos confidenciales, y los nombres del paciente, médico y hospital que han intervenido permanecen secretos. A pesar de las sanciones legales y de la protección, se considera que este sistema da poco resultado. Precisa mucha motivación por parte de los médicos y un interés ejemplar por parte de los fabricantes de fármacos, para llenar las hojas y mandarlas a la FDA. Cada año reciben unos 12 000 informes, y aunque son útiles a nivel nacional como aviso de los efectos raros y dramáticos, no proporcionan datos confidenciales acerca de la incidencia de las reacciones adversas a los fármacos.[21]

Los informes que recibe la FDA son clasificados a su llegada de acuerdo con la gravedad de un tipo particular de reacción, y previo conocimiento de ella. Cualquier reacción adversa a los fármacos, desconocida anteriormente o grave, se somete a una investigación ulterior, y se valoran la causalidad y la credibilidad, corroborándose el cotejo de pruebas. En ocasiones, los informes se mandan investigar en su origen por delegados. Sin embargo, con mayor frecuencia, aquéllos pasan a alimentar directamente un sistema computador de datos, que permite suministrar información a varias terminales, acerca de enfermedad, tipo de fármaco y tipo de reacción adversa a éste. A partir de los datos computados se desarrolla el perfil farmacológico de cada fármaco, y el amplio espectro de sus efectos característicos. El perfil de computadora del agente antihipertensivo de la Merck, Sharp & Dohme, Aldomet (metildopa), comprende un centenar de efectos adversos distintos, divididos en diez categorías que abarcan casi todos los sistemas corporales.[22]

Las revisiones periódicas en el banco de datos para computadora, de las reacciones adversas a los fármacos, conducen a la acción cuando se considera oportuno. Pueden iniciarse los estudios de control de casos; éstos comprenden la identificación de las personas que sufren una enfermedad particular y la búsqueda de las causas sospechosas en su historial del fármaco. A menudo, es el único camino para poder detectar reacciones adversas retardadas; pero no es probable que revelen antes una relación insospechada. En un reciente estudio de control de caso,[23] se preguntó a las mujeres que habían ingresado en el hospital después de ataques de corazón, si acostumbraban a tomar anticonceptivos orales. Resultó que estas mujeres tomaban la píldora más habitualmente que otro grupo comparativo de mujeres hospitalizadas por otros tipos de enfermedades, y también que las pacientes con ataques cardíacos que no tomaban corrientemente anticonceptivos orales, las cuales era más probable que hubiesen tomado la píldora *en el pasado*, que las mujeres del grupo control.

El primer fármaco prohibido totalmente por la FDA fue la fenformina, un agente antidiabético oral. El 25 de julio de 1977, el secretario de la Health, Education and Welfare, Joseph Califano, anunció que la fenformina constituía un «riesgo inminente para la salud pública». Se le urgió a Califano a que actuase debido a una petición del doctor Sidney Wolfe, que encabezaba el grupo de Health Research de Ralph Nader. Fue presentada la petición por las continuas muertes por acidosis láctica, una reacción adversa a la fenformina que es mortal para la mitad de sus víctimas. La acidosis láctica ha sido conocida por espacio de veinte años, pero los poderosos miembros de la profesión médica argumentaron que la fenformina era un fármaco útil. A pesar de la crítica de la American Medical Association a la prohibición, ésta la confirmó el comisionado de la FDA, Donald Kennedy, en noviembre de 1978, y los fabricantes no impugnaron la decisión.[24]

La base de los datos de la FDA se emplea de manera creciente para la valoración riesgo/beneficio de los fármacos en uso, y para estudios epidemiológicos de fármacos. Un refinamiento en la detección de efectos no deseados de los fármacos es la SOAR, Screening of Adverse Reactions.[25] Este programa organiza informes de las reacciones adversas a los fármacos para diecinueve sistemas corporales —por ejemplo el digestivo, nervioso, cardíaco, etc.— de manera que los modelos de accidentes por efectos adversos a los fármacos se pueden ver con mayor facilidad. Luego, empleando los datos suministrados por una organización de investigación que controla las ventas por mediación de las farmacias y los mayoristas de fármacos, se construye el perfil del uso del fármaco para cada uno de ellos. Las reacciones adversas en un sistema corporal particular para cada fármaco se comparan con los modelos de otros fármacos similares de la misma clase. Cuando la proporción de las reacciones adversas relativa a la cantidad de fármacos usados alcanza dos veces o más la proporción para fármacos similares, la SOAR da la señal de advertencia.

La SOAR fue ensayada en 1979 empleando datos de ventas e información de las reacciones adversas a los fármacos, reunidos entre 1973 y 1976. En el estudio se incluyeron cinco fármacos: eritromicina estolato (Ilosone), clindamicina (Delacin C), metildopa (Aldomet), tioridazina (Melleril), ibuprofen (Brufen) y fenformina (p. ej., Dibotin). Para la mayor parte de estos fármacos, las reacciones adversas señaladas por la SOAR eran conocidas desde 1973, pero algunas fueron señaladas por el programa con anterioridad a su reconocimiento. Si la SOAR hubiese operado antes de 1975, habría advertido los graves riesgos de reacciones cardiovasculares debidas al ibuprofen, las cuales condujeron a una modificación de su calificación en 1977. La SOAR pudo haber actuado como un sistema anticipado de alarma y descubrir este problema dos años antes. De manera similar, la relación entre la colitis grave y la clindamicina habría podido señalarse en marzo de 1973, mucho antes de que llegara a conocerse.[26]

Cuando un fármaco presenta riesgos inaceptables, la FDA entra en acción para restringir su uso. Publica todas las decisiones acerca de reglamentación, y envía cartas de aviso directamente a los médicos, en sobres diseñados para este fin, asimismo útiliza los medios públicos en caso de considerarlo necesario. De esta forma, las decisiones se convierten en asunto de debate público.

La reglamentación de fármacos en España parece que es a primera vista tan estricta como la que ampara la concesión de licencias y la aprobación en los Estados Unidos. En 1963, después de conocerse la última oleada de efectos de la talidomida, se redactaron un conjunto de reglamentaciones las cuales fueron revisadas diez años más tarde.

Las solicitudes de registro de nuevos fármacos han de ir acompañadas por el conjunto exigido de datos justificativos: pruebas sobre animales y pruebas clínicas, estudios relativos a su acción farmacológica, dosis de seguridad y otros. Hay que cumplir detallados requisitos en los estudios específicos acerca de teratogenia, carcinogénesis y mutagénesis. El Centro Nacional de Farmacobiología somete a estudio dicha documentación, para informar seguidamente a la Dirección General de Sanidad de la resolución que considera conveniente.

Una vez que los fármacos se hallan en el mercado, quedan bajo el control del Centro Nacional de Farmacobiología, el cual es responsable de la vigilancia y detección de las reacciones adversas a aquéllos. Su tarea consiste en descubrir con la mayor rapidez posible, cualquier ADR grave o significativo por mediación de las Jefaturas Provinciales de Sanidad, con el fin de comunicarlo a los médicos, farmacéuticos y diversos organismos interesados. Una Comisión de Farmacovigilancia coordina e intercambia información.

A pesar de la existencia de los indicados procedimientos e instituciones, su eficacia es cuestionable. La información referente a las reacciones adversas a los fármacos y a los problemas es escasa. No son asequibles datos detallados de los ADR. Y el abundante, peligroso, innecesario e ineficaz empleo de los fármacos, revela que el sistema es inadecuado. Recientemente se han emprendido acciones para la retirada de algunos productos obviamente peligrosos, existiendo además planes para efectuar una completa revisión de la concesión de licencias y sistema de control. Es todavía una incógnita si estas actividades alcanzarán una mayor eficacia práctica para la defensa del público, pero aun así, la probable reacción defensiva de los fabricantes de fármacos ha comenzado ya.

Cuando el director general de Farmacia y Medicamentos inició las primeras gestiones con PROSERME (Programa para la Selectiva Retirada de Medicamentos) y retiró completamente cinco fármacos (arsénico, estricnina, cloquinol, anfetamina y dihidroestreptomicina), Farmaindustria atacó esta acción con el argumento de que producía más daño que beneficio. Se quejó de que una gran cantidad de productos útiles podrían desaparecer del mercado debido a «acusaciones insidiosas e injustificadas».[27]

Farmaindustria prescindía del hecho de que la mayoría de países pertenecientes al mundo desarrollado contemplaban las sustancias que figuraban en la lista de PROSERME más como venenos peligrosos que como medicinas valiosas. El arsénico, la estricnina y la dihidroestreptomicina tampoco figuran en las listas de sustancias terapéuticas del *British National Formulary*. Sin duda, el portavoz de la industria de fármacos española se mostraría sorprendido por esta particularidad.

En Gran Bretaña, la reglamentación de los fármacos es un fenómeno posterior a la talidomida. En 1964 fue creado el Committee on Safety of Drugs, que más tarde se convirtió en Committee on Safety of Medicines (CSM). La línea de su trabajo queda claramente indicada en términos de referencia, eran:

1. *Aconsejar* con respecto a la seguridad, calidad y eficacia, en relación con el uso humano, de cualquier sustancia o artículo (que no sea un instrumento, aparato o dispositivo), a los que sean aplicables cualesquiera disposiciones sobre medicinas del Acta de 1968.
2. Promocionar la acumulación e investigación de información relativa a reacciones adversas, con el propósito de poder suministrar instrucciones.

Por el Acta de medicinas de 1968, el CSM está unido a los comités de revistas médicas, materiales dentales y químicos, productos veterinarios y a la comisión de farmacopea británica. Según el informe de 1978, el CSM dispone de treinta y dos subcomités y dos grupos asesores *ad hoc*, pero de sólo un subcomité común y un grupo de trabajo. Estos puestos están ocupados por 587 personas, en especial profesores y doctores.[28] Los secunda una gran plantilla de personal civil con dedicación exclusiva, cuyos nombres no se publican.

Podríamos haber anticipado que Gran Bretaña, con la ventaja de un comienzo tardío y siguiendo las deliberaciones del Comité Dunlop, debería disponer de una organización a su medida, para evitar los problemas experimentados por la FDA. Pero con la característica exhibición de independencia nacional, Gran Bretaña decidió confiar en la tradición amateur, tipificada por los expertos de sólida reputación en diversos campos, para formar parte, con dedicación parcial, de los comités.

Los términos de referencia del CSM no mencionan la necesidad médica de un nuevo fármaco. La eficacia tan sólo implica que sea superior a la de un placebo y no que precise ser una aportación útil a la farmacopea. Tampoco que exista un interés para las innovaciones de valor terapéutico especial. A este respecto, el CSM es menos discriminatorio que otros grupos de reglamentación. La FDA, por ejemplo, maneja las aplicaciones de nuevos fármacos de acuerdo con las nuevas actividades químicas, y aquellos que demuestran poseer un valor terapéutico significativo, tienen trato preferente sobre los fármacos «yo-también». Por contraste, el CSM se ocupa de todas las aplicaciones por un igual.[29] En Noruega, la agrupación de reglamentación considera en primer lugar si existe una necesidad médica expresa para cada nuevo fármaco; si no es así, rechaza la nueva aplicación del fármaco sin ulterior tratamiento.[30] El CSM no dispone de tales poderes.

Un fármaco nuevo debe obtener la aprobación del CSM antes de que pueda venderse en Gran Bretaña. El procedimiento es básicamente el mismo que el de la FDA, con excepción de que no existen reglamentaciones publicadas que fabricante y producto deban cumplir. Todo sucede en el seno de los comités. La progresión de un nuevo fármaco desde el laboratorio, a través del CSM, hasta el mercado, significa un viaje por apretados estratos, unidos por mezquinos intereses y estrecheces de miras académicas. El paso de un estrato al siguiente es angosto, y cuando un producto da el salto —digamos, desde el laboratorio de la compañía hasta la revisión del CSM— probablemente ha ido a parar a manos compasivas.

Las agrupaciones de reglamentación, como el CSM, consiguen su personal clave en una reserva altamente especializada. Un limitado número de personas ocupa el estadio superior y los soportes de la experiencia; los asequibles para ocupar los puestos, son pocos. Según cada institución resulte comercial, académica o burocrática, necesita un cupo de cabezas adecuadas y se produce un recorrido del tipo tiovivo. De ello resulta una intensa acción recíproca entre instituciones; es imprevisible la posibilidad de que los límites de las pertenencias funcionales se desdibujen.

Un efecto de esta cerrazón queda demostrado por la experiencia del doctor Cahal, antiguo director del Committee on Safety Drugs, cuando cometió el error de enjuiciar una información tabulada. Por una interpretación deficiente de un título, llegó a la conclusión de que un fármaco nuevo podría conducir a anormalidades; de hecho, esto no se había demostrado. Fue duramente atajado por la compañía afectada,[31] un ejemplo conciso tanto de la facilidad de comunicación como de la relatividad de la fuerza de las relaciones entre los protagonistas.

El doctor Cahal, actualmente decano director médico en el servicio civil, recuerda los primeros días del control de fármacos. En los comienzos de la talidomida, él y cinco colegas con dos farmacéuticos y dieciocho ayudantes, tenían asignada la tarea de controlar todas las reacciones adversas a los fármacos en Gran Bretaña, así como de examinar los nuevos fármacos. Debido al concepto que se tenía de la dificultad y la importancia de la tarea, estaban equipados con bolígrafos, una caja de zapatos y aprovisionamiento de tarjetas postales.

Hoy en día, las reacciones adversas a los fármacos en Gran Bretaña están controladas por el sistema de la «tarjeta amarilla». Se le pide a cada médico que informe de toda reacción adversa grave o infrecuente que observe en su ejercicio profesional. Para facilitar la tarea, dispone de tarjetas amarillas en las que figura la dirección y están franqueadas; las tarjetas están diseñadas para permitir que se realicen informes detallados con un mínimo esfuerzo. En el envés de cada talonario de recetas hay un recordatorio en tinta amarilla. «¿Reacciones adversas? Mande las tarjetas amarillas a...» Algunos lo hacen; en 1975 hubo 5 052 informes; en 1980 habían alcanzado los 10 179, una mejora cuantitativa gracias a los esfuerzos del Royal College of General Practitioners, que organizó un limitado registro de las reacciones adversas a los fármacos en 1960, y recibió exactamente setenta y cinco informes en cuatro años.[32]

El doctor Bill Inman, oficial médico principal del CSM hasta 1980, dio la opinión de que el doblar el número de informes no significa doblar los datos. El informe anual del CSM para 1978 añade que «Mientras el comité tiene en gran estima la cooperación de los doctores, la experiencia sugiere que todavía quedan sin informar muchos casos sospechosos de reacciones adversas».[33] Si es difícil para un especialista la observación de detalles importantes en las pruebas clínicas, será en consecuencia más difícil para un médico de medicina general que ha de tratar con una extensa gama de pacientes y recetar una amplia variedad de fármacos. Por esta única razón, muchas reacciones adversas a los fármacos no sólo no son informadas, sino que pasan inadvertidas.

Se ha propuesto la vigilancia ulterior a la venta, como ayuda a la sintonización del control de fármacos en Gran Bretaña, y se ha creado una nueva unidad de vigilancia, la Drug Surveillance Research, establecida en la universidad de Southampton. Aunque los fabricantes se comprometieron con 750 000 libras durante el período inicial de funcionamiento, la unidad dirigida por el doctor Inman ha declarado que es totalmente independiente.[34]

El equipo del doctor Inman ha puesto en marcha un esquema de control de «incidentes de prescripción».[35] Los médicos reciben cuestionarios en los que se les pide que informen de todo lo ocurrido a los pacientes que hayan sido tratados con nuevos fármacos seleccionados. Con esta información, la unidad construye perfiles de muestras de incidentes asociados a aquellos fármacos, con lo cual les es posible componer estudios complementarios si se detectan algunos riesgos. Por desgracia, el sistema padece de una considerable carencia de perfección, que probablemente lo conducirá a una grave subestimación de las reacciones adversas a los fármacos. En un examen retrospectivo de las anotaciones acerca del paciente, no aparecen indicados la mayor parte de los peligros del fármaco. En consecuencia, el efecto de este ejercicio puede ser una comprobación de los riesgos, más que un juicio acerca de ellos.

En la actualidad, al recibo de cada información de una reacción adversa, el CSM lleva a cabo un estudio con la intervención de «asesores médicos profesionales», y en caso necesario se redacta un informe a la atención del Comité. Además, toda la información de las reacciones adversas a los fármacos se utiliza para componer un perfil que se almacenará en la computadora, para cada fármaco,[36] el cual, a través del CSM, puede llegar hasta donde sea necesario su empleo. Éste es capaz de abarcar desde la modificación de la información obtenida en las hojas de datos de los fármacos, hasta un aviso dirigido directamente a los médicos.

La modificación de las hojas de datos es un acuerdo negociado entre el CSM y la compañía de fármacos. Ésta es en gran parte una actividad entre bastidores, que depende de la íntima relación entre el CSM y la industria. El público y la profesión médica suelen quedar al margen de lo que está ocurriendo.

En los casos más graves, el CSM puede escribir cartas a las revistas médicas. El doctor Inman sostiene que: «En ocasiones, estas cartas han obtenido una buena acogida por parte de los profesionales.»[37] Evidentemente, se trata de un procedimiento fortuito de comunicación y la apreciación de una buena acogida siempre será un asunto puramente objetivo. En los últimos veinte años, estas revistas publicaron centenares de cartas de médicos que no eran miembros del CSM, en las que advertían los graves riesgos de las píldoras barbitúricas para dormir. Si bien esto ha determinado un descenso masivo en su empleo, todavía se recetan por millones cada año. En 1970, se extendieron alrededor de doce millones de recetas para hipnóticos barbitúricos; en 1979, la cifra se hallaba en unos cuatro millones, lo suficiente para miles de adictos. Si un número tan grande de cartas y artículos aparecidos en la prensa médica y también en la profana, fracasan en convencer al gran núcleo de médicos que extienden sus prescripciones, las pocas cartas del CSM tendrán un efecto mucho menor.

La siguiente táctica de ataque empleada por el CSM parece ingenua. Los fabricantes de fármacos pueden enviar cartas de advertencia a los médicos, después de ponerse de acuerdo acerca del contenido, con el CSM. Desde luego, estas cartas son enviadas por correo en sobres de la compañía, por regla general con el distintivo de la marca registrada; puede predecirse que hay muchas posibilidades de que vayan a parar a la papelera sin haber sido abiertas siquiera. Por oposición a sus colegas de Australia y de los Estados Unidos, el CSM no considera necesario un sobre distintivo especial para estos avisos trascendentales. Vista la reconocida ineficacia de este sistema,[38] el comentario del doctor Inman es que se emplea tal procedimiento porque las compañías de fármacos prefieren enviar sus propios avisos, lo cual es correcto.

El CSM puede enviar avisos directamente a los médicos. Existen dos formas de hacerlo, la primera la constituyen los documentos temáticos «Problemas habituales», y la segunda, las «Series de Reacciones adversas», familiarmente conocidas como «Peligros amarillos». Los «Problemas habituales» contienen información acerca de lo que a criterio del CSM debería hacer la profesión médica; cada uno de ellos consiste en una o dos hojas de papel redactadas con los inconfundibles estilo e impacto del departamento del servicio civil británico. Un ejemplar típico suele tratar, acaso, de seis problemas de fármacos de una manera muy académica. Los «Problemas habituales» número 4, correspondiente al mes de abril de 1979, incluía esta declaración acerca del clofibrato:

> Recientemente se ha dado información de una prueba controlada de clofibrato (Atromid-S, Liprinal) para la prevención primaria de las enfermedades isquémicas de corazón (IHD), realizada en 10 627 individuos normales, cuyos niveles de colesterol se hallaban incluidos en el tercio superior de distribución para la población. Hubo un 25 % de reducción en la incidencia de IHD no mortal, en el grupo tratado con 1,6 g de clofibrato diario. El número total de muertes y de mortalidad general fue más elevado

> en el grupo tratado que en los controles; no hubo una prueba concluyente de que este aumento fuera atribuible al fármaco...
>
> Al parecer no hay lugar para el uso extenso del clofibrato como profiláctico... Sin embargo, esta conclusión no debería comprender a pacientes tratados individualmente, para trastornos de metabolismo de lípidos, de los cuales la hipercolesterolemia es un componente importante y que puede predisponerlos a un creciente riesgo de enfermedad cardíaca.

Independientemente de cómo cada médico de medicina general o especialista trata a cada paciente de manera individual, los «Problemas habituales» parecen recomendar que no se cambie, una actitud espectacularmente diferente de las prohibiciones noruegas y alemanas occidentales.

En circunstancias calamitosas puede ponerse en circulación un «peligro amarillo». Por regla general, muestra un señalado efecto en las prescripciones. Pero la publicación de un «peligro amarillo» no significa que el fármaco sea retirado, a menos que el fabricante decida hacerlo voluntariamente. Tan sólo advierte a los médicos de los peligros posibles.

En agosto de 1980 apareció un peligro amarillo para vigorizar la advertencia acerca del clofibrato. En esta ocasión no había ambigüedades. Con el encabezamiento de «Clofibrato - La mortalidad con el uso a largo plazo», decía:

> El comité del CSM ha considerado los descubrimientos realizados en una prueba cooperativa de la Organización Mundial de la Salud, acerca del uso del clofibrato para la prevención primaria de la enfermedad isquémica cardíaca. El informe de esta prueba a largo plazo, indica que los hombres tratados con clofibrato acusan una significativa mayor proporción de mortalidad debida a muchas causas, que el grupo de control correspondiente. Se llama de nuevo la atención a los médicos, acerca del hecho de que el clofibrato está habitualmente indicado sólo para el tratamiento de la retinopatía diabética exudativa, xantomatosis e hiperlipoproteinemias específicas, para las cuales se han realizado investigaciones adecuadas con el fin de definir el tipo y la gravedad de la anormalidad. Por la presente prueba, el comité opina que el uso del clofibrato para la prevención de la enfermedad isquémica cardíaca, debería suspenderse.

¿Son los dos años desde la publicación de los resultados hasta la acción decisiva, el tiempo necesario para la repuesta cuando el CSM se halla enfrentado con tan clara evidencia?

Si un fármaco era considerado suficientemente peligroso, el CSM podía, mediante los avisos oportunos y por los conductos adecuados, haber retirado la licencia. Pero esta es una tierra virgen. El CSM todavía no se ha sentido motivado a pesar de los dos importantes desastres de fármacos desde la talidomida (el practolol y los aerosoles para el asma), para determinar los límites de poder de sus advertencias.

De la misma manera que las distintas corporaciones de reglamentación nacionales enfocan de modo variado las aplicaciones de los fármacos nuevos, también tratan de manera distinta en los diversos países el conocimiento compartido de las reacciones adversas a aquéllos. Uno de los ejemplos lo constituye el antibiótico estolato de eritromicina, puesto a la venta con el nombre de Ilosone por la compañía Lilly y sus subsidiarias de todo el mundo. En el capítulo 5 hemos explicado la campaña de la «presentación selectiva» de la Ilosone. Es capaz de producir enfermedades de hígado, las cuales a veces alcanzan tal gravedad, que se llevan a cabo intervenciones quirúrgicas de emergencia abdominales, en la creencia de que el dolor está originado por la inflamación de la vejiga de la hiel o los cálculos biliares. Muchos especialistas opinan que el uso del estolato de eritromicina es injustificable.[39]

El CSM británico reaccionó en junio de 1973 a través del peligro amarillo número 10, «La ictericia y el estolato de eritromicina». El número de recetas por año en Inglaterra y Gales descendió de 720 000 en 1972, a por debajo de 400 000 en 1975, y luego permaneció casi estabilizado.

La FDA insertó un aviso referente al fármaco en su Drug Bulletin de 1974. Sin embargo, las prescripciones continuaron manteniendo un nivel elevado, al parecer debido a que muchos médicos seguían ignorando los riesgos. Desde 1973 hasta 1979 se extendieron entre seis y ocho millones de recetas por año, y los informes de hepatitis a la FDA se mantuvieron constantes.[40] Una urgencia en agosto de 1979, emitida por la Health Research Group para retirar la aprobación de las aplicaciones de nuevos fármacos relativa a la Ilosone, fue publicada por la FDA en diciembre del mismo año, a la que contestó la Lilly el 18 de febrero de 1980, con un informe de medio metro en defensa del fármaco.[41] El debate prosigue, así como la alta proporción de recetas y de ictericia.

El Australian Drug Evaluation Committee publicó sus conclusiones en julio de 1973. El estolato de eritromicina fue prohibido para los adultos y para los niños mayores de seis años. Para niños de edades inferiores a la expresada, consideraba que el fármaco podía ser útil, si bien no quería confiar en simples conjeturas. «Se llevan a cabo nuevas investigaciones relativas al potencial hepatóxico del fármaco, en el citado grupo de edades.»[42]

No es la primera vez que el Australian Drug Evaluation Committee ha actuado con rapidez y decisión para salvar vidas. A principios de la década de 1960, las muertes a causa del asma empezaron a progresar tanto en Australia como en Gran Bretaña.[43] Hasta 1961, morían alrededor de mil personas al año, a causa del asma en Inglaterra y Gales. En 1966, esta cifra se había incrementado a más del doble. El acrecentamiento coincidió con el empleo más extensivo de los aerosoles que contenían fármacos broncodilatadores, para alivio de los ataques de asma. Según aumentaba la venta de aerosoles, crecía el número de muertes. El asma se convirtió en la causa de muerte más generalizada en niños entre diez y catorce años, con una progresión de siete veces. También se observaba un mayor número de fallecimientos en los otros grupos de edades.

En junio de 1967, el CSM actuó. El Peligro Amarillo número 5 advertía: «Un reducido número de informes de fallecimientos repentinos e inexplicados ocurridos en pacientes asmáticos, han llegado al Committee...» Proseguía luego señalando «una posible relación entre el excesivo uso de aerosoles por los pacientes y el aumento del número de informes acerca de muertes por asma bronquial. Se sigue investigando esta posibilidad». Dieciocho meses más tarde, en diciembre de 1968, los aerosoles quedaron restringidos a la venta exclusiva con receta.

El CSM actuó demasiado tarde para miles de niños. Hubo un aumento de 3 500 muertes de asmáticos entre 1961 y 1967.[44] Si un número menor de estos niños hubiesen muerto en otras circunstancias, se habría producido una inmediata y sostenida protesta. En Gran Bretaña todo había concluido en 1969; no hubo protestas ni investigaciones de la actitud del CSM.

¿Pudo el CSM haber actuado antes? En Australia, el ministro de Sanidad reaccionó frente a un aumento mucho más reducido de la proporción de mortalidad, en diciembre de 1964; incluso publicó en la prensa una advertencia dirigida a las personas que usaban aerosoles. Esto fue seguido, en 1965, por un aviso del Australian Drug Evaluation Committee, y no se produjeron ulteriores aumentos de muertes de asmáticos en aquel país.[45]

En Gran Bretaña, el conocimiento de los peligros de los fármacos no conduce necesariamente a una acción de reglamentación. Los fabricantes pueden retirar sus productos del mercado voluntariamente, tras una discusión confidencial con el CSM. Tal actitud preocupa a los directivos de la Organización Mundial de la Salud, y a los del European Committee for Proprietory Medicinal Products (CPMP). Por los acuerdos internacionales, una autoridad nacional sanitaria puede ser requerida para que dé razón tanto al CPMP en el caso de los miembros pertenecientes a la CEE, como a la Organización Mundial de la Salud, de cualquier acción de reglamentación que signifique la retirada de la autorización de venta de un fármaco. Debido a que el sistema británico en realidad no implica una decisión de reglamentación no se le exige la información expresada. Así, en el caso de la devolución de beneficios excesivos, cuando el gobierno británico negoció con la Roche acerca del Valium, los propios intereses británicos actuaban contra los demasiado importantes intereses de los otros. En esta ocasión, la cadena de información para aquellos que podían confiar en el CPMP, o en la Organización Mundial de la Salud, se había roto.

Excepcionalmente en tales circunstancias, los acontecimientos que condujeron a la retirada del alclofenac, un antiinflamatorio vendido por la Berk Pharmaceuticals, llegaron a conocerse. El fármaco había podido obtenerse en Gran Bretaña por espacio de siete años, antes de que la investigación alemana demostrara que su metabolito era mutagénico.[46] No se tomó ninguna decisión de reglamentación por cuanto la retirada voluntaria se anticipó a tal movimiento. Pero en este caso, el director de la DHSS Medicine Division escribió a sus colegas de los otros países de la CEE, para informarles de lo que correspondía hacer al CSM acerca de la acción mutagénica del alclofenac.[47] Sin embargo, la profesión médica recibió una versión distinta. La Berk explicó a los médicos que el alclofenac fue retirado debido a que producía erupciones cutáneas.[48] No se mencionaban las posibles mutaciones y así terminó.

Mediante la cooperación internacional, las corporaciones de reglamentación pueden repartirse la carga de trabajo y disfrutar de las ventajas de las mutuas experiencias. En 1968, las numerosas reuniones de representantes de doce países que habían empezado el control de fármacos después de la talidomida, culminaron en una cooperación a escala mundial. El Drug Monitoring Centre, de la Organización Mundial de la Salud, empezó en Ginebra con ayuda financiera del gobierno de los Estados Unidos, y con un equipo de disciplinas diversas de epidemiólogos, estadistas y farmacólogos clínicos. Se esperaba que las naciones miembros informaran no sólo de decisiones de reglamentación, sino que también comunicaran sus experiencias con fármacos para almacenar en la computadora y facilitar los análisis, de lo cual la información utilizable se convierte generalmente en accesible para las naciones que la solicitan.

La Organización Mundial de la Salud ha estado trabajando tambien para la estandarización limitada de las aplicaciones de los fármacos. Los países comprendidos son: Canadá, Australia, Suecia y Gran Bretaña. Al mismo tiempo, la CEE trabaja en la aprobación de procedimientos de autorización comunes para Europa.

La industria multinacional de fármacos más resuelta es capaz de sacar provecho a las muchas diferencias que existen entre los departamentos de reglamentación nacionales. Uno de los sistemas consiste en el «efecto dominó» de las autorizaciones. Si la FDA, por ejemplo, acepta un fármaco, luego los departamentos menos exigentes se sentirán inclinados a hacer otro tanto. En beneficio de la industria de fármacos se conviene dar a las corporaciones de reglamentación una exagerada reputación de rigidez. El mantenimiento de estas reputaciones significará que la autorización de un fármaco en casi cualquier parte, puede usarse para presionar a los otros departamentos para la misma autorización.

Las diferencias que no representan una ventaja para la industria, por otro lado, pasan a convertirse en campañas de crítica. La FDA puede tomarse un dilatado y proporcional tiempo, antes de la aprobación de un fármaco determinado, para el mercado estadounidense, y esta discrepancia relativa ha permitido a la industria y sus acólitos criticar a la FDA por ser la causante del «retraso de los fármacos».

El retraso de los fármacos ha llegado a ser una cuestión de elevada emotividad. El argumento consiste en que cada vez que la FDA es lenta en la autorización de fármacos nuevos, los estadounidenses se ven privados de una valiosa, tal vez salvadora terapia de la que otros disponen. El principal defensor de esta teoría es el doctor William Wardell, del Center of the Study of Drug Development. En un documento de 1978,[49] puntualizó que había demostrado que el número de fármacos totalmente nuevos, autorizados, había descendido en la misma proporción que aumentaba el tiempo que tardaban en aprobarlos. Un examen del sistema empleado por Wardell para obtener los datos, en nuestro criterio hace que su estudio sea poco convincente. Sin embargo, la industria lo utiliza como arma para ejercer una presión contra la reglamentación.

Universitarios de otros campos han expresado opiniones acerca de este asunto. Milton Friedman, un economista de la universidad de Chicago, se ha incorporado al tumulto. En la revista *News Week*[50] declaraba que:

> Deberían revocarse las enmiendas al Acta de la Food, Drugs and Cosmetic. Causan mucho más daño que bien. Para ajustarse a ellas, los directivos de la FDA condenan a muerte a gentes inocentes... Es escandaloso, pero esto no impide que se corrija...

El senador Nelson comentó en el comité de la Pequeña Empresa, del Senado de los Estados Unidos: «Habría sido útil que el señor Friedman hubiese aportado algunos ejemplos —aunque fuera tan sólo uno— para respaldar sus acusaciones comprensivas, aunque infundadas.» La FDA contestó asegurando que «ningún estadounidense es condenado a morir, o al sufrimiento por causa de que los fármacos importantes se retrasen. No existen fármacos milagrosos en otros países que no los tengamos nosotros».

Pero Milton Friedman tuvo una rápida contestación para el «burocrático reflejo condicionado... Muchos fármacos nuevos —protestó— pueden conseguirse en el extranjero, pero no aquí, el practolol y el oxprenolol para mencionar sólo dos importantes en cardiología».[51]

La crítica del consumidor a los departamentos de reglamentación es que no facilitan protección. A pesar de los éxitos idiosincrásicos en los Estados Unidos con la talidomida y el practolol, y muchos otros ejemplos de éxitos de la reglamentación sobre los riesgos individuales, la protección siempre será un asunto de calibración.

Los departamentos de reglamentación no pueden proteger de riesgos importantes imprevistos; lo mejor que cabe esperar es que limiten la difusión mediante un pronto reconocimiento y una acción decisiva.

Tampoco les es posible proporcionar una solución a los efectos yatrogénicos perniciosos en gran escala, de los que hemos tratado en el capítulo anterior. Los sistemas de los que dependen no están suficientemente sintonizados, para extraer su incidencia de un historial general de enfermedad y mortalidad. Los departamentos de reglamentación operan, sobre todo, en un seguro y transitable terreno medio, en el que consumen desproporcionados y grandes recursos, para conseguir comparativamente pequeños logros.

Un ejemplo es el trabajo del doctor Cahal para la DHSS, acerca del control de los efectos de fármacos que provocan adicción en Gran Bretaña. Opina que tal vez existan miles de personas adictas al dextropropoxifeno (el principal ingrediente de los populares calmantes Distalgesic, Dolasan, Darvon y otros). La documentación relativa a los efectos letales por sobredosis del fármaco es muy completa, y éste no es más efectivo que otras alternativas más seguras. Y mientras existe una preocupación por el fármaco, hay una señalada desgana para aumentar los controles burocráticos de su empleo. Los efectos son lo suficientemente inconfundibles para ser reconocidos, aunque no alcanzan el dramatismo que requiere una acción urgente.

El riesgo de un fármaco tiende a llegar a mayores y más visibles proporciones antes de que se tomen medidas. Pero existe ofuscación antes de que se tome ninguna decisión. La disponibilidad de información es en gran manera deficiente, puesto que la gran mayoría de reacciones adversas a los fármacos no se comunican.

Inevitablemente, la crítica a la acción de las corporaciones de reglamentación revierte al origen de sus datos: los médicos. En el espacio que hay entre los pacientes y los fármacos, ocupan el puesto clave para el reconocimiento de los peligros que acarrea el fármaco: son los conocidos y subinformados efectos adversos. El doctor Inman mientras se hallaba en el CSM atribuía este fallo a siete pecados mortales: temor al litigio, culpabilidad, suficiencia, ambición, ignorancia, timidez y pereza.[52]

Igualmente, cuando la información de reacciones adversas es obligatoria, no resuelve el problema fundamental. El doctor Sidney Wolfe escribió [53] al comisionado de la FDA, doctor Jere Goyan, en enero de 1980, para sugerir que debían emprenderse cargos criminales contra la Smith, Kline & French por pretendidas omisiones en informar las graves e inesperadas reacciones adversas al Selacryn, un antihipertensivo vendido con profusión. La ley exige que la compañía informe tales reacciones adversas dentro de los quince días, pero la SKF incluía doce casos de daño de hígado en un informe trimestral rutinario. Wolf argumentó que para actuar correctamente, estos problemas debían haber conducido a la inmediata prohibición. Al propio tiempo, la compañía puso en marcha una campaña de propaganda masiva para promocionar el fármaco. En una posterior reunión entre la compañía y la FDA, se «hallaron» otros cuarenta casos más de daño al hígado, que habían evitado informar dentro del plazo establecido.

Tales deficiencias están constituidas por la combinación de inadecuadas entradas de información y comunicaciones exteriores ineficaces. El Peligro Amarillo británico afectará de manera notable la proporción de recetas de un fármaco, pero raras veces se lo emplea como último recurso. Con demasiada frecuencia, los fármacos de peligrosidad y dudoso valor reconocidos permanecen a disposición de los médicos para su prescripción por razones triviales. De la misma forma al ser retirado un fármaco, la comunicación es tan poco incisiva, que los médicos todavía intentan recetarlo. La última receta de practolol británica que se conoce tiene fecha del 11 de agosto de 1976, casi un año después de que el fármaco fue retirado por la ICI. Tampoco el CSM emplea medidas de carácter público, aunque éstas puedan salvar vidas. Su actitud matizada por el elitismo, es que «el alarmismo propagado por la prensa, no beneficia a nadie y puede originar gran cantidad de perjuicios, cada vez que es capaz de desencadenar una amplia difusión de comentarios a veces deformados, con la posibilidad de perjudicar la reputación de fármacos que son valiosos.[54] Pero una reputación comercial no debe tener mayor importancia que la vida humana.

El ejemplo del Selacryn en los Estados Unidos pone de manifiesto la cuestión de la escala de las pruebas clínicas. Antes del lanzamiento, se había obtenido información sobre reacciones adversas, en pruebas entre sólo 533 personas. Para un fármaco que se pretende que lo empleen millones de personas, desde luego es insuficiente. Siempre será imposible para los departamentos de reglamentación nacionales establecer la cantidad de pruebas clínicas a que debe someterse un fármaco con potencial para el mercado internacional. Aceptado esto, en algunos países europeos entre los que figuran Francia y Países Bajos, el gobierno está facultado para retirar temporalmente los fármacos del mercado, en tanto se completen los informes acerca de las reacciones adversas. Evidentemente, esta acción es discutible por razón de que causa una interrupción de los tratamientos, lo cual no está admitido en los Estados Unidos, Gran Bretaña y muchos otros países.

Es posible una colaboración internacional a una escala adecuada, como quedó demostrado en las pruebas del clofibrato. Y éste debe ser el modelo para los futuros estándares auténticos de las pruebas clínicas; la acumulación de datos objetivos puede dejarse a la inspiración de un especialista remunerado o contratado. Tampoco deben reunirse los datos procedentes de «voluntarios», como presos, pacientes con poca garantía o víctimas anónimas del Tercer Mundo.

Cualesquiera que sean los argumentos sobre las dudas acerca de la escala o de los sistemas, persiste la debilidad fundamental de que todos los departamentos de reglamentación se hallan en situación de tomar decisiones basadas en valoraciones de las valoraciones de otras gentes. Como hemos visto, las fuentes de información de las reacciones adversas a los fármacos no siempre son fidedignas ni honestas. Los fabricantes de fármacos disponen de un control total sobre la información que presentan en apoyo de las peticiones para sus productos. Puede ocurrir, en el peor de los casos, que lo que decidan les lleve a continuar, y esto a su vez represente un encarecimiento del costo de creación de cada nuevo fármaco.

Igualmente, con una aportación de las mejores informaciones, las decisiones de reglamentación pueden estar influidas por factores que no sean totalmente objetivos, o que puedan reflejar una diferencia en el fondo cultural o comercial. Cuando fueron presentados al CSM los resultados de las pruebas del clofibrato por la Organización Mundial de la Salud, su reacción comparada con la de los alemanes occidentales fue insípida. Se consideró que el estudio era poco convincente.

La proximidad de la industria a los departamentos de reglamentación, con frecuencia amortigua sus voces. La riqueza y la experiencia política de los fabricantes de fármacos contribuye eficazmente a la carencia de toda fuerza real por parte de los reglamentadores,[55] que se ven imposibilitados para actuar con independencia. A los departamentos de regulación no se les deja otra opción que actuar sólo cuando se hallan completamente seguros de los hechos. Están poco dispuestos a hacer una valoración que pudiera conducir a una batalla entre los fabricantes y ellos mismos o el gobierno. Los fabricantes han demostrado que pueden demandar judicialmente a los gobiernos nacionales, cuando ven amenazados sus intereses. En estas circunstancias no hay lugar para el debate o la especulación: sólo se acepta la evidencia irrefutable. Por regla general, esto se convierte en una gran cantidad de muertes que se podrían haber evitado o en una, igualmente, gran cantidad de lisiados e inutilizados. Pero sin esta prueba ¿quién puede tener una certeza absoluta?

La última crítica a los departamentos de reglamentación debería ser acerca de cuál es su verdadero propósito. Fundamentalmente, existen para reglamentar y controlar el uso de los fármacos. Es un papel estático y limitado, que depende para la acción de los supuestos de que los fabricantes de fármacos la suscribirán. En esencia, no existe diferencia filosófica entre reglamentador y reglamentado, acerca del asunto fundamental del beneficio que representa la difusión del uso de los fármacos. La argumentación de ambos gira siempre sobre los conceptos de calibración y aceptación, no de necesidad. En este aspecto reflejan las actitudes de la sociedad en general, son víctimas culturales de la filosofía de la medicación, como lo somos todos. Y por esto, les es casi imposible protegernos.

Nuestros ángeles custodios nos han fallado y continuarán así sin cambios radicales.

CAPÍTULO VIII

Continúe tomando las tabletas

MARY WILKINS

Mary Wilkins vive en Gales del sur, en la ciudad del valle de Merthyr Tydfil. Como tantas otras amas de casa de la clase obrera, le gusta tener su casa, que forma parte del bloque común, limpia como los chorros del sol.

En el exterior, la calle es triste, un callejón sin salida abandonado en medio de escombros y cascotes, con la visión de las nuevas viviendas protegidas estatales, asomando por encima de la colina.

En 1971, Mary era una animosa muchacha de veintisiete años, que tomaba parte muy activa en la vida social del barrio. Fundó y dirigió un grupo de esposas jóvenes de la vecindad y se divertía con los bailes y excursiones que organizaban.

La tragedia vino a ensañarse con su familia. Su hermano falleció de un ataque de corazón. Tenía cuarenta y cuatro años. Al cabo de un corto tiempo, murió su padre. Mary se dedicó al cuidado de su acongojada madre, además de atender a su hijo de cuatro años. Y acusó el sobreesfuerzo.

«Noté dificultades para seguir con mis ocupaciones. Empecé sintiendo palpitaciones, y como sea que mi hermano había muerto a consecuencia del corazón, temí padecer alguna enfermedad cardíaca. Por esta razón, fui a ver a mi doctor y después de cinco semanas de tomarme el pulso, me envió a ver al especialista del hospital.»

El especialista le dijo a Mary: «Es usted una mujer con mucha suerte. Acabamos de recibir lo adecuado para su mal. Se trata de un nuevo fármaco maravilloso que le pondrá el corazón en buenas condiciones.» El doctor inició el tratamiento de la mujer con practolol, cuya marca era Eraldin.

«Ahora sé que únicamente sufría los efectos del sobreesfuerzo. Pero usted comprenderá el motivo de mi preocupación. Las tabletas me detuvieron las palpitaciones, pero al cabo de tres meses comencé a experimentar reglas muy difíciles. Fue un cambio absoluto; sentía con frecuencia vértigos y mareos. Consulté a mi doctor y pareció no enterarse.

»Una mañana, cinco o seis semanas más tarde, me quedé completamente ciega por espacio de un par de horas. Me sentí horrorizada y trastornada; era como si entrara en un túnel. Las vecinas llamaron al doctor, y éste observó si existía alguna hemorragia en la parte posterior de los ojos, pero no halló nada. Me indicó que usara unas gafas oscuras y que me bañara los ojos con agua y sal.

»Unos meses más tarde, por segunda vez volví a quedarme ciega.

El doctor me preguntó qué tabletas tomaba. Le contesté que Eraldin y Tryptizol. Me indicó: "Deje de tomar el Tryptizol."»

La historia de Mary es compleja. Los fallecimientos ocurridos en su familia y las responsabilidades que recayeron sobre ella eran suficientes para crearle la ansiedad causante de las palpitaciones. Es muy posible que las reglas difíciles y la ceguera temporal estuvieran también relacionadas con la tensión emocional. La acción de suprimirle el Tryptizol, un antidepresivo, como réplica a su repentina ceguera, podría parecer una decisión fuera de todo raciocinio, si bien el hecho de no preocuparse por el practolol es más comprensible.

El practolol es un beta bloqueador. Este tipo de fármacos nunca deben retirarse de repente cuando pueden conducir a un rebote de empeoramiento de los síntomas y a perturbaciones cardíacas con resultados tal vez fatales.

«En 1973 había empeorado considerablemente. Comencé a llevar un diario. Me habían recomendado que lo hiciera cuando mi hijo Simón estuvo enfermo, para comprobar si surgía alguna anomalía. Los ojos continuaban causándome sufrimiento; el especialista me dijo que era jaqueca, aunque yo jamás había tenido jaquecas.

»Ocurrió que de manera gradual fue aumentando la continuidad de mi dolor. Sé que parece ridículo, pero me dolía todo, como si tuviera una gripe constante. El doctor me recetaba calmantes sin cesar.

»Luego, me apareció un intenso dolor en la nuca. No pude levantarme ni moverme durante tres días. Fui enviada a Urgencias, donde me examinaron por rayos X, pero no encontraron ninguna fractura. Me preguntó el doctor si había sufrido algún accidente de coche. Le dije que no, pero él insistió en que debía de haber ocurrido alguna colisión automovilística, cuando se presentaba una herida de golpe en la nuca. Me prescribió un collar quirúrgico y otra clase de tabletas contra el dolor. Me indicó que también siguiera tomando las otras.

»Al cabo de un tiempo, era capaz de defenderme con el collar quirúrgico; el dolor iba cediendo. Pero me hallaba aterrada: eran demasiadas las cosas que andaban mal. Todavía seguía usando las gafas oscuras porque los ojos me hacían daño. Me dolían los oídos: oía ruidos y me silbaban. Experimentaba comezón en la piel. Como consecuencia de tantas cosas, me sentía muy deprimida; nada de lo que hacían los doctores parecía mejorarme, por el contrario, me empeoraba. En aquel momento me di cuenta de que los doctores me habían etiquetado sin lugar a dudas: neurótica.

»A mediados de 1974, era muy raro que pudiera conciliar el sueño, si bien disponía de varias clases de píldoras para dormir que me habían recetado. El dolor se había convertido en inaguantable. Padecía de trastornos gástricos y picazón en la piel. Tenía inflamadas y secas, la nariz y la garganta. Para aliviarme, solía echarme unas gotas de agua en la nariz. En aquel momento, parecía algo de locos, pero más tarde he tratado a otras víctimas del Eraldin, y habían experimentado lo mismo.»

En noviembre de 1974, le apareció a Mary una erupción cutánea y al mismo tiempo sufría intensos dolores de estómago. Notaba opresión en el pecho y respiraba con dificultad. Avisado el facultativo de medicina general, le indicó que dejara de tomar el Eraldin inmediatamente.

«Lo que le ocurre es consecuencia de los efectos colaterales», le explicó.

Más tarde, el especialista del hospital se mostró en completo desacuerdo. «No hay nada malo en el Eraldin —le aclaró—. Siga tomando las tabletas.» No lo hizo. Desapareció la erupción cutánea pero los otros síntomas continuaron.

Todos los problemas que Mary describía podrían haber sido reconocidos como resultado de su reacción adversa al practolol. El síndrome clásico de este fármaco incluye la erupción cutánea, problemas oculares, zumbidos y dolor de oídos.[1] En 1974, fueron reconocidos los cambios en la membrana faríngea.[2] El *British Medical Journal* definió, en 1973, el dolor de las articulaciones y los problemas de la nuca como efectos adversos al proctolol.[3]

El hecho de descubrir las causas de sus problemas, no significaba que estuvieran resueltos. Los efectos del practolol son a largo plazo. En 1976, Mary había enflaquecido cerca de trece kilos; su estómago todavía era enorme, un desarrollo que observó y comentó la cerrada comunidad de Gales del sur. Y como suele acontecer, el chismorreo tuvo un triste final.

Simón, el hijo de Mary, fue corriendo hacia ella, hecho un mar de lágrimas. «Mamá, ¿vas a tener otro niño? «La negativa de la mujer sólo sirvió para aumentar el llanto y la aflicción del chiquillo. Cuando por fin se tranquilizó un poco, le pudo explicar a su madre que los vecinos decían: «Una de dos: o va a tener un niño, o padece de cáncer.» Mary se estremeció, echándose a llorar acongojada.

En opinión de su médico de medicina general, se hallaba embarazada; aunque Mary estaba convencida de que era imposible. Entonces, la enviaron al hospital donde le practicaron una histerectomía: le extrajeron del abdomen una masa de tejido fibroso «semejante a un gran pomelo».

No era cáncer.

El dolor de los postefectos del practolol continuaba en todo el cuerpo. Su esposo comenzó a desesperar. Además de las píldoras para dormir, los calmantes y los tranquilizantes, a Mary le recetaron ahora tabletas para el vértigo. Sufría por muchas causas y todavía aparecían otras. «¿Cómo es posible que tengas tantas cosas mal?», le preguntaba su marido. Sus relaciones se volvieron difíciles.

A pesar de todo, Mary comenzó a trabajar; pero fracasó porque volvió a recaer. En 1978, tuvo que someterse a otra operación, esta vez para cauterizar el tejido de cicatrización y extraer unos pólipos. Después de recuperarse de esta intervención, decidió visitar a otro especialista por su cuenta; tenía miedo el hombre que intentara obligarla a que continuase tomando el Eraldin, y experimentaba el sentimiento de que había tanta crueldad en él, que no hacía nada para ayudarla.

Fue ingresada en el hospital por espacio de seis semanas para efectuar unas extensas pruebas. La examinaron dieciséis médicos, incluido un neurólogo. Todas las pruebas —EEG, punciones lumbares, pruebas específicas de varias enfermedades— dieron resultados negativos. No existía tumor cerebral, tampoco señales de apoplejía ni señales para poder establecer un modelo de diagnóstico. Mary recuerda: «Me sentía malísima, exactamente como si me hubiesen envenenado. Me trataban como si fuese una cosa y nadie me hablaba como se hace a una persona. Hice infinidad de preguntas, después de todo se trataba de mí; mi cuerpo era el que estaban manipulando, pero ellos pretendían ignorarme, y una no se siente tan inteligente cuando se halla desnuda... Intentaba sólo desinteresarme por un rato, y procuré escuchar lo que estaban hablándose unos a otros acerca de mí. En una ocasión oí a un doctor decirle al otro mientras estudiaban mis anotaciones: "¿Puede usted leer lo que ha estado tomando? Cuidado con lo que dice." Y el neurólogo de Cardiff pareció enojado. "¿Por qué pondrán a las jóvenes en tratamiento de beta bloqueadores durante todos estos años?", preguntó. Quería saber si yo sufría efectos colaterales, pero le contestaron que no los tenía.

»Poco antes de que abandonara el hospital, el especialista me dijo que quería venir a sentarse para charlar conmigo y explicarme lo que había ocurrido. ¡Me sentí tan feliz y aliviada! Pero cuando llegó el día pasó de largo junto a mi cama. Le llamé, pero se negó a hablar. Sentí que un profundo horror se apoderaba de mí, y grité. La enfermera dijo que me vería en la sala de los pacientes externos, pero no lo hizo.»

Cuando Mary salió del hospital era una mujer totalmente enferma y desgraciada. Le dijeron que fuera a ver a su médico de medicina general; éste, junto con otro facultativo presente, le comunicaron un mensaje del especialista: «Primero —le dijo— las buenas noticias. Sus problemas no tienen nada que ver en absoluto con el Eraldin.» Mary no lo creyó. «Ahora, las malas noticias —continuó el doctor—. El especialista ha diagnosticado esclerosis múltiple.»

Es imposible describir la emoción de Mary al oír esto. La llevaron a casa conmocionada. Todavía con su característica capacidad de recuperación, no tardó mucho tiempo en unirse al grupo local de esclerosis múltiple. «Era una gente muy valerosa y fueron muy cariñosos conmigo. Pero yo sabía que no era como ellos. Mis síntomas eran totalmente distintos de los de ellos. Mis problemas decisivos se hallaban en la cabeza y en la nuca; los de ellos, residían en los miembros.» Más tarde se confirmaría que Mary no padecía esclerosis múltiple.

Mary no podía tenerse sin ayuda, por lo que usaba un bastidor para andar. Podía sentarse en una silla, pero debía llevar el collar quirúrgico constantemente. La determinación y la fuerza que la acompañaron durante las horribles experiencias que siguieron al período que estuvo sometida al tratamiento del Eraldin, se materializaron en su participación en el grupo de acción del Eraldin. La principal preocupación de Mary fue que su historia debía ser contada, y que de sus experiencias deberían sacarse las conclusiones correctas. «No sé lo que sucederá después. Vivo al día, todavía tengo la horrible certeza de que he sido envenenada. ¿Sabe usted lo peor? Mi hijo jamás me ha visto bien. Hace años puse en marcha en este lugar un grupo formado por jóvenes esposas. Pero cuando una ya no se puede valer por sí misma, se olvidan de que existe.»

Recapitulando, es sorprendente si se tiene en cuenta que cuantos doctores trataron a Mary Wilkins todos se mostraran inexorables al afirmar que no presentaba reacciones adversas al practolol. El lupus eritematoso sistémico (SLE) es un síndrome complicado que fue reconocido como efecto adverso al practolol por el cardiólogo E. B. Raftery.

Es una enfermedad autoinmune que puede ser producida por una serie de causas, aunque el practolol, en particular, suele originarla con frecuencia. Parece que el fármaco de algún modo conduce a que el cuerpo rechace sus propios tejidos como si fueran extraños. Los casos descritos por Raftery, publicados en el *British Medical Journal* en 1973,[4] incluyen muchos de los síntomas que Mary experimentaba, en particular dolor en la nuca y en las articulaciones. Los pacientes de Raftery no se recuperaban por completo tras serles retirado el practolol, sino que precisaban un tratamiento especial, durante un año después; pero aun así no quedaban totalmente normales.

Los problemas auditivos, la fotofobia (incapacidad de resistir la luz brillante) y las erupciones cutáneas a menudo son efectos del practolol. La formación de tejido fibroso en el abdomen está reconocido como uno de los riesgos más peligrosos. Sin embargo, los médicos de Mary decidieron —y ella se dio cuenta— que estaba neurótica y que no era una víctima del síndrome del practolol. Ésta es una reacción demasiado generalizada.

SUSAN JAMES

Las erupciones de la piel constituyen la más común de las reacciones a los fármacos,[5] y al principio pueden parecer sin importancia. Pero no lo son; una reacción de la piel puede ser la primera señal de un proceso que tal vez acabe en una muerte, y algunos tipos son por sí mismos extremadamente desagradables para quien los padece.

Susan James, de Walsall, tomaba Eraldin. En 1976 escribió: «Al igual que otras personas, fui tratada por angina, y empecé a tomar las píldoras azules hace unos cuatro o cinco años. Al principio eran dos píldoras al día, luego tres. Hace unos tres años, comenzaron a secárseme las manos. Intenté curarlas por mí misma, pero cada vez estaban peor; el dolor era increíble. El doctor me dijo que era una forma de dermatitis, pero el tratamiento quc mc recetó no dio resultado. Otro doctor me puso en tratamiento y lo probó todo inútilmente. Ninguno había visto jamás unas manos como las mías.

»La carne desaparecía rápidamente y quedaban sangrantes. Cada pequeña línea de mis manos y dedos era una grieta abierta. Yo no hacía otra cosa que llorar. Algunas noches no me llegaba a acostar.

»Las uñas me crecían duras, gruesas y amarillas. Tenía que limarlas, pero eran como de piedra; llevaba las manos cubiertas día y noche. Fue una pesadilla que se prolongó por espacio de doce meses, y luego, gradualmente, comenzaron a sanar. Más adelante, los ojos me empezaron a escocer y a secárseme. Pensé que me los había tocado con los dedos y comencé a darme unos baños oculares; compré lociones para los ojos, pero cada vez iban peor. El doctor me recetó lociones y antibióticos. En aquella época creí volverme loca...»

La historia se convierte en la ya familiar e inexorable, con cada vez un mayor número de problemas. La señora James fue a su oculista quien le indicó que padecía de una anomalía en la sangre. Le empezaron a supurar los ojos y su visión se volvió turbia hasta tal punto, que prácticamente estaba ciega. El sol y la luz brillante le lastimaban los ojos. Luego, empezó a padecer del estómago, con dolores y vómitos. Ahora, además, le zumbaban y le dolían los oídos.

Ninguno de los tratamientos recetados para estos diversos infortunios tuvo el menor efecto benéfico. Como es de suponer, le dijeron que continuara tomando las tabletas, hasta que un día:

«Era alrededor de mayo o junio de 1975, cuando la recepcionista del doctor me dijo que las tabletas producían efectos colaterales y que no podría tomarlas en lo sucesivo. Sin duda, mi doctor no lo sabía. Otro doctor echó un vistazo a mis ojos y dijo que sí, que eran las tabletas.»

Los médicos de la señora James obraban con mucha cautela. Todas sus enfermedades restantes las atribuyeron, sin dudarlo, a la edad: tenía sesenta y tres años. «Visité a un especialista en el hospital para unas pruebas de sangre, corazón, pulmones y orina. Después me indicaron que fuera a otro doctor. Era como si yo estuviera haciendo perder el tiempo al mío. Me dijo que no parecía lograr ninguna mejoría en mí.»

Parte del problema de ciertas reacciones a los fármacos es que las víctimas suelen ser gente mayor las cuales en ocasiones sufren síntomas parecidos, como consecuencia natural de su proceso de envejecimiento. Esto se observa particularmente con el practolol cuando, como muestran los casos reseñados, el síndrome asociado al fármaco avanza insidiosamente durante varios años.

Pero también se encuentran numerosas personas más jóvenes en las terapias a largo plazo de los fármacos. Ann Jones fue una de ellas.

Ann Jones

Como Mary Wilkins, Ann Jones es galesa y su historia, traumática. Se trataba de una linda e inteligente muchacha, que contrajo matrimonio y tuvo tres niños cuando contaba veintidós años. En 1972, ingresó en el hospital para una operación rutinaria de matriz, durante la que accidentalmente el cirujano le perforó el útero. Ann experimentó un shock. Al recuperarse, las comprobaciones cardíaca y de presión sanguínea eran excesivamente altas, y solo el Eraldin parecía que sería eficaz.

Durante los tres años y medio que siguieron, Ann tomó más de 8 000 tabletas de Eraldin. Durante aquel tiempo se inició la implacable historia. Llevó a cabo cuatro visitas a oculistas; seis visitas a otorrinolaringólogos; cinco, al gastroenterólogo; dos, al siquiatra; cinco, a cardiólogos, una al neurólogo y, además, efectuó un buen número de consultas a los ginecólogos.

En 1977, Ann se decidió a hacer inventario de su estado después de cinco años. Escribió: «Mi visión es extremadamente mala en el sentido de que padezco una doble visión, y dificultades visuales parecidas a las que produce la jaqueca. También tengo dañado el oído; el especialista me ha comunicado que padezco de sordera para los tonos bajos. Con frecuencia experimento zumbidos en los oídos y pérdida del equilibrio.

»Siento dolores constantes en todos los miembros así como en el abdomen, para los que me recetaron fármacos calmantes de manera ininterrumpida, desde que comenzaron los síntomas. Mis otras dolencias consisten en una profunda depresión y eczemas en la piel e insensibilidad en el lado derecho. Con frecuencia, también experimento náuseas y vómitos, que en cinco años no han dado señales de disminuir.

»El estado del corazón, para el que fui tratada originalmente, reapareció pero en forma menos pronunciada al serme retirado el tratamiento de Eraldin, y desde entonces ha continuado casi igual.

»No tengo idea de lo que me espera en el futuro ni ninguna seguridad de que me vayan a mejorar la visión y el oído, o si continuarán como hasta ahora.

»Siento que mi salud se halla tan seriamente deteriorada, que no puedo vislumbrar la posibilidad de llevar una vida normal. En muchas ocasiones he llegado al convencimiento de que me estoy muriendo.»

Del otro lado de esta valoración tranquila, yacen ocultos cinco años de miedo y horror crecientes, de despertar de nuevos sufrimientos, de ansiedad que bien podría acabar en locura. Y la reacción de aquellos en quienes buscaba ayuda, confirmaba su temor. En las cartas dirigidas a Jean Trainor del grupo Eraldin Action, Ann decía: «...En mi propio caso, me es extremadamente difícil conseguir ayuda y aun que admitan la causa de mi enfermedad. Por favor, ¿quiere usted ayudarme o aconsejarme? Los doctores parece que ponen impedimentos, o son imprecisos, y realmente creo que me estoy volviendo loca, me lo imagino todo a la vez.»

El marido de Ann oyó hablar del grupo Eraldin Action en el programa de Jimmy Young, de radio BBC; pero aunque motiva simpatía y comprensión, el grupo nada podía hacer para atajar su tragedia personal. Su marido la abandonó; y como por aquel tiempo sufría de las mismas lesiones de nuca y de columna vertebral que más tarde se duplicaron en Mary Wilkins, sus niños fueron internados para su cuidado.

«Ahora tengo sólo 27 años, pero durante los últimos cinco, apenas ha valido la pena el vivir la vida. Soy madre de tres niños pequeños y quiero sentirme feliz y saludable por ellos, así como por mí misma. No se hace lo suficiente para las víctimas del Eraldin. Sé que la ICI actuó de buena fe, y también los doctores, pero ¿es seguro que tendremos ahora derecho a la ayuda de investigación para mejorar nuestro estado?»

No podemos terminar la historia de Ann. Sólo diremos que su depresión fue en aumento, fue admitida como paciente voluntaria en un hospital siquiátrico. En el hospital, su inteligencia y su valor impresionaron a todo el personal. Pero para Ann no existía respuesta a su problema; se marchó voluntariamente y desapareció.

El practolol fue sintetizado por primera vez en los laboratorios de la ICI en julio de 1964.[6] La división farmacéutica de la compañía se especializa en fármacos para el control de los estados cardiovasculares; se anunció que el practolol presentaba considerables ventajas sobre el propranolol, el otro beta bloqueador disponible. Se creía que poseía una acción más específica y que carecía de algunas de las desventajas de aquél, en especial para los pacientes asmáticos.

En julio de 1966, la ICI llevó a cabo la primera presentación oficial del practolol al CSM. El volumen de documentación iba acompañado de una carta en la que se proponían pruebas clínicas, y aunque los datos de toxicidad habían sido juzgados insuficientes, el CSM contestó en septiembre que no tenía objeción a que se llevara a cabo una valoración clínica piloto. Pero añadía como corolario: «Antes de que se emprenda una prueba en gran escala, el comité precisa disponer de datos de toxicidad más abundantes, y también desea estudiar los resultados de las investigaciones.» En esta fase, la ICI había ensayado la toxicidad aguda en ratas y ratones. Con el fin de ensayar la toxicidad prolongada, la ICI suministró el fármaco a ratas y monos por espacio de dos semanas.

La ICI efectuó la segunda presentación en octubre de 1967, acompañada de una propuesta para ampliar las pruebas clínicas con la medicación oral. Los ensayos de toxicidad prolongada se ampliaron con la inclusión de la administración de practolol a 70 ratas y 24 perros durante un período de trece semanas. La ICI creyó que podía llegar a la siguiente conclusión: «El ICI 50 172 (el número de referencia para el fármaco) está notoriamente libre de efectos tóxicos. No hemos observado cambios que creamos que puedan contraindicar su administración al hombre en las dosis aconsejadas.» Cinco años después de la talidomida, el CSM parecía haber recordado el episodio de repente, y que había propiciado; en noviembre rechazó la aceptación de las pruebas clínicas propuestas, por falta de «ensaños teratógenos completos».

Tras cuidadosa consideración de las pruebas presentadas por la ICI en marzo de 1968, en tres grupos de trece conejas preñadas, a las que se les había dado practolol desde la fecundación hasta los veintiocho días de preñez, el comité estuvo dispuesto a afirmar dentro de las veinticuatro horas, que ya no había objeción a las pruebas clínicas propuestas. La tercera presentación que llevó a cabo la ICI en enero de 1970, consistía en seis volúmenes. Contenía pruebas ulteriores de toxicidad a largo plazo (se había suministrado practolol a 100 ratones durante dieciocho meses) y se informaba de pruebas clínicas realizadas en personas. El documento apenas diferenciaba entre «voluntarios» y «pacientes» en el grupo de 900 personas que comprendía. A uno de los últimos se le dio doce veces la dosis normal del fármaco, 4 000 mg por día. Un resultado de este atentado farmacológico fue el anormal funcionamiento del hígado. A los siguientes 127 pacientes se les suministró practolol por períodos que variaban entre cuatro y ocho meses, sin que se produjeran reacciones adversas de consideración; en realidad, el efecto colateral más aparente que procedía de las pruebas, parece que era el estreñimiento.

Los días 5 y 6 de junio, se realizó en Londres una conferencia patrocinada por la ICI, en el Royal College of Physicians, acerca de los «Avances en la terapia de los beta receptores adrenérgicos». Se leyó la documentación del practolol en todos sus aspectos a los sesenta y seis doctores que asistían, tres de ellos de la ICI. El 26 de junio, el CSM afirmó que por su parte no existía objeción a la venta del practolol, y el 28 de junio de 1970 el Eraldin fue lanzado al mercado británico.

Las ventas marchaban bien; el número de recetas de practolol en el Reino Unido creció espectacularmente. En 1972, se habían extendido 501 700, y en 1974, 898 200. También se exportaba el fármaco, cuyo uso se había extendido a otros países. La revista *Lancet*, de mayo de

1972,[7] publicó una carta en la que se detallaba la aparición de una intensa erupción cutánea reversible, en un paciente de setenta y cinco años, que no tuvo comentarios en la prensa médica. En enero de 1974, se habían registrado veintiún casos similares y la información se incluyó en la hoja de datos del fármaco. Luego, en el mes de mayo del mismo año, el *British Medical Journal* publicó una carta de los doctores Felix e Ive,[8] en la que se describía un nuevo proceso, característico, pero en apariencia reversible, de erupción cutánea psoriasiforme. Nada hacía suponer que también estuviese afectada alguna otra parte del cuerpo. En esta época, el CSM había recibido tan sólo una tarjeta amarilla relativa al practolol.

Después del uso del fármaco por espacio de cuatro años, comenzaba a aparecer el síndrome del practolol. En junio de 1974, el *BMJ* publicó una carta del señor Peter Wright,[9] del London's Moorfields Eye Hospital, en la que asociaba el practolol a daños en la parte anterior del ojo, particularmente en los conductos lagrimales, que determinaban la sequedad de los ojos. Cuando el ICI procedió a investigar este caso un mes más tarde, era evidente la aparición de nuevas reacciones graves, y el 10 de julio informaron al CSM de estos progresos.

Dos días después, la ICI y el CSM redactaron una carta conjunta, que fue enviada por la ICI a todos los médicos por la que se les informaba sobre el peligro de lesiones oculares. La ICI puso una llamada en los sobres: «IMPORTANTE — NO ES UNA CIRCULAR», que en otra época más ingenua habría sido tenida en consideración, pero que en 1974, al estar impresa junto a la marca de fábrica de la ICI, significaba que existían muchas posibilidades de que gran número de médicos no abrieran los sobres. Al mismo tiempo que aumentaban los informes de reacciones graves y empezaban las protestas por los daños causados, la ICI mandó un posterior comunicado en el mes de octubre. Tales cartas, así como diversos artículos en las revistas médicas, no surgieron un efecto apreciable; las ventas del proctolol siguieron aumentando. Un estudio detallado de prescripciones, llevado a cabo por un grupo de médicos de medicina general, desde septiembre de 1974 hasta julio de 1975, confirma el incremento de recetas y la carencia de efecto de las acciones realizadas por la ICI.[10]

En octubre de 1974, habían aparecido los elementos del síndrome completo del practolol. De las 164 hojas de reacciones adversas a los fármacos, registradas en aquel tiempo, se deduce que la mayoría de los pacientes tenían sequedad de ojos y erupciones cutáneas, aunque los restantes presentaban problemas auditivos, pericarditis y peritonitis esclerósica.

En el mes de noviembre, el Departamento legal de la ICI informó a la División farmacéutica. Tras manifestar las medidas que la compañía debía tomar para protegerse a sí misma, concluía que, teniendo en cuenta las circunstancias de aquel momento, la ICI no estaba obligara a retirar el practolol del mercado. Entre tales circunstancias está «el hecho de que se creía que ningún paciente sufría efectos nocivos permanentes, con tal que se le retirara el practolol a la aparición de los primeros síntomas».[11]

El practolol llenaba los requisitos para la más drástica acción que el CSM iba a tomar en enero de 1975. Para demostrar el tono y el alcance de un «peligro amarillo» en plena acción, citamos el del número 11, «Daños oculares del practolol».

> A finales de 1974, se habían recibido 187 informes de efectos adversos en los ojos, padecidos por pacientes que fueron tratados con practolol («Eraldin»). Las dos terceras partes de estos informes describían la disminución de secreción lagrimal y conjuntivitis, y los restantes, daños de córnea que conducían en ocasiones al debilitamiento o a la pérdida de la visión. Estos efectos en los ojos se han observado en pacientes que recibieron practolol por espacio de períodos que variaban entre unas semanas y varios años.
>
> También existen varios centenares de informes de reacciones cutáneas psoriasiformes o hiperqueratósicas, y 25 pacientes se quejaban de sordera. En catorce pacientes se ha producido un síndrome análogo al lupus eritematoso, y en 8, una forma poco común de peritonitis esclerósica.
>
> La mitad de los pacientes con daños en los ojos presentaban erupción, y en otros, las reacciones adversas eran múltiples. Los daños en los ojos de carácter benigno y la mayoría de las reacciones cutáneas, por regla general se restablecían al retirar el practolol, pero el resultado, cuando existe complicación corneal, es más incierto y el daño puede ser irreversible...
>
> Vistas la gravedad y la naturaleza infrecuente de estas reacciones, los pacientes que precisen recibir un tratamiento de practolol a largo plazo deberán ser estrechamente observados, para la detección precoz de reacciones adversas.

Cuanto más se controlaban los efectos, tanto más los médicos se sentían libres para recetar, y la ICI para vender y promocionar el practolol.

El peligro amarillo produjo un efecto inmediato sobre las prescripciones. En febrero, el número de recetas descendió espectacularmente y continuó bajando hasta julio en que se prescribieron por debajo de una cuarta parte de las cifras de enero. En el transcurso de esta caída, la ICI envió una carta a los médicos en el mes de abril. Señalaba que: «Las reacciones que afectan a los ojos, y más particularmente al peritoneo, han demostrado tal incidencia y gravedad, que determinan que recomendemos que el "Eraldin" sea reservado para el tratamiento de pacientes en los que se aprecie un beneficio específico, comparado con otras alternativas de tratamiento.» Iba acompañada de una hoja de datos en la que figuraban los detalles de diversas reacciones al practolol, y que describían como «El síndrome inducido del practolol».

El pleno horror del síndrome comenzó a extenderse en mayo de 1975. En el *British Medical Journal* los médicos Halley y Goodman, de High Wycombe, revelaron [12] que un año después de retirarle el practolol a un paciente a causa de una erupción, se le diagnosticó una peritonitis fibrosa. Quedaba claro que la supresión del fármaco al comienzo de la erupción no evitó la aparición de graves trastornos.

La ICI, voluntariamente, retiró el uso del practolol a los médicos de medicina general en el Reino Unido, el 1 de octubre de 1975, si bien siguió asequible a corto plazo, para uso de los hospitales en circunstancias extremas. Se calculan en unas 7 000 las víctimas del practolol en el Reino Unido.[13] El fármaco había pasado por todas las verificaciones y garantías establecidas para la protección de los pacientes, después de la tragedia de la talidomida; todo había funcionado según las previsiones. Con todo, no pudo evitarse el desastre.

Todavía viven un gran número de víctimas del practolol y algunas de ellas presionan a la ICI con objeto de conseguir indemnizaciones. Pero ¿es la ICI responsable del daño que ha causado su fármaco? Estaba aprobado por el CSM y sujeto a los procedimientos de control acostumbrados. Fue recetado a los pacientes por sus médicos. ¿Quién, entonces, ha de aceptar la responsabilidad de los perjudicados o aun de los fallecidos a causa del fármaco, en tales circunstancias?

Los médicos no son responsables, puesto que sin duda actuaron de buena fe. No puede achacarse la culpa al CSM, si se tiene en cuenta que se ajustó a las previsiones establecidas por la ley. De manera que sólo queda el fabricante del fármaco, y la respuesta a la pregunta acerca de la responsabilidad de la compañía ha de considerarse según dos aspectos. ¿Es responsable el fabricante ante la *ley*? Es decir, ¿puede una persona demandar a la compañía por daños y perjuicios, de acuerdo con lo estipulado por la ley, por mediación de los tribunales? ¿Es el fabricante *moralmente* responsable? Si así fuere, ¿qué puede o debe hacerse?

La ICI buscó la opinión de los señores C. M. Clothier y Peter Crawford, ambos con la categoría del Queen's Counsel (QC), para determinar su responsabilidad legal exacta. Su opinión abarca cuarenta y seis páginas de informes, análisis y conclusiones. Manifiesta:

> El número total de pacientes que tomaron el fármaco por espacio de considerables períodos no se conoce con certeza, aunque se cree que por lo menos son cien mil en el Reino Unido. Se nos ha consultado para que consideremos si existe alguna responsabilidad legal acerca del pago, por parte de la ICI, de daños y perjuicios a aquellas personas o a algunas de ellas. Hemos considerado por separado y sin consultarnos, la gran cantidad de documentación. En vista del hecho de que esto será inevitablemente una larga cuestión de pareceres, pensamos que es conveniente que manifestemos nuestra conclusión al principio. En nuestra opinión, la ICI no está responsabilizada, ante la ley, a pagar daños y perjuicios a ninguna persona que haya sufrido deterioro a consecuencia de la administración del Eraldin (practolol).[14]

En su razonamiento para llegar a esta conclusión, Clothier y Crawford desnudan el armazón legal de la situación en el momento de emitir su parecer, junio de 1976. La ley es estricta: «Un fabricante de productos... tiene el deber hacia el consumidor de mostrar un cuidado juicioso.» En vista de las especiales y particulares circunstancias que deberían ser aplicables a la fabricación y venta de fármacos, la pregunta se resuelve por sí misma así: «¿Ha mostrado la ICI el elevado nivel de cuidado que la sociedad tiene el derecho de esperar de un fabricante de productos farmacéuticos en la actualidad?[15] La conclusión era: sí.

Si la ICI había satisfecho los requisitos legales, ¿cuál era su obligación moral? La compañía fue objeto de críticas por no retirar antes el fármaco del mercado, y por no advertir a los médicos en términos claros e inequívocos en contra de las prescripciones que se extendieron posteriormente. El juicio moral acerca de su actitud de continuar vendiendo el practolol en el Caribe, y de entregar los stocks retirados en el Reino Unido a los hospitales pobres de los países del Tercer Mundo, es más bien asunto de criterio personal. En Gran Bretaña han establecido un plan para el pago de indemnizaciones en aquellos casos para los que admiten que existen víctimas de los daños originados por el practolol.

Con los veintiún síntomas reconocidos por lo menos, de daños del practolol, la solicitud de un juicio es complicada. Sin embargo, la ICI ha creado un plan para los solicitantes, por el que separan los verdaderos perjudicados de aquellos que padecen de males semejantes. Inevitablemente, el plan no satisfará a todos los reclamantes; la compañía ha sido acusada de emplear tácticas retardatorias, con la esperanza de que algunos se mueran o se cansen del proceso. Ciertos estados, como el de la peritonitis esclerósica, sólo pueden ser confirmados eficazmente por la cirugía, por lo cual muchas de las víctimas no están dispuestas o se encuentran demasiado débiles para someterse a la intervención. Cualesquiera que fueren las críticas, la opinión de un grupo de abogados que llevan muchos casos es que el plan de compensación de la ICI se halla paralelo a lo que se obtendría del derecho consuetudinario, si no existiese una orden de responsabilidad.[16]

El problema personal de conseguir una indemnización por daños causados por el fármaco no tiene que ver con la ley ni con la responsabilidad. Es simplemente que el individuo perjudicado y debilitado está sólo frente a la clase médica y al poder de una gran corporación multinacional. Aunque en algunas partes del mundo, en especial aquellas en las que de una manera ejemplar los daños atraen la asistencia legal inicial con carácter gratuito, y la situación cambia en favor del reclamante, es todavía cierto que el dinero y el poder llevan ventaja.

La situación de una persona dañada por los fármacos que tomara su madre durante el embarazo, es irresoluble. La talidomida constituye el ejemplo más familiar; aunque con anterioridad, fue señalado el caso del estrógeno sintético DES, que causó un grande y creciente riesgo de cáncer genital en los niños. La forma sintética de la hormona se daba a las madres que temían hallarse en peligro de abortar o a aquellas que presentaban un historial de abortos espontáneos.

El DES demostró ser ineficaz para la prevención del malogro del embarazo. Además, en la década de 1950, se supo que originaba cáncer en una serie de animales.[17] Por la suspensión del uso del DES durante el embarazo, se vendieron otras hormonas sintéticas con el mismo fin. Se trata de los progestógenos, los cuales son afines a la progesterona natural; en 1972, se extendieron 588 000 recetas en los Estados Unidos para este fármaco. Como el DES, los progestógenos demostraron ineficacia para mantener la preñez y en 1973-1974, la FDA suprimió la indicación relativa al embarazo de las especificaciones.

Sin embargo, esta medida tuvo poco efecto; en 1975 se extendieron 533 000 recetas para progestógenos, a pesar de la advertencia especial aparecida en el *Drug Bulletin* de enero-marzo de aquel año.[18] Decía: «La

FDA llama la atención acerca del hecho de que las hormonas estrógenas y progestacionales, no deberían usarse al principio del embarazo por ningún concepto. El uso de estas hormonas sexuales podría dañar gravemente al feto (anomalías congénitas, incluidos defectos de reducción del corazón y de los miembros)... no existen bases sólidas para el empleo de estas hormonas durante los primeros tiempos del embarazo...»

Este aviso no tuvo eco en la edición del Physician's Desk Reference de 1976. En junio de ese año, el doctor Sidney Wolfe publicó un estudio titulado «Las hormonas sexuales en el embarazo y los defectos en los nacimientos: otra talidomida». Al mismo tiempo que señalaba la omisión del PDR, Wolfe citaba el trabajo del doctor Dwight Janerich, del Health Department del estado de Nueva York, en el que llegaba a la conclusión de que las madres que tomaron estos fármacos tenían cinco veces más posibilidades de gestar niños deformes que las que no los tomaron. Desde aquella fecha, en los Estados Unidos, en el envase que contiene el fármaco hay inserto un aviso para el paciente (PPI) en el que se especifica el riesgo y aconseja que no se use durante el embarazo.

En Gran Bretaña, el CSM no ha impuesto restricciones parecidas acerca del uso del progestógeno. La edición británica del MIMS presentaba anuncios de tres tipos de progestógenos en 1973; en 1979, el número se había elevado a cinco. Se emplean ampliamente para el fin cuya ineficacia han demostrado, es decir, para la prevención del aborto espontáneo o habitual. Para una mujer existe otro modo que es equivalente a tomar progestógenos al comienzo del embarazo: continuar tomando anticonceptivos orales después de quedar embarazada.

En 1978, el número uno en el mercado era el Primolut Depot, de la Shering, del que se recetaron cerca de 80 000 ampollas. En 1979, la Shering retiró el Primolut Depot, y lo sustituyó por un progestógeno ligeramente distinto cuya denominación comercial era Proluton Depot. El resto de los progestógenos que se encontraban en el mercado eran el Provera, de la Upjohn, el Duphaston, de la Duphar, y el Gestanin, de la Organon. Algunas de estas formas presentan usos alternativos para problemas ginecológicos y menstruales.

La primera señal de que no todo marchaba bien en la descendencia de las madres que habían tomado progestógenos, se conocieron en los informes de virilización de las niñas. Una inquietante alta proporción, nació con los órganos sexuales tan enormemente deformes que el clítoris presentaba el aspecto de un pene. Entonces, en las publicaciones médicas empezaron a aparecer las pruebas de que los niños podrían nacer probablemente con otras importantes malformaciones, incluidas las deficiencias cardíacas y las deformaciones de los miembros. En 1977, el *British Medical Journal* insertó un informe [19] de 104 niños con enfermedades cardíacas congénitas y los autores demostraban que la exposición a las hormonas sexuales era 8,5 veces más común en estos pequeños que en otro grupo comparativo de niños normales. Llegaban a la conclusión de que «debían emprenderse pruebas clínicas controladas para determinar si los beneficios era superiores al riesgo».

Los progestógenos han demostrado ser los causantes de anormalidades conocidas colectivamente con el nombre de VACTERL, que procede de las partes del cuerpo afectadas: Vertebral, Anal, Cardíaca, Traqueal, Esofágica, Renal, y *Limb* (miembro). Estas partes del cuerpo se desarrollan simultáneamente en el feto, y si aparece más de una de dichas anomalías, la causa pudiera muy bien ser debida a un fármaco. Los informes de los VACTERL comenzaron a aparecer en la década de 1960, cuando el uso de los anticonceptivos orales se extendió considerablemente. Los resultados de un estudio de cinco años de duración, de niños con tres o más VACTERL importantes, aparecieron en el *Journal of American Medical Association*, en 1978.[20] Se encontró que el riesgo de VACTERL era más de ocho veces superior entre los niños expuestos a las hormonas sintéticas, y que el riesgo de una sola deformidad importante era tres veces mayor.

Inevitablemente, en Gran Bretaña y en todas partes, muchos médicos permanecen ignorantes de los riesgos que corren las pacientes y sus hijos no nacidos. Sin la advertencia o la dirección de las corporaciones de reglamentación, continúan recetando estos ineficaces y peligrosos fármacos a miles de mujeres embarazadas cada año.

Joan Daniels

Joan Daniels, de Mountain Ash, en Gales del Sur, era una de las aproximadamente 8 000 mujeres a las que se les había dado el Primolut Depot, de la Shering, en 1975. De sus seis anteriores embarazos, tan sólo uno llegó a buen término. Recibía dos inyecciones semanales de progestógeno con la esperanza de evitar otro aborto al quedar embarazada por séptima vez. Tuvo suerte esta vez, aunque no todo marchó bien y hubo que recurrir a una intervención cesárea, debido al agotamiento del niño durante el parto.

Inmediatamente pudo apreciarse que el niño era incapaz de respirar; además, los médicos comprobaron la imposibilidad de introducir un tubo por la garganta para ayudarle. Lo llevaron directamente a otro quirófano. Allí, los cirujanos comprobaron que tenía la tráquea unida al esófago, y la saliva se introducía en los pulmones. Le faltaban cinco centímetros de esófago. El cirujano separó los conductos y abrió un orificio a través de la pared abdominal, hacia el estómago, para que el niño pudiera alimentarse. Para terminar, era evidente que el pequeño todavía no podía respirar, de forma que lo anestesiaron nuevamente y le abrieron otra vez la herida. Tenía otro agujero en la tráquea.

Después de la última intervención quirúrgica pudo respirar, pero durante los nueve días siguientes precisó de numerosos cuidados por parte de las enfermeras. Luego, todavía hubo que realizar otra operación para conducir el esófago al exterior a través del cuello.

Joan vio a su pequeño por primera vez, después de todo esto. «No sabía qué pensar —dijo—, tenía miedo de que pudiera ser un monstruo de Frankenstein formado de parches y piezas. Pero envuelto en una manta parecía completamente normal.» Afortunadamente, Joan amó a su pequeño Matthew desde el primer momento. Los dos primeros años estuvo dedicada a alimentarle por mediación de un tubo gastrotómico, bregando con los inevitables vómitos y criándolo mediante cinco maniobras más.

Al llegar a los cuatro años, Matthew podía comer y respirar a través de los tubos improvisados. Con frecuencia enfermaba, pero aunque estaba lastimosamente delgado, tenía planes definidos de llegar a ser futbolista algún día. «Yo solía mirar las fotografías de los niños famélicos —recordaba Joan— y luego miraba a Matthew con sus delgadas piernecitas como palillos. Si hubiese sido una mujer apocada, habría acabado tirándome de los pelos en aquellos momentos.» Cuando la encontramos, Joan se hallaba nuevamente embarazada, y comprensiblemente preocupada por la posibilidad de tener otro niño deforme. Tras el nacimiento de Matthew, ella y su marido acudieron a especialistas genéticos quienes les indicaron que cualquier futuro niño podría ser como Matthew, si bien en los análisis de sangre no apareció ninguna anormalidad en los padres. Nadie sugirió que Matthew pudiera ser un niño VACTERL, o que sus problemas estuvieran acaso relacionados con el uso de los progestógenos, si bien esta posibilidad ya se le había ocurrido a Joan. En esta ocasión no tomó fármacos; tuvimos la satisfacción de enterarnos de que dio a luz a una niña saludable.

Con la duda acerca de las inyecciones que le habían puesto durante el embarazo, Joan escribió al Community Health Council local. Éstos consultaron la opinión del médico de la comunidad, el cual escribió: «El único riesgo específico del tratamiento con el Primolut, que he podido descubrir, ha sido la aparición de hermafroditismo en determinados experimentos animales. Es de suponer que existe tal riesgo, pero no hay información de casos humanos. Al parecer, no se conoce ninguna otra malformación.» Esta carta llevaba fecha del 17 de agosto de 1979. Por aquella época podía conseguirse información relativa a las deformidades de los VACTERL y detalles específicos de malformaciones a causa de los progestógenos en los más importantes libros farmacológicos de consulta.[21]

El uso de progestógenos contra la amenaza de aborto ha descendido ligeramente durante los últimos años. Esto es posible que sea un reflejo de la creciente inquietud general acerca de prescribir cualquier cosa a las mujeres embarazadas. A pesar de esto, en 1978, se extendieron más de 20 000 recetas para este propósito en Gran Bretaña, y por lo menos 7 000 niños nacidos en Inglaterra y Gales fueron expuestos a los progestógenos. En los Estados Unidos, un importante estudio de más de 50 000 embarazos sugiere que alrededor del 2 % de los niños probablemente padecen enfermedades cardíacas congénitas.[22] Esto significa que alrededor de 100 niños más nacerán en Inglaterra y Gales con defectos cardíacos debido al uso irracional de los progestógenos.

En los Estados Unidos y Gran Bretaña, podemos por lo menos calcular los daños causados por este fármaco. ¿Qué ocurre en los países menos afortunados? La MIMS África de 1979 presenta una lista de trece fármacos distintos que se emplean para prevenir el aborto habitual. No se trata sólo de progestógenos, sino también de estrógenos, y aun de combinaciones de ambos. Por ejemplo, la referencia para el Primolut Depot, fabricado por la Shering AG (Alemania), empieza la lista de indicaciones para el uso con: «Aborto habitual, amenaza de aborto...»

Si el pequeño Matthew hubiese nacido en África, en lugar de Gales, probablemente habría muerto por asfixia. Una vez que su familia le hubiese llorado y enterrado su cuerpo, todo habría terminado. Sin duda, la madre quedaría embarazada de nuevo, y como muchos millones de personas en todo el mundo, habría simplemente confiado en las medicinas que creía que la ayudarían.

CAPÍTULO IX

Los riesgos cotidianos de los fármacos

Los ejemplos que hemos empleado de daños y muerte causados por los fármacos, han ocurrido a pesar de los controles y reglamentaciones creados para prevenir tales tragedias. Son la excepción porque se llevaron a cabo, por lo menos, en algunas partes del mundo, para prevenir su repetición. Pero la acción de los fármacos, al causar un daño, está lejos de ser excepcional. Todas las medicinas eficaces pueden causar reacciones adversas, y esas reacciones se hallan asociadas al uso de los fármacos cotidianos, para combatir males corrientes.

En este capítulo enumeraremos algunas de las reacciones adversas y más conocidas provocadas por el uso frecuente de fármacos. Todas las prescripciones de medicinas fueron recetadas con una sola marca, y una sola forma de dosificación en, por lo menos, un millón de ocasiones por los médicos de medicina general de Inglaterra y Gales durante el año 1978; y este nivel de empleo está generalizado en la mayoría de los países del mundo. Casi todos los fármacos, que describimos de expendio libre, se pueden conseguir sin autorización aunque con ciertas diferencias y restricciones nacionales. No existen cifras a nuestro alcance que indiquen las cantidades vendidas, pero de nuevo hemos seleccionado los tipos más populares de medicinas.

No intentamos presentar un catálogo global o una fuente de referencias ni nos hemos apartado de nuestra senda para seleccionar fármacos especialmente peligrosos. Simplemente, hemos escogido una colección de medicinas corrientes, la mayor parte valiosas si se usan adecuadamente. Existen pocos adultos en el mundo occidental que no hayan tomado por lo menos un fármaco en alguna ocasión, y en su mayor parte no han experimentado luego ningún problema particular. Sin embargo, algunos reconocerán los síntomas que ellos o alguno de los miembros de sus familias presentaron.

España dispone de sus propios modelos, tanto en los referentes al uso de fármacos como a la mortalidad. En otro lugar del libro dijimos que cada clima y cultura tiende a producir diferencias en sus áreas. Sin embargo, las expectativas de vida en España son idénticas a las de Gran Bretaña; como promedio, el español puede confiar en alcanzar la bíblica edad de setenta años, en tanto que las mujeres pueden aguardar con satisfacción un añadido de seis años de vida.

España es notablemente distinta de los países de la Europa septentrional, presentando un índice de mortalidad debida a enfermedades infecciosas que es dos o tres veces más alto. Esta superior incidencia de infecciones mortales se equilibra con un reducido riesgo de fallecimiento por enfermedades cardíacas. Al igual que en otros países mediterráneos, el estilo de vida plácido contribuye a evitar los ataques de corazón, si bien los altos niveles de consumo de cigarrillos determinan un crecimiento en los valores de las cifras de mortalidad.

Estas diferencias se reflejan en los modelos de consumo de fármacos. Los fármacos españoles que podríamos considerar como *best-seller* no son los empleados para combatir la tensión sanguínea alta ni la angina de pecho. Las verdaderas fuentes de dinero son los antibióticos. En 1982, el Clamoxyl, una penicilina de la Beecham, alcanzó una cifra de ventas por valor de 2 400 millones de pesetas, en tanto que el mismo fármaco con el nombre de Ardine, tuvo una venta de 1 000 millones de pesetas,[1] lo cual constituye una prueba de los elevadísimos índices de empleo de antibióticos, práctica peligrosa por razón de que conduce inevitablemente al desarrollo de la resistencia bacteriana, y de ahí a las innecesarias muertes ocasionadas por infecciones intratables.

Las consecuencias del imprudente empleo de los antibióticos se ha puesto de manifiesto en América Central. En 1969, una epidemia de disentería Shiga causó la muerte a 12 500 personas en Guatemala y a 2 000 en El Salvador. La enfermedad se mostró resistente a todos los antibióticos que normalmente se emplean para su tratamiento, como son el cloramfenicol, tetraciclina, estreptomicina y las sulfamidas. Tres años más tarde, una epidemia de fiebre tifoidea barrió México, produciéndose la infección de unas 6 000 personas. La relación de mortalidad al comenzar la epidemia, era de un fallecimiento por cada siete enfermos, debido a la ya citada causa de que la enfermedad era resistente a los antibióticos apropiados. Murieron cientos de personas antes de que se encontrara el tratamiento eficaz.[2]

El segundo fármaco más importante en el mercado español en términos financieros de volumen de ventas, es la Hydergina (mesilato de co-dergocrina, de Sandoz), que se receta para problemas mentales asociados con la senilidad. La prestigiosa publicación americana de información de fármacos, *Medical Letter*, indicó acerca de este asunto: «No existían pruebas convincentes de que el mesilato de co-dergocrina fuera efectivo para el tratamiento de estados asociados con el debilitamiento de la función mental en las edades avanzadas.» [3] Es un juicio con el cual los redactores del *British National Formulary* estarían de acuerdo.

En tanto que no existen pruebas convincentes del valor de la Hydergina, los testimonios de los riesgos que presenta son fácilmente asequibles. El doctor A. Cayley y colegas informaron de su experiencia en la administración de dosis normales de Hydergina a ocho pacientes con demencia senil. En tres de ellos se presentó un peligroso debilitamiento cardíaco, por lo que hubo que retirárseles el tratamiento.[4] No es éste el único efecto adverso; Martindale describe vómitos, jaquecas, visión borrosa, erupciones cutáneas, obturación nasal, sofocación y descenso de la tensión sanguínea al ponerse de pie, como efectos colaterales de la Hydergina.

Por desgracia, la Hydergina es sólo un componente del grupo de fármacos *best-sellers* que presentan dudosos beneficios a los consumidores españoles, contrapesados por riesgos bien definidos.

El Optalidon encabeza las ventas del grupo con una salida de 11,5 millones de tabletas en 1982.[5] El Optalidon no es accesible en los países que disponen de reglamentaciones más estrictas. Contiene una combinación de barbiturato (butalbital), cafeína y el analgésico propifenazona. Dejando totalmente aparte el hecho de la combinación irracional de fármacos sedantes y estimulantes en una misma preparación, el Optalidon es peligroso por razón de su elevado poder adictivo, por su toxicidad con el empleo a largo término, y por ser fácilmente mortal en sobredosis. En Barcelona, el 29 % de los autoenvenenamientos graves son debidos al Optalidon.[6]

El abuso de barbituratos constituye un problema ampliamente difundido por toda España, el cual adquiere mayor gravedad con la buena disposición de los médicos de los hospitales, en especial la de aquellos que ejercen en prestigiosos hospitales universitarios, quienes recetan barbituratos a los pacientes cuando éstos abandonan el centro. Los pacientes no advierten que están tomando fármacos adictivos potencialmente peligrosos, porque por regla general están combinados con analgésicos prescritos para estados generalizados, como son dolores o, algunas veces, problemas digestivos. Esta situación es un reflejo de la complaciente reglamentación histórica relativa a los barbituratos, en España.

En un artículo acerca de la dependencia de los fármacos, el doctor Gutiérrez[7] señalaba que en España la dependencia viene provocada por una difusa ansiedad motivada por el dolor. Este hecho ha conducido a los médicos a una injustificada prescripción de fármacos sicoactivos; la secuencia de barbituratos y tranquilizantes por la noche, seguida por estimulantes durante el día, es difícil de destruir.

El doctor Graham Dukes, ex presidente del comité de reglamentación de fármacos de los Países Bajos y el doctor Ingo Lunde, de Noruega, han señalado una predisposición generalizada entre las poblaciones europeas, en especial las católicas, a tomar medicinas para algunos problemas que las culturas más puritanas tienden a aceptar resignadamente. «El europeo septentrional —comentan— es sobrio en su comportamiento; cuando pilla un resfriado se dice a sí mismo que debe seguir su curso... Su compañero de desdicha del sur de Europa, probablemente en circunstancias semejantes, se dirigirá al médico o al farmacéutico para solicitar (y obtener) una mezcla de antibióticos, antihistamínicos y analgésicos.»[8]

El consumo per cápita de estos tres tipos de fármacos es mucho más elevado en España que en los países de Europa septentrional. La antihistamina Stugeron ocupa el quinto lugar en el grupo de los diez fármacos españoles de mayor consumo; los analgésicos se encuentran en siete de los diez puestos máximos clasificados por el número de unidades vendidas.

Por desgracia para los españoles, una elevada proporción de estos excesivamente empleados analgésicos son harto peligrosos. El Dolo Tanderil (oxifenilbutazona) es el más popular después de la aspirina, pero tan temible como la fenilbutazona, a la que se le imputan la mayor parte de las muertes informadas al CSM británico, en comparación con cualquier otro fármaco. El Dolo Tanderil puede producir enfermedad sanguínea mortal, particularmente en personas mayores.

También entre los fármacos que constituyen la cima de los diez antes mencionada, está el Nolotil (noramidopirina). Este fármaco, y otros del mismo tipo, está considerado como peligroso en demasía, por lo que no se permite su empleo en los Estados Unidos ni en Gran Bretaña. Sin embargo, en España se vendieron 5,1 millones de tabletas de Nolotil en 1982.[9] Entre los medicamentos que contienen este tipo de fármaco, encontramos los siguientes: Adolkin, Lasin, Neo-Melubrina, Reflex-Rectal, Tapal, Budirol, Latepyrine, Piramidón y Piro Rectal. Según Martindale: «El riesgo de agranulocitosis en los pacientes que toman amidopirina es lo suficientemente elevado como para considerar inconveniente el empleo de dicho fármaco.» La incidencia de la enfermedad sanguínea potencialmente mortal en las personas que usan amidopirina, así como fármacos similares, se calcula en un 1,1 %.[10]

1. Analgésicos y fármacos antiinflamatorios no esteroides (NSAI)

Los preparados calmantes y antiinflamatorios suelen recetarse para estados crónicos como la artritis. Pueden tomarse durante muchos años, sin cesar. Particularmente los consumen las personas mayores que presentan una vulnerabilidad especial a los problemas de toxicidad. Su seguridad a largo plazo es por consiguiente decisiva. El mercado para estos productos es inmenso y en expansión. Se calcula que existen unos dos mil millones de personas que padecen artritis en todo el mundo.

La actual generación de analgésicos antiinflamatorios (NSAI) es afín a la aspirina. El reciente incidente provocado por el benoxaprofeno (Opren en Gran Bretaña, Oraflex en los Estados Unidos) ha centrado la atención en los problemas que puede crear.

El benoxaprofeno fue introducido en Gran Bretaña por una subsidiaria de la Lilly, la Dista del Reino Unido, en 1980. La estrategia de mercado empleada por la compañía era original y demostró poseer una considerable eficacia. En lugar de poner el fármaco al alcance de todo el mundo, la Dista lo suministró sólo a los hospitales durante los seis primeros meses, donde los médicos especialistas lo recetaban. Al propio tiempo, la compañía mostró una decisión poco corriente para acercarse al gran público, dando noticias de un invento crucial para el tratamiento de la artritis, y fomentando la creencia de que el benoxaprofeno era capaz de conseguir la reversión del proceso de la enfermedad y restablecer y sanar las articulaciones deterioradas. En los Estados Unidos, la Lilly envió seis mil comunicados a los periódicos, radio y televisión.

La consecuncia fue que un insólito número de pacientes reclamaron el fármaco. Aquellos enfermos a los que se les había recetado en los hospitales, acosaban a sus médicos para conseguir más; otros solicitaban autorización para probarlo después de enterarse de su existencia en el programa *Jimmy Young Show* de la radio BBC, o por la revista *Time* y otros medios de comunicación importantes. Era como si se produjera el milagro con el que estuvieron soñando por espacio de muchos años de dolores, progresiva inmovilización y deformaciones.

Los médicos sometidos a tales presiones, no tardaron en recetar el benoxaprofeno. A los seis meses de su lanzamiento en los Estados Unidos, casi medio millón de personas tomaban el nuevo fármaco.

Sin embargo, la campaña de promoción de ventas se torció. Los médicos, ofendidos por la manipulación de que eran objeto, experimentaban una desusada sensibilización hacia este producto del que no poseían experiencia ni apenas conocimientos. En septiembre de 1981, los médicos británicos enviaron 1 900 tarjetas amarillas al CSM, en las que informaban de un tipo de enfermedad poco común inducida por el fármaco.

Los primeros fallecimientos atribuidos al Opren ocurrieron en noviembre de 1981. En el espacio de tiempo de unos pocos meses, el geriatra doctor Hugh Taggart comprobó la muerte por ictericia y problemas renales de cinco pacientes ancianos. En sus regímenes de fármacos, el Opren era el factor común de todos ellos. El documento en el que describía las muertes fue publicado en la edición de mayo de 1982, del *British Medical Journal*.[11]

De acuerdo con esta advertencia, los médicos podían informar de muertes similares. El 3 de agosto de 1982, el CSM había recibido informes de 62 fallecimientos que se creía eran debidos al Opren. Reaccionó con una decisión sin precedentes: suspendió la licencia para el fármaco. Al siguiente día, la Lilly y sus subsidiarias retiraban el fármaco en todo el mundo.

Esta inquietante historia merece ser contemplada en perspectiva. El benoxaprofeno *no* es excepcionalmente peligroso,[12] aun comparándolo con otros fármacos de la misma clase que continúan siendo asequibles en el mercado.

La fenilbutazona («Buta», Butacote, Butazolidin) es un antiguo NSAI. Ha sido mencionada como la causante de más de 500 muertes informadas al CSM. A pesar de una campaña a largo plazo advirtiendo a los médicos de sus riesgos, se extendieron más de seis millones y medio de prescripciones para el Butazolidin Alka en los Estados Unidos en 1977.[13] También en Gran Bretaña continúa recetándose despreocupadamente. Nuestra hija de dieciséis años recibió en 1982 una prescripción para un centenar de tabletas de Butacote, al acudir al médico a causa de una inflamación sinovial de la rodilla. Estuvo notando molestias sólo por espacio de un día.

1(a). *Nombre genérico: dextropropoxifeno (DPX)*
Nombres comerciales: Darvon, Distalgesic

A finales de la década de los años 70, el Distalgesic era el producto que se recetaba con mayor frecuencia en Gran Bretaña. Las oficinas de farmacia dispensaron más de 700 millones de tabletas en Inglaterra y Gales, en 1978. Desgraciadamente, su elevado nivel de consumo no reflejaba un alto grado de seguridad. El destropropoxifeno (DPX), principal ingrediente del Distalgesic (Dista, Reino Unido) y del Darvon (Lilly, Estados Unidos) produce con tanta frecuencia la muerte cuando se le emplea en sobredosis, que constituye actualmente la principal causa de defunción ocasionada por los fármacos tanto en Gran Bretaña[14] como en los Estados Unidos.[15]

Extrapolando a partir de una serie de 97 fallecimientos ocurridos en la región centrooccidental de Inglaterra, el juez de primera instancia de Birmingham, doctor Richard Whittington calculó que «por lo menos mueren anualmente por esta causa 500 personas en Inglaterra y Gales».[16] En los Estados Unidos donde se cree que mil o dos mil personas se envenenan a causa del Darvon cada año, la cifra real es presumiblemente mucho mayor. El DPX es difícil de detectar en la autopsia y por esta razón, la causa del fallecimiento se presta a imputaciones erróneas.

Existe la creencia de que las dos terceras partes de estas muertes son suicidios; sin embargo, el tercio restante se produce por accidente. También las cifras de suicidios pueden incluir un factor accidental, puesto que las investigaciones demuestran que numerosas sobredosis tienen por origen la *cris de coeur.* La extraordinaria toxicidad del DPX determina que la ayuda que se perseguía llega demasiado tarde. El DPX es capaz de matar en un tiempo de media hora,[17] acompañada de depresión respiratoria semejante a la producida por la morfina, potenciándose su peligrosidad con el alcohol.

En dosis normales, el DPX puede causar vértigos, confusión, somnolencia y náuseas, así como otros efectos colaterales que suelen ser menores. Se han recibido informes de malformaciones congénitas [18] y problemas de comportamiento en la descendencia de madres que tomaron el DPX durante el embarazo.[19]

Como sea que el DPX está químicamente relacionado con un sustituto de la heroína, la metadona, no es sorprendente el hecho de que cause adicción, en especial si el paciente toma cantidades superiores a las dosis recomendadas. También suele producir euforia. Estos factores combinados contribuyen a ganar popularidad entre los pacientes, ya que existen pocas pruebas de que la combinación del DPX con el paracetamol (acetaminofeno), que constituye el Distalgesic y el Darvon, sea más efectiva como analgésico que el paracetamol solo.[20] Está por ver si la inquietud acerca de la seguridad será suficiente para contrarrestar los efectos de la habilidad de los fabricantes y del esfuerzo incesante del *marketing.*

1(b). *Nombre genérico: ibuprofeno*
Nombres comerciales: Brufen, Motrin, etc.

El ibuprofeno se usa para reducir la inflamación y el dolor, con frecuencia por largos períodos. Se relaciona con la aspirina, y de manera parecida con otros miembros de esta familia de fármacos; los efectos colaterales más corrientes se hallan asociados a su tendencia a irritar las paredes del estómago y del intestino.[21]

Las muertes ocasionadas por el ibuprofeno se asocian muchas veces a las hemorragias gastrointestinales o a los trastornos sanguíneos, por ejemplo:

> Un hombre de 69 años con una úlcera de duodeno, aunque sin complicaciones, produjo una hemorragia gastrointestinal una semana después de haber empezado el tratamiento con ibuprofeno, 200 mg tres veces al día. La muerte debida a factores múltiples ocurrió dos días después de la intervención quirúrgica.[22]

Los trastornos sanguíneos inducidos por el ibuprofeno sólo ocurren en individuos sensibles. Por desgracia, no se conoce el medio para detectar tal sensibilidad antes de que se manifieste la reacción al fármaco; además, un solo episodio de trastorno sanguíneo inducido por el fármaco vuelve al paciente más propenso a padecerlos en el futuro.[23]

Los efectos colaterales del ibuprofeno son náuseas, vómitos, indigestión, diarrea y, en ocasiones, inflamación de la boca. Otras reacciones adversas incluyen dolor de cabeza, vértigos, nerviosismo, edema (retención de agua), erupciones cutáneas, broncoespasmos (contracción de los conductos bronquiales), tinnitus (zumbido en los oídos) y visión borrosa.[24]

Se han encontrado asociados al uso del ibuprofeno efectos cardiovasculares graves incluidos la hipertensión y los problemas cardíacos. En las instrucciones que acompañan el fármaco en los Estados Unidos figuran advertencias relativas a estas reacciones adversas desde 1977.[25]

1(c). *Nombre genérico: indometacina*
Nombre comercial: Indocid

La indometacina se usa casi del mismo modo que el ibuprofeno. Como ocurre con este último, las ulceraciones gástricas y los trastornos sanguíneos debidos a la indometacina pueden ser mortales, por ejemplo:

> Una anemia aplástica ocurrida a una mujer de 67 años que tomaba una segunda tanda de indometacina, de 75 mg diarios durante 3 o 4 días, había recibido un tratamiento de un mes, un año antes. A pesar de las transfusiones de plaquetas, de los antibióticos y los corticosteroides, la paciente falleció de hemorragia pulmonar masiva y de bronconeumonía.[26]
>
> Una mujer mayor murió tres días después, de una hemorragia masiva debida a ulceración rectal, al administrársele un tratamiento con supositorios de indometacina, 100 mg dos veces al día, durante tres semanas. Previamente había sufrido una nefropatía analgésica.[27]

También se cree que la indometacina es capaz de enmascarar las infecciones, al activar las latentes y causar trastornos de hígado.

> Como consecuencia de los fallecimientos causados por infecciones intercurrentes (infecciones que se desarrollan en el curso de una enfermedad declarada) en niños tratados por artritis reumatoide y fiebre reumática, la FDD (Canadian Food and Drug Directorate) recomendó que no se suministrara indometacina a los enfermos pequeños.[28]
>
> La hepatitis tóxica, posiblemente debida a la indometacina, causó la muerte de un muchacho de doce años al que se le habían dado 100 mg diarios para trastornos reumatoideos.[29]

Los efectos colaterales de la indometacina incluyen dolor de cabeza y vértigos, pérdida del apetito, náuseas y vómitos, indigestión y diarrea. Pueden aparecer úlceras de estómago sin los síntomas de advertencia normales. También existen informes de edema (retención de agua), hipertensión, erupciones cutáneas, caída del cabello, somnolencia, confusión, reacciones sicóticas, convulsiones, zumbido en los oídos y daño en los ojos.[30]

2. Fármacos sicotrópicos

2(a). *Benzodiazepinas. Nombres genéricos: diazepam, clordiazepóxido, xazepam, nitrazepam, clorazepato, lorazepam, clobazepam, medazepam y otros*
Nombres comerciales: Valium, Librium, Mogadon, Tranxene, Dalmane, etc.

Las benzoquinazepinas constituyen los tranquilizantes omnipresentes en el mundo occidental. Como revelan sus nombres genéricos, son fármacos del tipo «yo, también» *par excellence.* Algunos son promocionados como píldoras para dormir, otros como preparados contra los estados de ansiedad. Se recetan y se consumen para una inmensa gama de males, con una despreocupación inigualada por ningún otro grupo de fármacos recetados, en parte debido a su notable carencia de toxicidad manifiesta.

No es esta obra lugar para discutir los efectos potencialmente dañinos en la sociedad de una población tranquilizada. El tópico ha sido bien aireado tanto alegóricamente como en la realidad. Sin embargo, han demostrado riesgos menos sutiles. Éstos incluyen deterioro del discernimiento, intoxicación, dificultades en la conducción de vehículos y otras manifestaciones similares y paradójicas reacciones agresivas. En su libro *Psychotropic Drug Side Effects,* R. I. Shader y A. Di Mascio citan el siguiente caso:

> Una mujer de 42 años, madre de cuatro hijos, recibía atención médica por problemas acerca de sus relaciones matrimoniales. Era relativamente tranquila, retraída, con un historial de depresión ligera, aunque crónica. Según avanzaba el tratamiento, iba apareciendo en ella un estado de ansiedad y de agitación; entonces, le recetaron el clordiazepóxido. En el transcurso de las siguientes tres semanas, se volvió cada vez más irritable y hostil. Tuvo una seria disputa cuyo resultado fue el rompimiento con una hermana a la cual, anteriormente, respetaba y adoraba en extremo, y a la que, según decía, le debía todo. Las travesuras insignificantes de sus chiquillos las convertía en graves incidentes que requerían inmediatos y severos castigos, cuando antes raramente les imponía correctivo alguno. Las relaciones con su marido se deterioraron rápidamente: se negaba a participar en reuniones sociales con los socios de su marido, y sus esposas, criticaba a su marido ante cualquiera que quisiera escucharla, se negaba a prepararle las comidas así como a mantener relaciones sexuales, comentaba por doquier cuánto le aborrecía. En la última noche de este período de tres semanas, el marido llegó a casa tarde, se acostó y descubrió que la mujer estaba dormida en la cama con un cuchillo al lado. Se consultó al médico de inmediato, quien sugirió la suspensión del clordiazepóxido. Una semana más tarde, las manifestaciones de agresividad externas habían desaparecido y las relaciones matrimoniales con su marido volvieron al nivel que tenían antes del clordiazepóxido.[31]

Los doctores que trataron a esta mujer comentaron que «igualmente los actos de violencia como el asesinato y el suicidio, son atribuibles a las reacciones de furor inducidas por el clordiazepóxido y el diazepam».

La somnolencia, si bien suele ser un efecto desagradable en el uso de tranquilizantes, no se debe contemplar como un efecto colateral, puesto que este aspecto de la acción de las benzodiazepinas se utiliza como hipnótico.

Las benzodiazepinas pueden causar sequedad de boca, ataxia (andar inseguro) y confusión especialmente en la gente mayor. Cuando se toman juntamente con el alcohol, la intoxicación es más intensa. El uso continuado lleva a la adicción; los síntomas que se presentan como consecuencia de la supresión del fármaco son capaces de convertirse en extraordinariamente desagradables, con intensa ansiedad, dolor abdominal, calambres y en ocasiones convulsiones.[32] Se ha demostrado en los Estados Unidos,[33] Finlandia[34] y Reino Unido[35] que el uso de benzodiazepinas durante los primeros meses del embarazo está asociado a un riesgo creciente de nacimientos de niños con el labio leporino. También se cree que son el origen de problemas de comportamiento en los niños cuyas madres lo tomaron durante el embarazo.[36]

2(b). *Antidepresivos tricíclicos. Nombres genéricos: imipramina, amitriptilina*
Nombres comerciales: Tofranil, Elavil, Tryptizol y otros

Los tricíclicos constituyen el grupo de fármacos que con mayor frecuencia se recetan para combatir la depresión. Son eficaces pero su elevado nivel de energía está asociado a una fuerte toxicidad. Los riesgos por sobredosis se mencionaron anteriormente en el contexto de muertes de niños, relacionadas con el uso de tricíclicos para evitar que se orinaran en la cama. Los pacientes depresivos son responsables de tomar sobredosis deliberadamente; los que se deciden por grandes cantidades de medicación antidepresiva, a menudo mueren por esta causa. Por desgracia, puede ocurrir fácilmente durante los primeros días del curso del tratamiento, puesto que los antidepresivos tricíclicos presentan un efecto terapéutico que apenas se manifiesta, hasta transcurrida por lo menos una semana.

Las muertes con dosis normales de antidepresivos tricíclicos suelen producirse por fallos cardíacos, trastornos sanguíneos o daños hepáticos e ictericia. También se han producido muertes de pacientes que tomaban este fármaco al mismo tiempo que otro tipo de antidepresivo, como los inhibidores de oxidasa monoamina (MAOI).

Los efectos colaterales más corrientes de los antidepresivos tricíclicos son: sequedad de la boca, estreñimiento que puede conducir a la parálisis del intestino grueso, retención de la orina, visión borrosa, palpitaciones y taquicardia (aceleración de los latidos del corazón), náuseas y vómitos, hipotensión ortostática (descenso repentino de la presión sanguínea estando de pie, seguido frecuentemente de desmayo), transpiración, temblores, ataxia, fatiga, convulsiones, alucinaciones y reacciones cutáneas. Los efectos sobre los sistemas hormonales pueden tener por resultado la alteración de la libido, impotencia y ensanchamiento y derrame del pecho. Los efectos sobre el corazón son: trastornos del ritmo y conducción eléctrica, y ataques cardíacos (infarto de miocardio).[37]

2(c). *Fenotiazinas. Nombres genéricos: clorpromazina, trifluoperazina, etcétera*
Nombres comerciales: Largactil, Thorazine, Stelazine, etc.

Las fenotiazinas son los elementos más importantes del grupo de fármacos también conocidos como «tranquilizantes profundos» o «neurolépticos». Se recetan en casos de enfermedad mental grave, en particular para la esquizofrenia y (por regla general en dosis inferiores) para combatir la ansiedad y otros estados en los que se considera necesaria la sedación. Las fenotiazinas están particularmente acreditadas de reducir la población de las clínicas mentales; una visión alternativa de su acción la constituye la «cachiporra líquida» o «camisa de fuerza química».

Las fenotiazinas son una de las causas farmacológicas más generalizadas de agranulocitosis (pérdida de glóbulos blancos). La incidencia de su frecuente condición fatal ha sido demostrada en algunos estudios, y llega a ser de uno por cada 200 pacientes. Los daños al hígado son otra posible consecuencia del tratamiento con fenotiazina, que pueden resultar mortales; su incidencia se ha estimado entre el 0,2 y el 5 %, con un promedio aproximado del 1,4 % (1 de cada 70 pacientes).[38]

Los efectos colaterales de las fenotiazinas son excesivamente corrientes y a menudo graves. Sin embargo, muchos pacientes esquizofrénicos se hallan incapacitados para comunicarse adecuadamente, como cualquier persona que reciba una elevada dosis de fenotiazina, que queda muy próxima a un estado artificial de hibernación en el que la conciencia está limitada.

Los daños producidos en el sistema nervioso central suelen dar por resultado temblores musculares y rigidez (parkinsonismo). Después de haber cesado el tratamiento con el fármaco, existen posibilidades de que aparezcan un grupo de síntomas denominados «discinesias tardías», las cuales no responden a ninguna terapia conocida, y pueden ser permanentes. Incluyen movimientos involuntarios de la boca y los labios, chupeteo de los labios, sorbeteo y movimientos de masticación, enrollamiento y asomo de la lengua, muecas grotescas, parpadeos, distorsiones faciales espasmódicas, movimientos espasmódicos de los dedos, tobillos y dedos de los pies y contracciones del cuello y músculos de la espalda.

Los trastornos hormonales son corrientes, con aumento de la amplitud del pecho, ausencia de períodos menstruales, impotencia e insuficiencia eyaculatoria. La fenotiazina también puede provocar un descenso de la presión sanguínea, trastornos en el ritmo cardíaco, somnolencia, depresión, indiferencia, sequedad de la boca, palidez, debilidad, hipotermia, pesadillas, agitación e insomnio. Los efectos en la piel y en los ojos comprenden opacidades en el cristalino y en la córnea, pigmentación de la piel y los ojos, erupciones cutáneas y exceso de sensibilidad a la luz.[39]

3. Fármacos que actúan sobre el corazón y el sistema vascular

3(a). *Beta bloqueadores. Nombres genéricos: propranolol, oxprenolol, etcétera.*
Nombres comerciales: Inderal, Trasicor, y otros

Creados y recetados, en un principio, para la angina y las disritmias cardíacas (trastornos del ritmo cardíaco), el uso de beta bloqueadores se ha extendido a la hipertensión, anomalías tiroideas, ansiedad y jaqueca.

Los graves efectos colaterales del tipo que aparecen por el empleo del practolol son muy infrecuentes con los de otros miembros de este grupo de fármacos. Los efectos adversos de los beta bloqueadores, corrientemente disponibles, comprenden trastornos sanguíneos y en ocasiones trastornos cardíacos mortales, como el fallo congestivo del corazón y el bloqueo cardíaco. Los beta bloqueadores no deben jamás suprimirse repentinamente al paciente que los ha estado tomando de manera regular, porque corren el riesgo de una «angina de rebote» o ataque cardíaco.

Los efectos colaterales más comunes de los beta bloqueadores son náuseas, vómitos, diarrea, fatiga y somnolencia. Los cardiovasculares incluyen la reducción del ritmo cardíaco, baja presión sanguínea, extremidades frías, contracción anormal de las arterias pequeñas (fenómeno de Raynauld), agarrotamiento y picazón (paraestesia). Los efectos sobre el sistema nervioso central abarcan: depresión, alucinaciones y trastornos del sueño y de la visión. Son comunes en los individuos sensibles, el broncoespasmo (contracción de los conductos bronquiales) y las erupciones cutáneas.[40]

El uso generalizado de los beta bloquadores es un fenómeno relativamente nuevo, y los posibles peligros que comporta su uso durante toda la vida se desconocen aún. Sin embargo, el Boston Collaborative Grug Program informaba que una proporción de un 2 % de reacciones adversas peligrosas para la vida se había detectado por el empleo en los hospitales. Estas reacciones generalmente ocurren con dosis bajas al comienzo de la terapia.[41]

3(b). *Glucósidos cardíacos. Nombres genéricos: digoxina, digital, etc.*
Nombres comerciales: Lanoxin, Digitalina, etc.

Los glucósidos cardíacos aumentan la fuerza de contracción del corazón. Sin embargo, para conseguir una eficacia han de hallarse presentes en los tejidos en una concentración próxima a aquella en la que se producen los efectos tóxicos. De ahí que sean muy corrientes los efectos colaterales. Han causado muchas muertes.[42]

> De 135 pacientes que tomaban preparaciones de digital en el momento de su ingreso en el hospital, se halló toxicidad por esta causa en 31 de ellos (23 %) y posible toxicidad en 8 (6 %). La toxicidad estaba asociada a una creciente proporción de mortalidad e incidencia de las enfermedades cardíacas avanzadas, fallos renales y trastornos pulmonares.[43]

Once pacientes produjeron una taquicardia doble en un hospital, en el período de un año. La proporción de mortalidad del 73 % se hallaba asociada a la incapacidad de reconocer la taquicardia doble como un síntoma de la toxicidad del digital. Tres de los cuatro pacientes a quienes les fue suprimido el digital al comienzo de la taquicardia doble, sobrevivieron.[44]

Diez pacientes que presentaban una notable obstrucción venosa del intestino, con hemorragia y edema de la pared intestinal, murieron después del tratamiento con digital, digoxina o lanatoside C. La mayoría de los pacientes se quejaba de dolor y sensibilidad abdominales.[45]

Los síntomas de envenenamiento con digital incluyen náuseas, salivación, vómitos, anorexia, diarrea, dolor abdominal, dolor de cabeza, dolores faciales, malestar, somnolencia, depresión, desorientación, delirio, confusión mental, agarrotamiento y picazón, visión borrosa, visión del color falseada, latidos extra, trastornos del ritmo cardíaco, defectos de conducta y fallos cardíacos.[46]

> Los efectos tóxicos... ocurrieron en 27 pacientes, aparte los 80 pacientes de más edad que fueron tratados con dosis de mantenimiento de digoxina. El tratamiento fue suprimido con éxito en 59 pacientes. Se pensó que podría suprimirse la digoxina en todos los pacientes de más edad, excepto en aquellos que padecían lesión cardíaca primaria.[47]

3(c). *Nombre genérico: metildopa*
Nombre comercial: Aldomet

La metildopa es un fármaco antihipertensivo con una amplia gama de efectos adversos. Los más graves son: trastornos sanguíneos, en particular la anemia hemolítica, que comporta la destrucción de los glóbulos rojos de la sangre,[48] y daños al hígado.

> La mayor parte de los 20 pacientes con daños al hígado, debidos a la metildopa, produjo ictericia desde la 3.ª a las 16 semanas después de comenzado el tratamiento; la dosis total, por regla general, no excedía los 65 gramos. Cuatro pacientes mostraron repetición de la ictericia después de una segunda tanda de tratamiento. De los 20 casos, 14 se presentaban como síndromes de hepatitis, 2 como estasis biliar, 2 como hepatitis crónica activa, 1 como cirrosis sin evidencia clínica de enfermedad hepática, y 1 como fallo hepático fulminante; los 2 últimos pacientes fallecieron.[49]

La disfunción sexual, aunque es una consecuencia frecuente del tratamiento con metildopa, no se suele informar. «En un grupo de 3 o 4 hombres que tomaban metildopa, la incidencia en la incapacidad de erección fue del 7 % (voluntaria) o del 53 % después de un interrogatorio específico.» [50]

El problema de mayor importancia en el hospital es la extraordinaria reducción de la presión sanguínea (hipotensión), que algunas veces llega a constituir una amenaza para la vida. La metildopa presenta una proporción del 18,4 % de reacciones adversas y un 19 % de fallos.[51]

Otros efectos colaterales incluyen: somnolencia, depresión, pesadillas, náuseas, sequedad de la boca, nariz obstruida, trastornos gástricos, diarrea, estreñimiento, fiebre, vértigos y delirio. Efectos adversos más raros son: dolor de cabeza, lengua sucia, edema, trastornos pancreáticos, inflamación de las glándulas salivales, parkinsonismo, erupciones cutáneas, debilidad, astralgia (dolor en las articulaciones) y agravación de la angina por esfuerzo.[52]

3(d). *Diuréticos de tiazida: Nombres genéricos: ciclopentiazida, hidroclortiazida, etc.*
Nombres comerciales: Navidrex, Moduretic y muchos otros.

Los fármacos diuréticos se usan para tratar la presión sanguínea alta o cualquier enfermedad que provoque retención de agua; causa el aumento de la micción. Junto con el gran volumen de agua son excretadas las sales del cuerpo en considerables cantidades, y algunos de los efectos adversos a los fármacos diuréticos pueden atribuirse directamente a esta acción. Gran parte de los efectos colaterales de los diuréticos de tiazida también aparecen en otros diuréticos, como la frusemida (Lasix), si bien existe una amplia variación en potencialidad y duración del efecto.[53]

Los diuréticos de tiazida pueden causar náuseas, vértigos, debilidad, entumecimiento, agarrotamiento y picazón, erupciones cutáneas, reacciones alérgicas y sensibilidad cutánea a la luz solar. En las personas delicadas puede dar lugar a diabetes, gota y trastornos sanguíneos graves.

La mayoría de los diuréticos facilitan la excreción de potasio, lo cual representa un peligro puesto que si es importante llega a ocasionar debilidad muscular, estreñimiento, pérdida del apetito, daños renales y disfunción cardíaca. También sensibiliza el corazón al digital y a otros glucósidos cardíacos, que pudieran recetarse simultáneamente. Por esta razón, el potasio suele incluirse en las tabletas diuréticas (p. ej. el Navidrex K), si bien los especialistas no recomiendan esta práctica, por ejemplo, el British National Formulary. Los suplementos de potasio dados por separado son capaces de ocasionar ulceraciones estomacales y problemas de toxicidad debidos al exceso de potasio. El envenenamiento por potasio suele causar languidez, confusión, debilidad, parálisis, arritmias cardíacas (trastornos del ritmo cardíaco) y paros cardíacos. Las úlceras intestinales producidas por el potasio llegan a alcanzar tal gravedad, que determinan la perforación y la hemorragia.[54]

4. Antibióticos

Los riesgos del uso de los antibióticos no están limitados a los pacientes individuales. Debido a su imprudente empleo, la polución ambiental puede dar como resultado el desarrollo de cepas de bacterias resistentes a los mismos. Éstas se producen en centros donde el empleo de los antibióticos es grande, tan diversos como las explotaciones porcinas y las dependencias quirúrgicas de los hospitales importantes. A nivel individual, las reacciones alérgicas y el riesgo de superinfección de hongos o de bacterias resistentes son comunes a todos los antibióticos, aunque los distintos fármacos llevan consigo sus propios riesgos específicos. El abuso de antibióticos es de tal magnitud que si bien en algunas ocasiones dan lugar a reacciones adversas, no son proporcionales éstas a la frecuencia del uso de los fármacos, la cual ha llegado a convertirse en algo habitual. El doctor Sidney Wolfe ha calculado que existe la probabilidad de unas 30 000 muertes al año, causadas por reacciones adversas a los antibióticos, sólo en los hospitales de los Estados Unidos.[55]

4(a). *Penicilina. Nombres genéricos: penicilina V, ampicilina, amoxicilina, etc.*
Nombres comerciales: Crystapen, Penbritin, Amoxil, etc.

La más común y potencialmente más grave reacción adversa a la penicilina es la alergia. La alergia benigna suele aparecer en forma de erupción cutánea, con inflamación de rostro y garganta, fiebre e hinchazón de las articulaciones. También puede ocurrir una reacción grave, tal vez mortal, por constricción de los conductos de aire y brusco descenso de la presión sanguínea. Un individuo sensible a la penicilina, probablemente también presentará alergia a los otros antibióticos afines. Aparte los problemas de sensibilidad, las penicilinas son fármacos extraordinariamente seguros. Su peligrosidad procede, sobre todo, de un señalado mal uso y de la prodigalidad de las prescripciones.[56]

En el estudio del Bostol Collaborative, se halló que la ampicilina presentaba una proporción de fallos del 19 %, y una proporción del 10,6 % de reacciones adversas. Las erupciones por fármacos ocurrieron en un 4,9 % de los pacientes, si bien los autores señalan que tal vez estuviesen equivocados en muchos casos, debido a que aquéllas con frecuencia se retrasaban una semana después del tratamiento.[57]

4(b). *Tetraciclinas. Nombres genéricos: tetraciclina, oxitetraciclina, etc.*
Nombres comerciales: Aureomicina, Terramicina, Tetracina, etc.

Las tetraciclinas muestran una actividad en contra de un más amplio espectro de bacterias, superior a cualquier antibiótico, aunque algunas sean ahora resistentes a aquéllas. Las tetraciclinas se absorben sólo parcialmente en el intestino, y como sea que llegue el suficiente antibiótico a la parte inferior del intestino, produce alteraciones en los organismos bacterianos normales que viven allí. Si el equilibrio entre bacterias y hongos se altera, puede ocurrir una superinfección importante (oidiomicosis). La enteritis fulminante causada por bacterias resistentes es una superinfección muy grave capaz de determinar la muerte, en especial después de una intervención quirúrgica abdominal. También pueden ocurrir trastornos sanguíneos y hepáticos.[58]

Seis mujeres no embarazadas murieron después de recibir dosis importantes de tetraciclina por inyección intravenosa. Pudo comprobarse, *post mortem*, un cambio de tipo espumoso en la grasa del hígado. Fue atribuida la muerte a la tetraciclina en 4 pacientes, y las dos restantes achacadas a la enfermedad que padecían con anterioridad, que pudo haber sido afectada adversamente por el mal funcionamiento del hígado.[59]

De 158 pacientes ingresados en una unidad de atención renal, que presentaban un deterioro agudo de esta función, 48 habían recibido tratamiento con tetraciclina en las dos semanas anteriores.[60]

Los efectos colaterales de la tetraciclina son corrientes. Comprenden: náuseas, vómitos y diarrea persistente atribuida a irritación del intestino. Estos fármacos se depositan en los dientes, los huesos y las uñas, y cuando se suministran durante el embarazo, o en la infancia, pueden dificultar el desarrollo de los huesos. El tratamiento con tetraciclina es el causante, a veces, de una coloración amarilla permanente en los dientes de los niños.[61]

4(c). *Sulfonamidas (o sulfamidas). Nombre genérico: co-trixomazola. Nombres comerciales: Septrin, Bactrim, etc.*

La co-trixomazola es el fármaco de sulfonamida más recientemente creado, y también más usado. Se suele recetar para la bronquitis crónica y para las infecciones de las vías urinarias. Por regla general, ambos estados suelen precisar medicación con plazo indefinido, lo cual representa un inconveniente debido al hecho de que los efectos adversos de las sulfonamidas se presentan más bien con el uso prolongado. Con el programa sueco de daños causados por los fármacos, las víctimas suelen recibir casi siempre la indemnización por reacciones adversas a este grupo de fármacos.[62]

Las sulfonamidas pueden producir trastornos sanguíneos, como consecuencia del ataque a los glóbulos de la sangre, pigmentos y médula ósea. En ocasiones, los daños hepáticos resultan mortales; por regla general ocurren a los tres días de empezado el tratamiento. Las sulfonamidas son capaces de originar graves, a veces, funestas reacciones cutáneas, como necrosis epidérmica y trastornos caracterizados por lesiones cutáneas extensas y úlceras bucales conocidas como eritema multiforme o síndrome de Stevens-Johnson.[63]

Durante el período de 1957 a 1965, se recogieron informes de 116 casos (81 de los cuales correspondían a los Estados Unidos) de síndrome de Stevens-Johnson, asociados a las sulfonamidas. Hubo 79 casos en niños de hasta 15 años, con el resultado de 20 muertes, y 37 en adultos con 9 muertes.[64]

Según un estudio de literatura e informes publicado para uno de los fabricantes, aparece claramente que todos los tipos de reacciones a las sulfonamidas fueron informados en el plazo de 30 meses a partir del lanzamiento de la co-trixomazola. Las tres cuartas partes de todos los efectos colaterales estaban relacionadas con la piel o con la región gastrointestinal, con aparición de glositis y estomatitis (inflamación de la lengua y de la boca). Las erupciones aparecieron con mayor frecuencia en los pacientes de más edad, posiblemente debido a un uso más prolongado en ellos, e incluían 6 casos de eritema multiforme y 5 (3 funestos) de necrosis epidérmica. La incidencia de erupciones oscilaba, según el informe, del 1,6 al 8 %.[65]

Pueden formarse cristales del fármaco en el riñón, lo cual origina dolor, imposibilidad de orinar y aparición de sangre en la orina. Otros efectos colaterales incluyen náuseas, anorexia, fiebre, somnolencia, dolor de cabeza, depresión mental, dolor en las articulaciones y daños en las arterias en los pacientes alérgicos.[66]

5. Crema dérmica antiinflamatoria

Nombres genéricos: valerianato de betametasona, hidrocortisona, etc.
Nombres comerciales: Betnovate, Adcortyl, etc.

Las cremas dérmicas recetadas para las inflamaciones, dolores, tumefacciones e irritaciones, suelen contener corticosteroides, que son formas sintéticas de las hormonas producidas por las glándulas adrenales. Su acción consiste en enmascarar los síntomas de la infección. Con frecuencia parecen poseer una maravillosa eficacia, pero su uso a largo plazo acarrea riesgos, tanto debidos a los efectos locales en el punto de aplicación, como por su absorción dentro de la circulación general.

Al reducirse la inflamación, existen muchas probabilidades de que se produzca una infección secundaria, en especial si la crema corticosteroide se emplea bajo un vendaje impermeable. Pueden aparecer diviesos, aftas y otras infecciones. El uso continuado de los corticosteroides, a veces produce el deterioro de las capas profundas de la piel, formando una zona deprimida y oscura. En ocasiones, el cambio es permanente.[67]

> El tratamiento de pruritos y de un caso de psoriasis de la zona perianal con corticosteroides fluorados, determinó una atrofia de la dermis en 8 pacientes, debido a un error en la apreciación de su estado original. Al continuar el tratamiento con cremas se exacerbó la atrofia, que finalmente se convirtió en irreversible.[68]
>
> Los esteroides fluorados aplicados en el rostro pueden causar rosácea, desmatitis perioral o acné. Estos síndromes tuvieron lugar sobre todo en mujeres adultas. Con frecuencia participaba el valerianato de betametasona y la acetonida de fluocinolona. El tratamiento consistía en tetraciclina oral y la exclusión de corticosteroides[69] (confróntese con tetraciclina).

Los corticosteroides absorbidos en el interior del sistema producen efectos adversos, que incluyen el retraso en la curación de la herida, y el aumento de la sensibilidad a todo tipo de infecciones, en especial aftas bucales. Hay posibilidades de aparición de daños en los ojos, y el desarrollo óseo de los niños está expuesto a retardos, en tanto que los huesos de los adultos se vuelven porosos. Los efectos sobre el metabolismo son demasiado complejos para describirlos en este lugar.[70]

6. Fármacos de mostrador (o de venta sin receta)

Los fármacos de mostrador casi nunca son peligrosos cuando se emplean adecuadamente por cortos períodos. Existen notables diferencias entre los países en la selección de los productos autorizados para su venta libre; sin embargo, la regla es que aquellos que se consideren más peligrosos se expendan sólo mediante receta. Los fármacos que presentan menos riesgo suelen ser también los menos eficaces: si no producen muchos beneficios, también suelen causar pocos daños. Desgraciadamente, la suposición de que las medicinas de mostrador están totalmente exentas de peligro ha conducido al abuso de estas preparaciones y, en consecuencia, a la enfermedad autoproducida.

Los fármacos de mostrador en el Tercer Mundo, pueden presentar un riesgo considerablemente mayor. No sólo porque la gama de fármacos autorizada suele incluir preparaciones que no serían aceptables en los países ricos mejor protegidos,[71] sino porque los fármacos oficialmente designados como «con prescripción» también se obtienen con facilidad en las farmacias,[72] que dependen de directivos sanitarios corruptos, y de los curanderos de pueblo.[73] La diferencia entre fármacos con receta y fármacos de mostrador acostumbra a ser ficticia en dichos países.

España pertenece a una categoría intermedia entre los estrictos países septentrionales y los permisivos del Tercer Mundo. En España es posible obtener libremente como fármacos de mostrador una mayor cantidad de productos: no siempre se hacen cumplir las reglamentaciones encaminadas a limitar los fármacos poderosos a la condición de dispensables sólo mediante receta. Por ejemplo, un estudio acerca del empleo de la anfetamina por los estudiantes de medicina de Barcelona, reveló que únicamente el 18 % de los que tomaban el fármaco lo conseguían con receta, y que en el 37 % de los preparados que contenían anfetamina, no figuraba la advertencia de que fueran suministrados sólo por prescripción médica.[74]

La peligrosidad del empleo de fármacos poderosos aumenta gracias a la facilidad con que pueden adquirirse. Los riesgos crecen a causa de la falta de información, y también por la información falsa que recibe el consumidor en las etiquetas y envases. Con frecuencia, las instrucciones no mencionan determinadas contraindicaciones importantes del empleo del fármaco, ni las posibles reacciones adversas. Además, las advertencias que figuran tienden a expresarse en una jerga que resulta incomprensible para el ciudadano medio.

El mayor peligro de los fármacos de mostrador, particularmente en España, está en los daños que la dipirona y otros fármacos afines son capaces de causar en la médula ósea. Sospechamos que el excepcionalmente elevado índice de fallecimientos debidos a enfermedades infecciosas que mencionábamos antes en este mismo capítulo, podría ser el resultado de la popularidad que disfrutan los analgésicos y antipiréticos de este tipo. Cuando los servicios médicos son relativamente sencillos, no existe posibilidad de detectar directamente el daño ocasionado en la médula ósea. Pero el resultado final, el fracaso de las defensas corporales contra la infección, es la causa evidente de la enfermedad. Nos preguntamos cuántas personas de las que fallecen debido a infecciones se habrían recuperado si no hubiesen sufrido grave aunque no reconocido daño, causado por fármacos corrientes como el Piramidon y el Nolotil. Son considerables las probabilidades de que la retirada de estos fármacos y otros similares, conduciría a España a una espectacular disminución del índice de fallecimientos.

La nefropatía analgésica, enfermedad de riñón causada por abuso de calmantes, en especial la fenacetina, es una forma generalizada de dolencia, normalmente originada por los fármacos de mostrador. La hemorragia gástrica o del intestino delgado es otra. Dosis reducidas continuadas de aspirina, de tan sólo dos o tres tabletas diarias, son capaces de producir hemorragia, y una pérdida diaria de sangre de una cucharadita tan sólo puede significar una anemia con el tiempo. La aspirina que se consume en Gran Bretaña es la responsable de más de 7 000 ingresos hospitalarios por hemorragias gastrointestinales agudas cada año, y del 6 % de los casos de anemia.[75]

Estudios realizados en los Estados Unidos muestran que dos de cada tres mujeres, toman aspirinas durante los tres últimos meses del embarazo. Esto puede tener como resultado una hemorragia grave en la madre y el hijo, si el parto ocurre dentro de los cinco días de la ingestión de una dosis normal de aspirina. Los niños prematuros corren el riesgo de que la hemorragia ponga en peligro sus vidas.

La aspirina suministrada a niños y adolescentes entre cinco y dieciséis años para infecciones como la varicela y la gripe, se la ha relacionado con el síndrome de Reye, una enfermedad que afecta entre 600 y 1 200 personas jóvenes cada año, en los Estados Unidos. Alrededor de una cuarta parte de los casos son mortales, observándose con frecuencia lesiones cerebrales permanentes en los que sobreviven. El director médico del Departamento de Sanidad Pública de los Estados Unidos ha recomendado que no se suministre jamás aspirina a los pequeños que padecen infecciones víricas.

En tanto que algunas personas toman analgésicos a diario, con funestas consecuencias a veces, otras usan laxantes en demasía. Esto puede conducir a la desorganización de las funciones intestinales, en caso de continuar por espacio de sólo un corto período. Las llamadas «sales digestivas» a menudo son laxantes que muy bien pueden conducir a este resultado.[76]

Algunas de las medicinas de mostrador son de gran utilidad; pero los informes de la relativa seguridad de que disfruta la aspirina, así como el paracetamol, no es compartida por todas. La experiencia habida con el, una vez fácilmente asequible, analgésico fenacetina significa una seria advertencia contra el uso despreocupado de las medicinas aparentemente inocuas. Si bien la fenacetina se puso a la venta en 1887, no fue hasta 1953 que se sospechó que podía ser causante de muertes por daños renales. Su peligrosidad quedó confirmada en una ciudad sueca en la que gozaba de gran popularidad.

En 1918, hubo una epidemia mundial de gripe. En cierta ciudad sueca, el médico de una gran fábrica recetó unos polvos que contenían fenacetina, fenazona (un fármaco afín a la fenacetina) y cafeína, para aliviar los síntomas. Los que tomaban los polvos creían experimentar una vigorización, por lo que algunos de ellos continuaron consumiéndolos una vez que estuvieron sanos, en la creencia de que les ayudaba a lograr un mejor rendimiento en el trabajo.

El uso de los polvos se hizo extensivo a toda la ciudad. Llegó a ser casi tan habitual ofrecer unos polvos, como lo era ofrecer un cigarrillo. Cuando se iba a visitar a los amigos en el hospital, los polvos eran un obsequio «tan bien recibido como las flores, la fruta o los bombones, cualquiera que fuese la naturaleza de la enfermedad. Con frecuencia se regalaban paquetes de polvos atractivamente presentados, para felicitar las fechas de cumpleaños». Por lo que a los doctores concernía, el uso de los polvos era simplemente «cosa de broma».[77]

El consumo de fenacetina por los habitantes era, aproximadamente, diez veces superior al de otras ciudades suecas comparadas. Las muertes por daños renales aumentaron sin interrupción, hasta alcanzar una proporción tres veces superior a la de ciudades similares en la década de 1950.

Una investigación realizada entre los consumidores de polvos, halló una decidida oposición entre los obreros suecos. Igualmente, organizaron la quema de los cuestionarios relativos al uso de aquéllos. Sin embargo, se descubrió que los tomaban no para combatir el dolor, sino porque contribuían a reducir la fatiga, en primer lugar a causa de la cafeína, si bien existen pruebas de que la fenacetina puede proporcionar un ligero «estímulo» psíquico.

En Suecia, en 1961, la fenacetina fue retirada de la venta como preparación de mostrador, debido a los informes sobre daños renales. Los obreros de la ciudad donde los polvos habían pasado a formar parte de su cultura, cambiaron a una mezcla de fenazona y cafeína. Las ventas siguieron firmes a pesar del cambio. Los aficionados declaraban que «era totalmente ineficaz, pero que si no había otra cosa, por lo menos servía para tomar algo de vez en cuando».[78] Es evidente que el uso de medicinas de mostrador se halla tan sujeta a las influencias sociales, como el consumo de fármacos con receta.

De todos modos, un fármaco que represente un peligro, que se halla tan bien documentado como la fenacetina, no puede permanecer retirado por espacio de muchos años. En los Estados Unidos, a finales de 1980, la FDA seguía manteniendo la prohibición de la fenacetina, en tanto que el producto más vendido de la Lilly, el Darvon Compound, que contenía tanto dextropropoxifeno (DPX), como fenacetina, seguía adquiriéndose sin dificultades. La mayor parte de las compañías han decidido sustituir la fenacetina de sus productos, por otro producto en crisis, el paracetamol (acetaminofen); una decisión razonable en vista del hecho de que el abuso de analgésicos es responsable de aproximadamente el 12 % de los problemas renales, con la fenacetina como culpable principal.[79]

Se desconoce hasta qué punto el paracetamol es actualmente responsable de daños de riñón. Las sobredosis exageradas (como en las tentativas de suicidio) conducen a daños tanto de riñón como de hígado, y el uso prolongado de dosis elevadas parece que es capaz de producir fallos renales.[80]

Las medicinas para la tos y los resfriados, forman otro grupo de preparaciones de mostrador de gran consumo. Generalmente, contienen una selección de ingredientes de dudosa eficacia, si bien algunos grupos farmacológicos, en particular, aparecen repetidos de muchas y distintas maneras. Son los simpatomiméticos y las antihistaminas.

Los simpatomiméticos son afines a la adrenalina, la hormona que participa en el comportamiento de «huye o pelea». Pueden encontrarse en las preparaciones de mostrador, como los remedios para el asma, las gotas para los ojos, las preparaciones hemorroidales, las píldoras adelgazantes y los tratamientos para los resfriados. Su principal efecto es la constricción de los pequeños vasos sanguíneos. Conducen a un aumento de la presión sanguínea, lo cual representa un riesgo para quienes padecen hipertensión o problemas cardíacos.[81]

> Una muchacha de 15 años que había estado tomando una preparación anoréxica que contenía fenilpropanolamina, 25 mg (un simpatomimético), cafeína 25 mg, y vitaminas variadas en forma de tabletas, a razón de tres diarias, produjo una hipertensión pasajera y arritmias cardíacas.[82]
>
> A dos hombres jóvenes que estuvieron tomando una preparación registrada (Contae), de fenilpropanolamina 50 mg, para la rinitis aguda (destilación nasal) se les encontró una presión sanguínea de alrededor de 180/110 mm Hg. Sus presiones regresaron a la normalidad al día siguiente de haber dejado de tomar la medicación.[83]
>
> Un hombre de 21 años que había tomado 150 mg de clorhidrato de fenilpropanolamina (en 3 Ornade Spansules), sufrió un repentino ataque de dolor abdominal difuso, un fuerte y punzante dolor de cabeza y náuseas, asociado a una alta presión sanguínea de 240/120 mm Hg.[84]

Los efectos adversos a los fármacos simpatomiméticos incluyen vértigos, dolor de cabeza, náuseas, vómitos, sudores, sed, palpitaciones, dificultades para orinar, debilidad, temblores, ansiedad, agitación e insomnio. Algunas personas son tan sensibles a aquéllos, que presentan estos síntomas con dosis normales.[85]

Los antihistamínicos se encuentran corrientemente entre los remedios de mostrador para la tos y los resfriados, aunque no está probado que posean el más ligero valor para el tratamiento de tales estados.[86] Constituyen un tratamiento eficaz para las reacciones alérgicas y algunas veces se toman como sedantes.

Cualquiera que tome antihistamínicos orales experimenta la acción sedante en mayor o menor grado. Suele variar de una ligera somnolencia a un profundo sueño, y comprende incapacidad de concentración, vértigos, presión sanguínea baja, debilidad muscular y falta de coordinación. Otros efectos colaterales incluyen náuseas, vómitos, diarrea o estreñimiento, cólicos, dolor de estómago, visión borrosa, tinnitus, euforia o depresión, irritabilidad, pesadillas, anorexia, dificultades para orinar, sequedad de la boca, opresión en el pecho, hormigueo, debilidad y pesadez de las manos.

Con frecuencia se suministran antihistamínicos a los niños para provocar el sueño. Pueden actuar como estimulantes y las sobredosis llegan a causar convulsiones. Los adultos, también en ocasiones, experimentan excitación, con insomnio, estado nervioso y alteración del ritmo cardíaco, temblores, contracciones musculares y convulsiones. Los antihistamínicos son capaces de precipitar ataques en los epilépticos. Las cremas antihistamínicas presentan un gran riesgo de sensibilización cutánea y eczema, si bien las reacciones dérmicas ocurren, a veces, cuando se toman por vía oral. Los riesgos de los antihistamínicos son mayores para quienes conducen vehículos o trabajan con maquinaria, por causa del peligro de accidentes.[87]

Los efectos colaterales de los fármacos y las reacciones adversas deben considerarse en conjunto. En tanto que un efecto no deseado puede por sí mismo parecer un inconveniente menor, debe recordarse que significa una complicación *adicional* para la persona que ya se halla enferma. En estas circunstancias, pueden provocar un ulterior ciclo degenerativo al retrasar el restablecimiento o, igualmente, acabar en una muerte innecesaria.

TERCERA PARTE

Doctores y pacientes

CAPÍTULO X

¿Qué anda mal, doctor?

Hoy en día, los modelos de enfermedad corresponden a tres tipos principales.

En primer lugar, encontramos la aflicción de la enfermedad crónica, cuya característica es la irreversibilidad, como son los trastornos circulatorios, la bronquitis crónica, obesidad, artritis, alcoholismo crónico y enfermedades siquiátricas, para las cuales la mejor intervención médica consiste en sostener más que curar. En segundo lugar, se halla la incidencia de trastornos autolimitadores menores, como las infecciones de las vías respiratorias superiores, las alergias y las manifestaciones de *stress*, como dolores de cabeza debidos a tensión, indigestión y estados de ansiedad para los cuales a menudo se busca la ayuda médica, y la medicación prescrita por el doctor o la automedicación.

En tercer lugar, descubrimos el grupo de estados médicos o quirúrgicos, para los cuales la intervención oportuna es capaz en ocasiones de conseguir la «curación» o la mejoría de la calidad de vida. *Desgraciadamente, este grupo representa la mínima proporción de contactos entre el doctor y el paciente: y es en tales encuentros afortunados con la tecnología médica, que se basa la mayor parte de la educación médica y la esperanza del público.*[1]

BRYAN FURNASS, *La bala mágica*

En este capítulo vamos a considerar la institución de la profesión médica, sus supuestos fundamentales y las fuerzas que acumulativamente actúan sobre el médico para llevar a cabo su respuesta más corriente: extender una receta. La clave para descifrar esta actuación es que para un médico, el acto de extender una receta al paciente es, en esencia, de tipo social. Por regla general, tiene poco que ver o nada con la enfermedad, el tratamiento o la curación.[2]

Una parte del problema en la práctica de la medicina se encuentra en su estructura profesional. El ejercicio de las altamente eficaces relaciones públicas ha proseguido por espacio de siglos para convencer tanto al público como a los propios doctores, de que la verdadera naturaleza de la profesión es tal, que sus actos poseen la certeza de ser beneficiosos. Los profesionales, según algunas definiciones, son altruistas, muy preparados y excepcionalmente cualificados. Poseen una incuestionable pericia y experiencia, las cuales se han desarrollado con los años de estudio y de práctica. El miembro ideal de una profesión empieza por una vocación, y dedica con eficacia el trabajo de toda su vida al bien de la comunidad. Por lo general, la sociedad tiene un elevado concepto de los profesionales, los contempla como a los portadores de cualidades de guía y estabilidad, y como defensores de los valores de la comunidad. De todos ellos, para nadie es más cierto que para los doctores.[3]

Los escépticos atribuyen características completamente diferentes a las profesiones y al modo de comportarse sus miembros. Desde una perspectiva distinta, los profesionales pueden representarse como una exclusiva proteccionista, monopolista y lingüística, «estrictos especialistas con una visión aún más estricta», como los defensores conservadores de cualquier *statu quo*.[4]

El Royal College of Physicians fue fundado por el rey Enrique VIII, y por su carácter real, encargado de velar por la medicina hasta una distancia de siete millas de Londres. La función pública del Royal College era la de proteger a los súbditos de «la audacia de los hombres sin escrúpulos que profesan la medicina más para satisfacer su avaricia... que por humanidad». Encubiertamente, su misión primaria era la de establecer un monopolio de médicos y suprimir los grupos de competencia que luchaban por acrecentar su rango a expensas de aquéllos. Entre estos grupos se hallaban los boticarios, tenderos que ofrecían diagnósticos y remedios a la gente de condición humilde. Se habían separado de su grupo progenitor, los abaceros, para formar su propio gremio en 1617, y durante la gran peste de Londres de 1665 fueron los que proporcionaron tratamiento a las víctimas, puesto que los médicos habían huido de la ciudad juntamente con sus protectores. Más tarde, la Cámara de los Lores creyó necesario defender a los boticarios de los ataques de los médicos, los cuales se hallaban profundamente ofendidos por la continua intervención de aquéllos en los asuntos médicos. Finalmente, en 1858, la Medical Act creó un registro único para todos los que practicaban la medicina, con un diploma reconocido o graduación. El registro incluía a médicos, cirujanos (que habían alcanzado mucha mayor respetabilidad desde que rompieron su relación con los barberos, en el siglo XVIII), y los humildes boticarios. Los boticarios fueron los precursores de los médicos de medicina general de hoy, y su interés especial y participación en las medicinas ha sobrevivido.[5]

Esta historia inglesa abreviada subraya tanto la preocupación de las profesiones relativa a sus límites, como la necesidad de una decisión justa. Todavía hoy se libran batallas en ambas orillas del Atlántico. Recientes sugerencias de que los farmacéuticos, cuyo conocimiento de los fármacos suele ser superior al de los médicos, deberían ser los que escogieran las medicinas para los pacientes, provocaron la siguiente respuesta de un representante de la profesión médica:

> Nuestra profesión está sufriendo ataques de todas clases, pero uno de los más peligrosos es la pretensión de privarnos del control de la terapia de nuestros pacientes... Los dirigentes de la American Pharmaceutical Association han hecho declaraciones que despojarían de responsabilidad a los doctores de este país...

El médico continuaba describiendo la legislación propuesta en California, que permitiría a los farmacéuticos cualificados prescribir una lista limitada de fármacos. En Gran Bretaña, la misma «inconcebible propuesta» provocó otro más mesurado pero igualmente absoluto rechazo, por parte de la British Medical Association.[6]

Hoy en día, la batalla se libra no sólo entre los grupos de la profesión médica, de los que deberíamos esperar que trabajaran estrechamente como asociados, sino también entre la medicina establecida y otras formas alternativas de tratamiento, que se hallan desacreditadas o rechazadas. Es lamentable que las rigurosas pruebas de eficacia que la medicina occidental ha solicitado de técnicas como la acupuntura, por ejemplo, hayan sido raramente aplicadas a la siquiatría o a muchos aspectos de la obstetricia.[7] En realidad, es una característica fundamental de la profesión que, en tanto la práctica y el dogma de otros son rechazados sin más, los propios no son estudiados hasta que la evidencia es arrolladora, o la perspectiva histórica las ha convertido en inaplicables.

La crítica eficaz sólo es posible si se hace desde una situación de superioridad inexpugnable. El maestro puede criticar al alumno y esperar que el aviso surta efecto, pero el alumno que considera que el maestro está equivocado, será posiblemente ignorado, tanto por el maestro como por cualquiera que esté encargado, o tema al maestro. Ésta es la realidad de la fuerza estructural que mantienen las instituciones de las sociedades jerárquicas. En medicina, la fuerza de la institución profesional está basada sobre el control de un grupo de conocimientos esotéricos, y la profesionalización es el vínculo de esos conocimientos con su mercado, de manera que permite al profesional realizar el máximo control sobre la manera en que las peticiones de sus servicios se llevan a cabo.

Estos conocimientos no consisten enteramente en información objetiva o técnica. La medicina ha proclamado orgullosamente que es a la vez un arte y una ciencia. Por esta causa, los profesionales de la medicina gozan de la confianza para ejercer juicios acerca de la vida y la muerte, que superan en fuerza a cualquier otro grupo. El núcleo de esta confianza es el *juicio clínico* del médico individual, que se deriva de la dilatada formación clínica que la profesión requiere. A su vez, la profesión confiere una situación protegida al médico.

La considerable autonomía de los doctores procede de la naturaleza esotérica de sus conocimientos y experiencia. Una vez que han alcanzado la titulación, sus actividades quedan sujetas a un mínimo de supervisión. Tal autonomía se halla asociada a los ideales de servicio público, integridad y fiabilidad expresados por la profesión. Lo cual se ve complementado y reforzado por el elevado nivel de consideración y confianza de que goza la profesión.[8]

En Gran Bretaña, donde el sistema de clase discurre por un proceso de selección con un fuerte contraste, se ha encontrado que aproximadamente un 90 % de los doctores presentan antecedentes históricos no manuales, y un 80 % pertenecen a las clases sociales minoritarias I y II, expresados en términos generales como «profesionales e intermedios», mientras que tan sólo el 20 % proceden de otras clases mucho más numerosas. Significativamente, el 43 % de todos los médicos británicos tienen parientes próximos que también lo son.[9] La carga financiera que suponen los años de educación médica a las familias estadounidenses, asegura que en los Estados Unidos se halla un modelo similar. La profesión médica, más que ninguna otra, presenta la selección lineal o «tarea heredada», como característica de sus miembros.

Los médicos han de obtener calificaciones específicas antes de poder practicar. Pero este proceso no es tan simple como pudiera parecer. Las escuelas de medicina se caracterizan por el número de años que se precisan, antes de que consideren que un estudiante se halla preparado. Si bien es cierto que un médico competente ha de asimilar una gran cantidad de información, algunas escuelas de medicina de los Estados

Unidos han demostrado que es posible suprimir dos o tres años de la preparación corriente, sin que disminuya la competencia de los estudiantes. A pesar de este ejemplo y del elevado coste de mantener a los estudiantes en las escuelas, hay dos de estos programas «en vías de desaparecer, en gran parte por la evidencia de que es totalmente subjetivo, y no obstante el hecho de que los graduados de un programa de seis años no difieren de una manera objetiva de aquellos que siguen el plan de los ocho años».

Los programas médicos de nueve años se están convirtiendo de manera progresiva en algo corriente. El doctor Carlton B. Chapman, de la Commonwealth Fund, aclara la razón de la aparentemente ilógica ampliación, de esta manera: «Es evidente que la vuelta a las carreras de ocho años y a los programas aún más largos para el grado de doctor en medicina, frente a la convincente realidad de que para muchos estudiantes, seis años son completamente suficientes, sugiere una *razón oculta* de alguna clase.» [10]

¿Cuál es esta razón oculta? ¿Por qué se exige a los estudiantes que dediquen tanto tiempo a las escuelas de medicina, y por qué los miembros de la facultad lo valoran tanto? El testimonio sociológico señala la importancia de la escuela de medicina para la asimilación de la conformidad con las normas de la profesión.[11] Esencialmente, se refuerza la división entre los médicos y los profanos, y esta división forma parte del blindaje que hace al médico insensible a la crítica, y al mismo tiempo le protege de los traumas de su ocupación. Más evidente aún, mantiene el exclusivismo y, por tanto, el valor del mercado, de la profesión. En consecuencia, el proceso de profesionalización requiere que la formación médica sea progresivamente severa, más esotérica y costosa, y que sea necesario mucho más tiempo para completarla.

En la escuela de medicina es donde el médico en formación aprende a confiar en el acercamiento personal a la enfermedad, que es característica de la cultura occidental. Seis o más años de permanencia en una escuela de medicina donde de manera constante presencia salud, enfermedad y tratamiento en términos de un modelo particular, significa que los doctores se hallan tan rígidamente sometidos a ellas, que cualquier otra interpretación de estas circunstancias le resultaría inconcebible.

El modelo médico se fundamenta en conceptos que nos son familiares a todos. Un paciente presenta *síntomas* que los causa una *enfermedad* específica. Consulta a un médico que le pregunta y le examina. Mediante esta información, el doctor emite un *diagnóstico*. Basándose en este diagnóstico, *prescribe un tratamiento*. El paciente toma el tratamiento *controlado* por el doctor, con el fin de conseguir el máximo aprovechamiento.[12]

El supuesto inicial era que existía una única causa para cada enfermedad. Eliminando la causa, fuera ésta una bacteria o un veneno, la enfermedad desaparecería. La teoría del germen que proporcionaba base al concepto quimioterapéutico de la «bala mágica», sigue predominando.[13] Es una teoría atractiva; los gérmenes se pueden ver en el microscopio y crecen en medios de cultivo adecuados, y estos microorganismos son capaces de interrumpir los procesos corporales. Los individuos que fueron vencidos por los gérmenes sufren la enfermedad que éstos les producen.

El modelo médico ha sido adaptado para relacionar la enfermedad con una multiplicidad de causas, pero todavía asocia estas causas específicas que se influyen mutuamente a los efectos definidos. La acumulación de pruebas de las causas sociales y sicológicas de la enfermedad ha puesto en graves aprietos esta limitada adaptación. El modelo médico solo puede explicar los hechos de la enfermedad en términos vagos, hasta llegar a convertirse en palabras sin sentido. Tampoco es posible la explicación por el hecho de que algunos grupos de personas son más sensibles a las enfermedades de todas clases que otros. El sicólogo Jake Naiman ha demostrado claramente este curioso fenómeno, al estudiar la proporción de mortalidad de los distintos grupos ocupacionales. Halló que la proporción de muertes por todas las causas, variaba en un sentido que no era posible atribuirlo a la casualidad.[14]

Algunos riesgos ocupacionales conocidos pueden hallarse relacionados con las características del trabajo y, por ello, explicarse en términos de un modelo médico convencional. Se sabe que los mineros y los marineros, por ejemplo, corren un gran riesgo de accidentes mortales. Pero también hay, verosímilmente, otros tantos que mueren tempranamente a causa de cánceres, accidentes de vehículos y enfermedades cardíacas. Los sastres, los conductores de autobús y los constructores comparten esta tendencia a las muertes tempranas, debido a una amplia gama de causas. En el extremo opuesto del espectro de mortalidad, se encuentran los comerciantes de metales, los trabajadores del campo, los técnicos, directores de compañías y, oportunamente, los directores de funerarias. Estos grupos presentan una notable variedad de tipos de muerte, por causas tan diversas como ataques, cáncer y accidentes.

Los grupos religiosos también tienden a alcanzar mayor longevidad que los laicos, los jefes viven más que sus hombres, las clases sociales altas son más saludables que las inferiores. ¿Cómo puede el modelo médico de la enfermedad, en el que se basa el tratamiento, conjugarse con estas diferencias que dependen de factores sociales, culturales y económicos?

La formación médica ignora estas realidades de la enfermedad. También deja sin instruir a los doctores en el uso de la más importante herramienta de que disponen para tratar a los pacientes.

La farmacología suele enseñarse al estudiante de medicina en el primer año de la carrera. Ilógicamente, se presenta como materia preclínica, antes de que el estudiante haya tenido alguna experiencia clínica en el hospital. Gran parte de aquella disciplina está destinada al olvido, para cuando el médico comience a practicar con sus propios pacientes, y lo que pueda recordar ya no tendrá actualidad.

La formación ulterior en farmacología se halla casi ausente de los cursos de posgraduados para el doctorado; los médicos suelen recibir las nuevas creaciones en forma de material para ser promocionado, procedente de los fabricantes de fármacos. Sin duda es muy difícil para el médico llevar a cabo una valoración racional documentada de sus posibilidades a pesar de todos los años de formación. Muchos médicos de medicina general saben que sus conocimientos de los fármacos son insuficientes y que precisan más formación posterior. En Gran Bretaña, estos doctores tienden a prodigar las recetas.[15]

En los Estados Unidos, la Red de Prolongación de la Medical Education presentó tests programados para medir el nivel de conocimientos relativos a los antibióticos, de los médicos. Los análisis de las primeras 4 513 respuestas a los tests, demostró que la mayoría poseían un nivel de ignorancia peligroso; además, los médicos que asistían a un mayor número de pacientes diariamente eran los que presentaban una puntuación inferior.[16]

Esto tal vez sea un reflejo del hecho de que en 1978, tan sólo la mitad de las 123 escuelas de medicina de los Estados Unidos disponían de farmacólogos clínicos en sus facultades. Todavía es más inquietante la declaración del doctor K. D. Helmon, jefe de farmacología clínica del Medical Center de la Universidad de California, expuesta ante el comité del Senado en 1974. El doctor Helmon testificó que *menos del 10 %* de las escuelas de medicina realizaban cursos de terapéutica sobre fármacos, y si bien esta terapéutica constituye la forma más usual del tratamiento médico, el doctor medio recibe *tan sólo de seis a diez horas de formación farmacológica.*[17]

Si la formación médica ha demostrado ser inadecuada para la mayor área de actividad de los doctores y, por otro lado, pueden aprenderse rápidamente sus técnicas más útiles, como lo demuestra la formación paramédica de los tiempos de guerra, ¿dónde encontramos, entonces, los efectos predominantes de los muchos años transcurridos en una escuela de medicina, con estudiantes cuidadosamente seleccionados?

Conrad Harris ha estudiado los efectos de la formación médica en la personalidad de los estudiantes. Halló que tienden a reprimir los lados intuitivos y creativos de la personalidad y cambiar la capacidad para teorizar por un más práctico enfoque mecánico. Es el clásico sendero de la conformidad. Paralelamente, encontró que las escuelas de medicina, más que cualquier otra forma de educación superior, tendían a aislar al estudiante. Todo ello produce un efecto mensurable en la ejecución por parte de los estudiantes, de las actividades que pudieran considerarse decisivas para el éxito de su función como médicos.[18]

Es catastrófico que la educación médica se interfiera en la capacidad de los estudiantes para sacar a luz los problemas que sufren los pacientes. Su capacidad para tratar estas dificultades personales se halla obstaculizada por su insuficiencia, debida a una aparente aversión a las preguntas directas, complicada con un enclaustramiento en la seguridad de la jerga profesional.

Una videocassette tomada a sesenta estudiantes de medicina de la Universidad de Colorado demostró su comportamiento junto a las camas de pacientes simulados. Se halló que los estudiantes habían empleado técnicas de interrogación que impedían la obtención de información adecuada. Demostraba un enfoque insuficiente, y fracasaban notoriamente cuando pretendían tranquilizar a sus pacientes. Los estudiantes más antiguos eran considerablemente peores que los más modernos. El estudio llega a la conclusión de que la formación en la escuela de medicina deteriora la comunicación entre el doctor y el paciente.

Los estudiantes del último año, por regla general, creen que pueden mostrar decisión a los pacientes, y que éstos se sienten favorablemente impresionados con ello. Ninguna de ambas suposiciones es justificada. La capacidad de decisión es tan mala como la de los estudiantes de primer año, y a los pacientes les gusta menos.[19]

De la misma manera que los estudiantes evitan tranquilizar a los pacientes, los doctores en la práctica general muestran la característica de no compartir información con ellos. Las razones que aducen para esta desgana suelen estar relacionadas con la opinión profesional de que el médico no necesita dar cuenta de su comportamiento a sus clientes. En un estudio de médicos de medicina general, algunos doctores dijeron que sería muy pesado dar detalles de achaques habituales a los pacientes, una y otra vez. Otros argumentaron que la información era en potencia peligrosa, ya que podría provocar ansiedad en aquéllos. Estas actitudes las aprendieron durante su formación clínica, cuando los especialistas mostraban desgana de facilitar detalles a los enfermos.[20]

La reticencia supersimplificada del profesional puede ser especialmente desafortunada para los pacientes. La experiencia ha demostrado que la propia información es capaz de aportar un valor positivo. Aquellos a los que se les ha suministrado más información y se les ha ayudado a comprender su estado, muestran un mejor índice de recuperación y experimentan menos sufrimiento que los que fueron dejados en la oscuridad.[21]

Las escuelas de medicina occidentales han desarrollado un régimen de formación destinado a preparar a los estudiantes para su futuro papel de profesionales médicos. Pero carece de equilibrio. Sus técnicas y sus virtudes parecen destinadas más al mantenimiento de la visión interna de este papel, que a la exploración de las verdaderas necesidades de su propia situación y las de sus pacientes. Al ahondar la división entre los médicos y la otra gente, su formación no les capacita para el trato con los pacientes, la enfermedad o la salud.

Ésta es la servidumbre de quienes pertenecen a esta profesión. La fuerza de la mística profesional significa que los médicos no pueden permitirse mostrar una total sinceridad a los pacientes ni a sí mismos. La imagen del sanador universal exige que disponga de una solución para cada problema. Sin duda tal cosa es imposible. En la práctica puede significar «una píldora para cada enfermedad», alguna forma de intervención médica cuando la naturaleza lo permita, o un aumento de la incertidumbre[22] mediante la interpretación sicoanalítica de los síntomas. ¿Debería admitir un médico que no es capaz de ayudar a la mayor parte de los pacientes que se hallan bajo su manto protector? Tal experimento podría resultar tan frustrante para el médico, que acaso le condujera al alcoholismo o al suicidio. En Gran Bretaña, el suicidio es más corriente entre los doctores que entre cualquier otro grupo profesional,[23] y el índice de alcoholismo es excedido sólo por el grupo de borrachos tradicionales, los periodistas. Un médico de medicina general de Birmingham, cuyo intento de suicidio fracasó, explicaba el problema:

> La propia idea general de la profesión médica... me llevó a la creencia de que en la mayoría de las situaciones, el doctor suele saber mejor lo que es bueno para una persona, y por el hecho de saber qué es lo mejor se convierte en el jefe natural del equipo sanitario, y su palabra es, o debería ser, autoritaria.
>
> Al intentar llevar a la práctica este «culto al especialista» como médico joven, me vi empujado a una multitud de problemas y a muchos sinsabores personales...

En forma gradual, mi vida se transformó en una larga sesión sicoterapéutica desde la mañana hasta la noche, esporádicamente interrumpida por alguien que padecía de un dolor de garganta o una apendicitis. De hecho, estaba aprendiendo a representar el papel de Dios y mis pacientes me animaban a hacerlo.

Mi constitución comenzó a resentirse, la presión sanguínea subió, mi mujer y mis hijos me parecían más difíciles cada día, y empecé a tomar alcohol intentando huir de tantos problemas. El uso/abuso del alcohol fue el causante de diversos accidentes de carretera que me sucedieron, que perjudicaron a otras personas, y fueron muy costosos...

No me abandonaba una idea, la que ahora sé que también trastorna las mentes de viejos y jóvenes en mi profesión: todo el trabajo y toda la dedicación de mi tiempo y de mi energía y de toda la costosa medicina moderna, parecían haber conseguido muy pocos logros.

La mujer deprimida seguía con sus antidepresivos, los niños mentalmente retrasados continuaban recibiendo sus lamentables oportunidades educativas. Parecía que yo no ejercía ningún efecto sobre los agentes morbosos, los accidentes, los trastornos cardíacos e intestinales.

Poco a poco, me fui dando cuenta de mi completa impotencia ante todo aquello, de manera que después de cerca de diez años de dedicación al estudio y la práctica de la medicina, llegué a preguntarme si yo significaba algún valor para alguien. La respuesta parecía ser que «NO».[24]

Cuando la reacción de un médico al *stress* de su trabajo llega a tal extremo, su juicio se vuelve dudoso. Pero también los médicos de medicina general, que se mueven para vencer dificultades, pueden significar un peligro si su trabajo deja de serles satisfactorio. Una tarea que no produzca agrado, es uno de los posibles resultados del fracaso del médico en representar su imagen exaltada por la sociedad occidental. Los doctores insatisfechos están particularmente propensos a prescribir fármacos que presentan graves y bien conocidos efectos adversos, sin esforzarse para proteger de los riesgos. La elevada cantidad de recetas de practolol en los meses anteriores a su retirada, iba asociada a la insatisfacción de la tarea realizada. Existe un modelo parecido de prescripción peligrosa para una amplia gama de fármacos. También la insatisfacción está relacionada con los aspectos dudosos de la ejecución práctica, incluido el excesivo empleo de personal auxiliar para extender las prescripciones de los fármacos peligrosos.[25]

Los doctores insatisfechos puede que no acaben quitándose la vida, pero mientras ejercen la medicina, tal vez contribuyan a la muerte de sus pacientes. Los médicos de medicina general del tipo opuesto, muestran un exceso de confianza en su propio juicio, una creencia total en su experiencia clínica y recelan de los «libros de estudio». Esta fe en el juicio clínico ha sido argumentada por el eminente sociólogo médico, el doctor Elliot Freidson, como un hecho fundamental para el mantenimiento de la autonomía médica.[26]

Un exceso de confianza en la experiencia clínica conduce a problemas cuando existen circunstancias infrecuentes, particularmente cuando escasea el producto farmacéutico adecuado y al propio tiempo se pueden conseguir otros fármacos. La oportunidad de obtener una experiencia valiosa es superada por la necesidad comercial de innovación. Si este tipo de médico rechaza las advertencias acerca de los peligros de los fármacos, debido a que está influido por sus propias opiniones subjetivas relativas a su valor, sus prescripciones serán posiblemente peligrosas.

El testimonio de los riesgos del exceso de confianza en los juicios que se basan en la experiencia, procede de un estudio de la renuncia al practolol en Gran Bretaña. Los médicos que creían más firmemente en la independencia de la prescripción, continuaron recetando practolol a pesar de todas las advertencias que se les enviaban, en las que se describían sus desastrosos efectos.[27] Estos mismos médicos se sentían tal vez más inclinados a recetar píldoras somníferas de barbitúricos, enfrentados con una larga y extendida campaña contra este fármaco.[28]

La investigación sicológica es capaz de pronosticar un resultado selectivo, entre los médicos que recetan buscando los beneficios de la terapia de los fármacos, en oposición a sus riesgos. Sumado a ello encontramos el problema de que la gente valora positivamente las cosas que hace, por la sencilla razón de que es ella la que las hace. De la misma manera que los fumadores empedernidos tienden a evitar la lectura de artículos que les explican que los cigarrillos son peligrosos, así los médicos adictos a las prescripciones fallan en tomar nota de las advertencias contrarias al exceso de prescripción.

La divisa profesional, autonomía, y la sacrosanta naturaleza del juicio clínico se combinan para permitir que la práctica de prescripciones peligrosas continúe incontrolada y libre de críticas. Adicionalmente, el médico está protegido por la naturaleza confidencial de la práctica médica. En la mayoría de los países es imposible obtener una información completa del comportamiento prescriptivo de un médico, a menos que por su voluntad esté dispuesto a compartir esta información. Cuanto más dudosa es su prescripción, más defensiva y secreta tiende a ser.

En Gran Bretaña, el Department of Health and Social Security ejerce un cierto control sobre el exceso de prescripciones, por causa de que este departamento gubernamental es el que al fin y al cabo paga las cuentas de los fármacos para el National Health Service. Los directores médicos regionales visitan a los médicos que recetan demasiado, para tratar sus problemas. El efecto consiste en reducir el número de recetas sólo temporalmente. Pero el juicio clínico del doctor es sacrosanto, y no existe penalización para los médicos que prescriben en exceso.

A pesar de la repugnancia que siente por la crítica dirigida a sus miembros, la misma profesión médica admite que el exceso de prescripción es habitual. En busca de un diagnóstico para este malestar, algunos sostienen que los pacientes les presionan para que receten, cuando ellos realmente no lo harían. De hecho, los médicos prescriben con frecuencia más de lo que suelen esperar o desean los pacientes, de forma que parte de la presión no llega del lugar que ellos atribuyen.[29]

Sin embargo, es cierto que los pacientes quieren consumir más medicinas de las que necesitan, y que existe una demanda real de recetas por parte de éstos. Esta actitud queda tipificada por el paciente estadounidense que protestaba: «Cincuenta dólares por la consulta, y todo lo que he sacado es una aspirina. Por este dinero quiero una medicina de verdad.»

En los Estados Unidos, Canadá y Gran Bretaña, aproximadamente, cuatro consultas de cada cinco en la práctica general, acaban con prescripciones.[30] De todos modos existen grandes variaciones individuales. Un médico de Londres adquirió notoriedad entre sus colegas por recetar sólo a un paciente de cada cinco; otros actúan sin mayores dificultades para conseguir niveles de prescripción del 95 %.[31] Estas diferencias de proporción en el conjunto atrajeron la atención esmerada de los investigadores a principios de la década de 1960, pero sus causas quedaron sin aclarar.[32] Las diferencias en la naturaleza y en las causas de enfermedad de la población de pacientes de una zona fueron eliminadas por considerarlas demasiado leves para ser significativas, y la razón recayó no en las diferencias halladas en los pacientes, sino en las diferencias que existían entre los médicos.[33]

¿Cuál es el aparentemente compulsivo mecanismo que hace que la prescripción predomine tanto? Ni doctores ni pacientes están enterados sobre muchas de las funciones de las recetas que ellos contribuyen a producir. Mickey Smith, profesor de Farmacia en la Universidad de Mississippi, diferencia entre las funciones *manifiestas* y las funciones *latentes* de la receta. Por regla general, sólo se conocen las funciones manifiestas y vistas que se derivan de su naturaleza documental. Incluyen su papel de medio de comunicación acerca de la terapia de fármacos, un documento legal, una fuente de información, y así sucesivamente. Las funciones latentes de la prescripción tienen mayor importancia en cuanto a la creación de problemas de exceso por prescripción, de las que Smith identificó veintisiete. Son éstas las que conducen a médicos y pacientes a usar los fármacos a pesar de que sean totalmente inapropiados para la terapia. Tales funciones permanecen ocultas, pero poseen una importancia decisiva.[34]

Para el paciente, una función latente importante es la confirmación de su enfermedad. La prescripción demuestra a todos que la visita al consultorio era realmente necesaria. Si el médico se niega a prescribir y ofrece una sustitución inaceptable como enviarlo al hospital, o efectuar unas pruebas, el paciente sospechará que aquél no acepta la realidad o la gravedad de la enfermedad. Sin una prescripción, el paciente creerá que fue considerado como un elemento que hacía perder el tiempo al doctor. Al entregar la receta, el médico confirma que la visita era conveniente, y que el paciente puede representar la condición que el sociólogo Talcott Parsons ha llamado el «papel de enfermo».

La prescripción tiene claras ventajas para los médicos, y por esto cooperan con los pacientes para llevar a cabo este resultado mutuamente deseado. Es una demostración del poder y de los privilegios del doctor. La selección de los fármacos, el rellenar y firmar las recetas, son actos que se encuentran más allá de las posibilidades de los mortales inferiores. Es una afirmación simbólica de la posición profesional del médico.

El control ejercido sobre las prescripciones es equivalente a la capacidad del médico para dirigir la consulta. Si el doctor tan sólo da consejos y no receta, él mismo experimentará el sentimiento de que se está rebajando al papel de enfermera o de consejero. Por tal razón, y para dejar bien establecida su situación de poder y de fiabilidad, entrega una señal, un símbolo de su cometido: la receta.[35]

De manera creciente, las prescripciones desplazan otras formas alternativas de terapia, aun en aquellos casos en que son menos adecuadas para el diagnóstico, dentro de las limitaciones del modelo médico.[36] En parte se debe a que el acto de recetar es fácil, precisa menos reflexión y esfuerzo que la exposición de sugerencias cuidadosamente explicadas, acerca de un cambio de estilo de vida.[37]

Las explicaciones, además, no son tan precisas en lo relativo a un tiempo definido: pueden continuar ilimitadamente, sin un final claro y reconocible por parte de ambos participantes. Por contraste, el hecho de extender una prescripción señala el final de la consulta.

Durante la consulta, es posible que ni el doctor ni el paciente conozcan el significado de los aparentemente actos menores. Sin embargo, los sociólogos han logrado analizar la acción recíproca que existe entre ellos, por medio de un estudio detallado de consultas en videocassettes.

Christian Heath pertenece a una escuela de sociólogos que emplea un método de acercamiento etnológico a la acción recíproca. Este método consiste en un estudio minucioso de la conversación, los gestos y los movimientos del cuerpo, para crear un cuadro que muestra la manera en que las actividades se llevaron a cabo. Una sencilla muestra servirá de ejemplo de esta esmerada técnica; a continuación Christian Heath describe la forma en que un médico entrega la receta al paciente:

> El médico arranca la receta del talonario. Al propio tiempo, el paciente que se había echado hacia atrás en la silla, se inclina hacia adelante y coloca la mano sobre el brazo de aquélla. El paciente comienza a levantarse, y mientras lo hace, el médico adelanta la receta que sostiene en su mano derecha. Según el médico la entrega, el brazo y la mano izquierdos del paciente se mueven en busca de la mano del médico. En este momento, el paciente está acabando dc ponerse en pie rápidamente, al tiempo que su mano recibe la prescripción. Los dedos del paciente se cierran sobre ésta, y entonces médico y paciente retiran las manos. Después de realizada la entrega, y de que el médico indique «muy bien», el paciente se halla ya completamente levantado, se despide y abandona la estancia. El médico repite «muy bien», se despide y echa una mirada a los informes de aquél. Termina la acción cuando ambos participantes se separan.[38]

Heath comenta: «Encontramos que muchos movimientos que conducen el episodio de extender la prescripción, a su fin, son los que inician la terminación de la acción recíproca.» Describe Heath una danza ritual entre el doctor y el paciente, cuyo resultado es el de elaborar una receta conjuntamente y llevar la consulta a su término tras la entrega de aquélla.

Muchos médicos utilizan las prescripciones como un «dispositivo de desenganche», para echar a los pacientes del consultorio tan pronto como consideran necesario.[39] El sistema presenta ventajas bien definidas, puesto que el paciente no sabrá el efecto que le produce el fármaco hasta que haya ido a la farmacia, le hayan dispensado la receta, se vaya a su casa y se lo tome. Para cuando llega este momento, el paciente se ha perdido de vista y se ha borrado de la mente del médico.

Teniendo en cuenta los múltiples aspectos del proceso de prescripción, debe esperarse que los doctores desarrollen sus propios hábitos en el acto de recetar, que serán seguidos con escasa consideración a los síntomas presentados por los pacientes. Norma Raynes[40] llevó a cabo, en Londres, un estudio de los médicos de medicina general, y encontró que las grandes diferencias en la proporción de prescripciones no podían explicarse en términos de los síntomas que habían estado estudiando. Tampoco existía relación entre el diagnóstico siquiátrico y la prescripción de fármacos sicotrópicos. La doctora Raynes opina que sus datos demuestran que los médicos crean rutinas personales, las cuales llevan a cabo independientemente de los problemas que presente el paciente. Otra investigación sugiere que la proporción de casos para los que se recetan fármacos sicotrópicos, que por otro lado permanecen constantes a lo largo del tiempo, se halla relacionada con la propia creencia del doctor acerca de su derecho al uso de tales fármacos,[41] y no tiene nada que ver con el paciente.

Esto trae el recuerdo de un estudio clásico de juicios médicos, acerca de la necesidad de practicar la amigdalotomía a mil escolares. «De ellos —informa el autor—, les habían sacado las amígdalas a 611. Los restantes 389 fueron exminados por otros médicos, que seleccionaron a 174 para la amigdalotomía. Dejaron a 215 niños cuyas amígdalas eran aparentemente normales. Otro grupo de médicos se puso a trabajar examinando a estos 215 niños, y decidió que 99 de ellos precisaban la amigdalotomía. Todavía, otro grupo de médicos se hallaba entonces ocupado en examinar a los restantes chiquillos, de los que cerca de la mitad fueron recomendados para la operación.»[42]

Tales descubrimientos son desconcertantes para quienes creen en la fiabilidad de los juicios clínicos y en la importancia de los diagnósticos. Pero coinciden con la investigación que refuerza la importancia de las actitudes médicas, en relación con su comportamiento frente a las prescripciones.

En Gran Bretaña, algunos médicos suelen entregar recetas repetidas para el Valium y otros tranquilizantes menores, similares, con el fin de no ver a los pacientes expuestos a problemas emocionales originados por tales peticiones. Permitiendo a su personal auxiliar que extienda recetas para dichos fármacos, durante años, el médico puede rehuir todo contacto con los pacientes.[43]

Un grupo de médicos de medicina general, dirigidos por el siquiatra Michael Balint, llevó a cabo un estudio de las prescripciones repetidas que extendían. Hallaron que los fármacos recetados eran, por regla general, inadecuados para el estado del paciente. Los médicos de medicina general estuvieron luchando, ellos mismos, con vistas al tratamiento de pacientes frustrados para los que no existía un diagnóstico satisfactorio y, en consecuencia, una terapia racional. En tales circunstancias los pacientes continuaron asistiendo al consultorio, hasta llegar a una negociación conjunta satisfactoria sobre repetición de recetas. Esto conduce a suavizar sus relaciones, pues el fármaco se convierte en un símbolo de «algo» que el paciente busca. «La paz se basa en una tolerancia transitoria..., pensamos que en realidad las prescripciones repetidas constituyen un diagnóstico, no del paciente ni del doctor, sino de la relación doctor-paciente.»[44]

Si los pacientes son vulnerables a las recetas repetidas, también lo puede ser el médico. La aceptación de los halagos de la industria farmacéutica ha demostrado, repetidamente, que estaba asociada a no sólo la más deficiente práctica de prescripción, sino al empleo de fármacos peligrosos e inapropiados. Los médicos que recetan con mayor prudencia son más escépticos hacia la industria de fármacos y se sienten más inclinados a evitar contactos con los visitadores enviados por las compañías.[45] Una acción médica en Gran Bretaña inició una operación de saneamiento comercial, aislándose completamente de toda información procedente de la industria. Los médicos que participaban en dicha operación hallaron que sus índices de prescripciones descendían notablemente.[46]

Otros aspectos del ejercicio profesional de los médicos están relacionados con el uso que hacen de los fármacos peligrosos. Aquellos que ven a más pacientes por hora, recetan a una mayor proporción de ellos, y también lo hacen menos como consecuencia de los reconocimientos físicos.[47] De manera inevitable, sus pacientes regresan con más asiduidad debido a que existen menos oportunidades de que el trastorno original sea identificado. De esta forma, dichos médicos establecen un círculo vicioso, al producir una superior carga de trabajo que, a su vez, conduce a un número de prescripciones más elevado e incrementa el riesgo a causa de que las opciones no farmacológicas se van alejando cada vez más.

Hemos afirmado que el paciente, o más correctamente el estado del paciente, tiene poca influencia en los fármacos que recibirá; pero él no se halla totalmente al margen. La actitud del médico hacia los distintos tipos de pacientes afectará de una manera mensurable la clase de fármacos que éstos reciben. Se halló en un estudio realizado que los médicos de medicina general que preferían un papel pastoral, actuando como benévolas figuras paternales, continuaban recetando la metacualona (Mandrax, Quaaludes) durante mucho más tiempo que sus colegas que mostraban mayor interés por la medicina interna.[48]

Ni los médicos ni los pacientes operan por separado. Las influencias culturales, la organización del sistema sanitario y el fondo económico, todos ellos influirán sobre la prescripción.

A veces, la variación, con ser muy pequeña, tiene un efecto espectacular. Richard Dadja comparó a un grupo de doctores de Inglaterra con otro de Gales, con un mínimo de ocho características sobre diez, tales como edad, sexo, nacionalidad, clase y área de ejercicio y número de asociados. Encontró que los médicos ingleses prescribían 287 especialidades por cada 1 000 pacientes, mientras que las cifras para los galeses era de 590. No fue posible explicar esta diferencia, aunque puede atribuirse a una disparidad de culturas entre las dos regiones.[49]

Desgraciadamente, el tipo Dadja de comparación directa desarrollado, no fue posible generalizarlo a otros sistemas de administración sanitaria. En primer lugar, los datos de prescripción exteriores a Gran

Bretaña no se pueden obtener con facilidad. Sin embargo, es posible llevar a cabo una comparación aproximada. Por ejemplo, en Alemania occidental es notable el hecho de recetar fármacos hipertensivos, es decir, que *elevan* la presión, a los estudiantes de farmacología por su deseo de servir a la profesión médica.[50] En Francia, los médicos se sienten veinte veces más inclinados a prescribir vitamina B_{12} que sus colegas del Reino Unido,[51] mientras que los susceptibles médicos noruegos recetan sólo la mitad de los antibióticos de los acostumbrados por sus compañeros británicos.[52]

Podemos seguir muchas pistas que testimonian actitudes de prescripción, las cuales nos conducen a las mismas conclusiones. Un fármaco no constituye un simple tratamiento dirigido contra la enfermedad que se supone que existe. La prescripción es el producto de la interacción social del médico y el paciente dentro del marco de una cultura particular.

Cada uno de los estudios de los factores determinantes de la prescripción aporta pruebas que van formando áreas coherentes en el rompecabezas que aquélla significa. Probablemente, nunca podrá trazarse el cuadro completo de las razones por las que los médicos seleccionan determinados fármacos para los pacientes, pero lo que ya queda claro es el identificable boceto de los rasgos principales. Las características personales y las actitudes sociales son los principales factores determinantes de lo que los médicos recetan. El estado clínico del paciente representa tan sólo un factor de contribución, el cual es fácilmente pasado por alto o ignorado. Se ha observado que las características personales de los médicos son la única explicación para las variaciones de los índices de prescripción de determinados fármacos. El paciente como individuo no puede representar un papel importante. Interesa poco cuáles son los síntomas que éste presente, el tratamiento ofrecido depende del estado del médico.

Los doctores están preparados para cumplir un papel profesional, que mantiene eficazmente su monopolio médico, pero que no está ideado para beneficiar a los pacientes. Durante años, los jóvenes estudiantes idealistas son moldeados en una escuela de medicina autoritaria, para convertirlos en doctores rígidos que han perdido gran parte de su habilidad original para atender a los pacientes y escuchar sus problemas. Su determinación está fortalecida por la creencia en la autonomía clínica que permite, entonces, aplicar un inadecuado modelo médico en un intento de dar sentido a los problemas que los pacientes le presentan.

¿Qué anda mal, doctor? Sugerimos que la respuesta se halla en el sistema histórico que consigue gran parte de su fuerza en un inflexible método de formación, y en las infrecuentes apreciaciones de los problemas reales que se enfrentan con aquél. El fondo social del estudiante de medicina lo sensibiliza para este proceso de condicionamiento. Cuando el médico recién salido del cascarón aparece para encararse con el mundo de sus pacientes, el verdadero proceso de convertirlo en un médico le habrá dejado incapaz de tratar la mayor parte de los problemas que se le presentarán. Debido a que desconoce, en gran parte, las fuerzas que actúan sobre él, el doctor se convierte, con la mejor buena voluntad del mundo, en una fuerza significativa de la propagación de la enfermedad.

Por lo menos se precisaría una revolución en las actitudes para corregir el daño que se está causando con el exceso de confianza en los fármacos. Se está dañando a los pacientes, a la sociedad en general y a la propia profesión médica. El tratamiento correctivo debería empezar por la profesión. «Médico, cúrate a ti mismo.»

CAPÍTULO XI

Los pacientes

Los pacientes por sí mismos no pueden evitar la carga que ellos, con sus propias actitudes y comportamiento, han contribuido a crear con la moda devastadora y frecuente del innecesario uso de los fármacos... Han apremiado al médico para que les recete, aun en contra del mejor juicio de aquél... Se han convertido en compradores de recetas que van de un médico a otro, con el fin de lograr una medicación múltiple.

M. SILVERMAN y P. R. LEE, *Píldoras, ganancias y política*

El mundo occidental ha creado muchos mitos acerca de los doctores, de los fármacos y de la eficacia de la medicina. Con este fondo, ¿hasta qué punto son auténticas las creencias acerca de la parte que toma el paciente en la mascarada médica? La visión superficial del paciente es que, debido a la mala suerte o al inevitable infortunio, se ha puesto enfermo y, en tanto se halla en curación, se convierte por un corto tiempo en un paciente. La realidad suele ser una variación de esta opinión. Existen razones para ponerse enfermo; con frecuencia, el doctor *no* es la persona más apropiada para consultar; y en muchísimos casos no sólo es una cura difícil de lograr, sino que la consulta conduce a un empeoramiento del estado y a una condición de paciente perpetuo.

El concepto de enfermedad precisa una aclaración. La mayoría de las enfermedades son sintomáticas: es decir, son en sí mismas una indicación de un problema más hondo; pero para un doctor, cualquier síntoma único debe tratarse según su valor aparente. Una condición claramente definible como es una infección o un daño mecánico, tal como la fractura de una pierna, no necesita apenas discusión; el tratamiento es evidente y simple. Pero si el mismo paciente consulta al doctor una y otra vez, en una serie continuada de miembros fracturados o incidentes similares, puede ser un síntoma de un problema social o sicológico. Las condiciones multisintomáticas son inmediatamente más complejas. Al presentarse con una gama de síntomas no específicos, los doctores basan sus tratamientos en un juicio subjetivo. El tratamiento en tales condiciones —como la «ansiedad», para la que se medican millones de personas— debe ser en gran manera idiosincrásica.

Los síntomas particulares sufridos dependen tanto de la amplitud de un conjunto de factores, como de las causas de la enfermedad. Incluyen el medio, el estilo de vida, cultura, condicionamiento y predisposición genética individual.[1] También la moda puede desempeñar su papel; algunos de los síntomas corrientemente observados al comienzo del siglo actual han desaparecido prácticamente hoy en día; por ejemplo, la total pérdida de sensibilidad en la mano y en la muñeca, que en una ocasión estuviera asociada a un desdichado estado diagnosticado como «histeria.» En una escala de tiempo más reducida, la reacción en cadena de la enfermedad en grupos compactos como son las escuelas, en donde un caso de apendicitis va inmediatamente acompañado por muchos otros, es bien conocida. Del mismo modo está demostrado el mal de moda, en principio padecido por las estrellas cinematográficas o las realezas que, invariablemente, provoca una epidemia de emulación de la misma enfermedad entre los aficionados y seguidores.

Los síntomas son muy corrientes en la población general. En un departamento[2] dedicado a la sanidad y a la medicación, la estadista médico Karen Dunnell encontró que el 91 % de las personas padecían por lo menos un síntoma de la enfermedad durante las dos semanas anteriores. Argumentaba que, como máximo, sólo un tercio de estos síntomas eran detectados en algún establecimiento médico, y que la propia imagen del individuo constituye la variable más importante en la determinación de la reacción a los síntomas. Aquellos que se consideran a sí mismos sanos, consultan a los doctores mucho menos que los demás, y la gravedad o frecuencia de los síntomas no influyen sobre la proporción de consultas.

Para acabar de complicar las cosas, los propios síntomas pueden presentar una amplia diferenciación entre los individuos. Esto se manifestó con toda evidencia en estudios sobre el dolor. Se ha comprobado en los hospitales de campaña que los soldados heridos se quejaban mucho menos del dolor que los paisanos que padecían heridas quirúrgicas similares.[3] Se cree que tal circunstancia no está relacionada con una imagen de resistencia militar, sino con el concepto individual del significado de una herida: el soldado está contento de seguir con vida y seguro, mientras que el paisano que se encuentra enfermo, sabe que ha de sufrir.

La preocupación de la medicina por enfermedades específicas y sus síntomas e indicios ha enmascarado el hecho decisivo: la gente se pone clínicamente enferma cuando se halla sometida a una tensión que no puede superar. Por ejemplo, un hombre cuya mujer ha muerto está enfrentado con un riesgo muy incrementado de enfermedad grave y muerte, durante los siguientes dos años. Los síntomas particulares que experimenta puede parecer que no tengan nada en común con su aflicción por el fallecimiento de la esposa; puede producir una enfermedad cardiovascular o pulmonar, atribuibles a los años de fumador y a la respiración de aire contaminado; puede ser víctima de una infección que en aquel momento es epidémica; o estrellarse con el coche por causa de una distracción. Es posible vivir satisfactoriamente en medio de diversos factores que nos predisponen para la enfermedad, si bien una carga adicional es capaz de completar el funesto desenlace.

En el mundo opulento, las tensiones nerviosas, que nos conducen a agudas crisis, son esencialmente sociales o fisiológicas. Ciertos grupos sociales concretos —los padres, los solitarios y afligidos, las minorías oprimidas— son más sensibles. Disponen de escasos medios de protección, las posibilidades a su alcance son reducidas, los sistemas de sostén son fragmentarios. Esta gente se halla predispuesta a encontrar cualquier crisis vital más difícil de superar con eficacia, y como consecuencia padecen más enfermedades.[4]

Esta visión de la enfermedad implica que los síntomas son mensajes definidos que han de estudiarse con atención e interpretarse. Son los indicadores de que una carga inaceptable está instalándose en alguna parte del sistema.

El problema puede corregirse por sí mismo si se ignoran los síntomas. El cuerpo posee una enorme capacidad de reparación y regeneración. Pero a menos que la causa originaria de la crisis sea eliminada o reducida por debajo de ciertos niveles críticos, la enfermedad probablemente se producirá de nuevo.

Para la mayoría de quienes deciden consultar al doctor, el alivio prescrito es puramente sintomático; está destinado a actuar sólo sobre los síntomas que presenta el paciente. La medicación puede suprimir los síntomas, pero no influirá en el origen, y el resultado puede convertirse en un empleo de fármacos indefinido, o en la producción de un mayor número de síntomas según el cuerpo vaya intentando reforzar el mensaje inicial. Se establece un círculo creciente de medicación y proliferación de síntomas, cuyo resultado puede que no sea favorable a la salud. También el tratamiento dirigido contra una causa conocida de enfermedad —como los antibióticos para una infección— no considerará los factores decisivos que la provocaron en el paciente. Éstos pueden ser autolimitadores; un largo viaje, noches de insomnio y un medio ambiente desconocido pueden contribuir a reducir la inmunidad frente a una bacteria desconocida.

La persecución del alivio sintomático por medio del exclusivo uso de la medicación es claramente insatisfactoria. A menos que la condición sea autolimitadora, la supresión de los síntomas conduce a un resultado de los dos posibles. O el paciente permanece bajo medicación en un estado más o menos estabilizado de farmacosis, o empeora la condición y se intensifica el proceso de alivio sintomático. Lo mejor que cabe esperar de ello es la permanente represión de los síntomas, cuyo precio será su conversión en paciente permanente.

Cuando se contemplan los síntomas como cosa trivial, o aspectos admisibles de la vida cotidiana, el mensaje queda ignorado. Así, el fumador no hará caso de la tos crónica y acudirá a la consulta tan sólo cuando aparezcan nuevos síntomas. Si cree que su tos es un indicio de cáncer de pulmón, que imagina que es curable, no puede retrasar la consulta al doctor. Sin embargo, si decide que padece de cáncer de pulmón y que no existe ninguna medicina que lo pueda salvar, no hará la consulta. Y si reconoce que su tos es una advertencia de que el cáncer puede ser el resultado de su temor en caso de que continúe fumando, tampoco esta vez consultará, a menos que crea que el doctor es capaz de ayudarle a vencer su adicción a los cigarrillos.

Conscientemente o no, cualquiera que acaba enterándose de su enfermedad, comparará los beneficios y costos de seguir un tratamiento con ayuda médica o de otra clase.[5] Entre los beneficios potenciales se encuentran los característicos del papel de enfermo.

El ingreso en la situación de enfermo se lleva a cabo por mediación de la consulta del doctor; se espera que la persona enferma intentará ponerse buena mediante la plena cooperación con el personal médico. A cambio de ello, queda exento de las tareas normales como son trabajar y queda libre de la responsabilidad por su condición y necesidades.[6]

Para algunos, el papel de enfermo subordinado es atractivo por sí mismo. Además, los pacientes tienen grandes esperanzas en el poder de la medicina para aliviar su malestar. Pero estos atractivos quedan contrapesados por una ansiedad general debida a la presencia de los doctores. En un estudio de ejercicio profesional, la mitad de los pacientes entrevistados dijeron que se sentían nerviosos a la vista del doctor: el 22 % sentía temor de los doctores en general, el 17 % tenía miedo del resultado de la visita, y el 12 % decía que las maneras del doctor alteraban sus nervios.[7]

A muchos pacientes les preocupa que su razón para la consulta no sea suficientemente grave para justificar la visita. Los doctores muestran una mayor preparación que los pacientes para juzgar si las condiciones que presentan éstos son graves o no, pero manifiestan poca disposición para enseñarles a distinguir entre condiciones para las cuales la consulta está indicada, y las que no, incluso en las circunstancias del British National Health Service, donde no hay incentivo financiero que estimule a que los doctores vean con frecuencia a sus pacientes. La desgana general de los profesionales sanitarios a compartir sus conocimientos es la única causa más común de las quejas de los pacientes.[8]

Es evidentemente imposible para el paciente forzar al doctor a que divulgue su información, y el temor se suma a estas dificultades. El comentario que hizo un paciente al ser entrevistado ilustra el problema: «Cuando uno acude a él, nunca le explica lo que le ocurre. Desde que le conozco, nunca ha dicho una cosa segura. Uno siempre ha de preguntar, y luego él es muy poco explícito.» Otro me contó de qué manera el doctor buscaba evasivas. «Al preguntarle por las tabletas, y qué sucedería si dejaba de tomarlas, el doctor sólo me dijo que me pondría enfermo. Le pedí que me aclarara en qué aspecto me pondría enfermo, y él contestó: "Se pondrá usted muy enfermo."»[9]

Cualesquiera que sean las dificultades de comunicación, los pacientes continúan acercándose a los doctores por razones triviales o inapropiadas. En un extenso estudio de Ann Cartwright, acerca de los médicos de medicina general,[10] más de la mitad de los doctores consideraban que por lo menos el 25 % de sus consultas eran relativas a asuntos banales o inoportunos, y más de una cuarta parte de ellos creían que más del 50 % eran sobre cuestiones banales. Tales opiniones iban asociadas a notables sentimientos de descontento por parte de los doctores. Un médico dijo: «He de malgastar una gran cantidad de mi tiempo con esta gente, con la consiguiente pérdida para los verdaderos pacientes y de energías para el estudio.» Opinaba que entre el 75 y el 90 % de las consultas eran triviales, innecesarias o inoportunas. Entre las consultas triviales, el 53 % consistían en enfermedades menores, que en opinión del doctor no precisaban de cuidados médicos. Consistían en resfriados, tos, dolores de cabeza, estreñimiento, y así sucesivamente.

El problema del doctor es que su puerta siempre está abierta. Para mucha gente, es la única puerta que se les abre. A medida que nuestras estructuras sociales producen más personas solitarias y frustradas, las fuentes tradicionales de comodidad y seguridad desaparecen. Las familias ya no proporcionan la infraestructura de juicio que era un rasgo de la vida un siglo atrás. Hoy en día en la sociedad urbana, la gente está separada por la edad, los ingresos y la condición, y muy pocas cosas unen. De manera creciente, los doctores escuchan preguntas acerca de problemas que no aparecerían en las estructuras sociales más tribales.

Con frecuencia, los pacientes enmascaran la verdadera razón de su visita con banalidades. Esto ocurre, en parte, debido a que les es difícil presentar el problema y quieren ofrecer al doctor un síntoma «físico» como algo que pueden tratar antes de admitir la verdadera razón de su consulta. Es como «meter el dedo gordo del pie en el agua», un proceso en el que la reacción del doctor está en observación y probablemente calculada. Stimson y Webb describen [11] la manera como una paciente comenzó una consulta con un monólogo de dos minutos, acerca de los síntomas menopáusicos que experimentaba. Luego, quiso saber detalles del resultado de la última radiografía de pecho, y finalmente expuso el asunto que la tenía especialmente intranquila, que era la ilegitimidad del niño de su hermana. Si durante su maniobra de calentamiento el doctor hubiese mostrado rechazo, ella habría cortado sin aparentar que estaba chiflada, o que hacía perder el tiempo al doctor. Una proporción de consultas aparentemente triviales son casos en los que el paciente se ha sentido incapaz de explicar su problema más importante que le está atormentando.

Con una puerta abierta, con frecuencia los problemas personales se tratan en familia con los doctores. Las dificultades propias son sin duda importantes como factores causales de enfermedad, aunque la idoneidad del médico para tratarlos eficazmente es dudosa. Sin embargo, sigue siendo una agencia de cuidados asequible a muchos pacientes.

En estas circunstancias es inevitable que los problemas sociales acaparen una gran cantidad de tiempo del médico, a menos que se muestre hostil. Como consecuencia, el doctor puede encontrarse tratando una desusada y elevada proporción de achaques aparentemente triviales, cada uno de los cuales representa un intento de pasar el Rubicón.

Un doctor que fuerce a cada paciente a un espacio de tiempo de consulta demasiado pequeño, se hallará siempre trabajando con síntomas «falsos», en tanto que el verdadero problema del paciente sigue sin resolver. Con toda probabilidad, estos doctores serán importantes prescriptores de fármacos, ya que el problema médico presentado como un abrelatas puede tener un aparentemente adecuado remedio farmacológico.

Un ejemplo de ello es la situación descrita por un médico de medicina general, el doctor S. Gregory, de la opulenta comunidad insular de Guernsey. La llama «el síndrome del engrosamiento de notas».

> ¿Qué hay de los pacientes que regresan una y otra vez con dolores de cabeza, insomnio, dolores abdominales, estreñimiento, vaginismos, palpitaciones y vértigos? Su lista es interminable. Todos ellos presentan condiciones físicas buenas, pero todos necesitan serios cuidados, al principio. Cada nuevo síntoma justifica una completa descripción y una serie de pruebas... La anomalía o el par de anomalías invariablemente conducen a más pruebas. Las notas engruesan sin parar.
>
> Al mismo tiempo, o también en lugar de todo esto, sigue el tratamiento. No conociendo el diagnóstico se hace difícil, aunque raramente desalientan al doctor. Las tensiones son demasiado grandes. «Hay que hacer algo», clama el plañidero lamento de aquellos

a quienes ya, generalmente, se les ha hecho demasiado. La representación está montada para interpretar el excesivamente familiar tiovivo. «¿Cómo van esas píldoras, señora Smith?» «Creo que me van bien para el vientre, doctor; pero ahora se me hinchan los pies.» Son los efectos colaterales típicos; gracias a Dios que su barriga está mejor, piensa el doctor. Por lo menos puedo hacer desaparecer la hinchazón con un diurético, y ya tendremos otro asunto de que hablar. Así continúa la cosa, el juego de las tabletas...

En el ejercicio profesional, yo acostumbraba a emplear el viejo truco de entregarles una hoja de papel; más pruebas, más píldoras, certificados, lo que fuera...

Regresarían.

El doctor Gregory es capaz de mostrarse sincero con el síndrome, debido a que ha evitado su complicidad en el proceso. Sus pacientes se beneficiaban considerablemente de la hora que les permitía hablar con libertad acerca de sus dificultades. Comenta: «Lo gracioso del caso es que parece que no vuelven, excepto para algún dolor de garganta ocasional, o algún hueso roto.» [12]

Los doctores están formados para tratar a los pacientes, y no para relacionarse con la gente. Al ser consultados tienden a reaccionar ofreciendo tratamiento, sea para un problema médico o no. Si la persona comprende que los conocimientos y la atención del doctor le son provechosos en algún sentido, es muy probable que el círculo se repita. La receta constituye la prueba del interés del doctor, y la persona representará el papel de paciente para asegurarse de que el interés está garantizado para cuando lo necesite. «La carrera del doctor busca la carrera del paciente para una relación perdurable, no es necesaria ninguna experiencia previa ni ninguna enfermedad.» Pueden mantenerse firmes por espacio de mucho tiempo.

Al aceptar las pequeñas compensaciones de la participación día tras día, en los síntomas y tratamiento, ambos pierden de vista los deseos de una solución verdadera. Para los doctores, una vez afirmado el prestigio profesional, por regla general pierden la necesidad y la capacidad de examinar los motivos. Mientras el doctor siga el paso de sus colegas y emplee procedimientos «correctos», recibirá su apoyo y estará fuera de toda crítica. La mayor parte de ellos parecen totalmente satisfechos con esta situación, y reaccionan negativamente hacia los colegas que se esfuerzan en indagar soluciones para los problemas esenciales de los pacientes, o les dan ideas dentro de los límites de sus posibilidades. El doctor David Ryde, un médico londinense que se acerca más a la gente que a la enfermedad, receta sólo el 20 % del promedio nacional, aunque tiene la misma cifra media de pacientes. Debido a que cuenta con menos consultas repetidas, dispone de bastante tiempo libre para viajar extensamente y ocuparse de sus restantes intereses. Ha de soportar el resentimiento de sus colegas sobrecargados de trabajo.

Es fácil ver el modo como se han desarrollado las rutas sociales para el ámbito de los pacientes y la enfermedad. Para una considerable mayoría de consultas, el doctor es incapaz de mostrar eficacia porque la medicina no es apropiada, pero tanto él como sus pacientes se comportan como si lo fuera.

La gente se convierte en pacientes por razones que en muchos casos se hallan sutilmente conectadas con los propósitos de la medicina; pero los fármacos juegan un papel importante en su conversión.

Las rutas sociales de la enfermedad permiten los mayores abusos del poder de los fármacos. Se emplean para evitar o «solucionar» problemas sociales o de relación, de la misma manera que los doctores los usan para «curar» problemas médicos. A continuación presentamos las cinco muestras que sirven de ejemplo del funcionamiento de conspiración social, para transformar a la gente en pacientes. La complicidad de los médicos en tales actividades debería ser causa de preocupación.

Familia, muestra 1. Un miembro de la unidad familiar provoca la inestabilidad: por ejemplo, la esposa se siente desgraciada e irrealizada en su vida matrimonial. Sus demostraciones de angustia no son reconocidas por los otros miembros a quienes van dirigidas, debido a que tal cosa representaría una amenaza a la unidad familiar, en la que ellos se sienten completamente felices. En cambio, la tildan de «enferma», «neurótica» o «menopáusica». En la duda de que sus quejas sean justificadas, la mujer atiende las presiones de la familia y consulta al doctor. Éste conviene en que su comportamiento no es «normal», que sus reacciones son desmesuradas, y le receta fármacos sicotrópicos. Éstos la sedarán lo suficiente para que desaparezca la amenaza que representa para su matrimonio/familia. La mujer se sentirá culpable de las quejas, será incapaz de enfrentarse con los problemas y aceptará el papel de enfermera renunciando a la lucha.

Una «doliente» carta de un marido enojado y la contestación publicada son la señal de los primeros estadios de la marcha probable de una esposa hacia la enfermedad:

> «¿Puede usted decirme, por favor, qué tengo que hacer para que mi mujer sienta más amor propio hacia su aspecto y su hogar? Hace dos años tuve que impedirle que fuera a trabajar fuera de casa, pues descuidaba el hogar y a los dos niños. Nuestra vida sexual es prácticamente nula por razón de que siempre se encuentra cansada. Yo la ayudo en el trabajo de la casa cuando no tengo turno de noche, pero esto parece tenerla sin cuidado hasta el punto de que no se asea con regularidad.»
>
> «En estas circunstancias sólo hay una contestación: sea completamente franco. Sugiérale que vea al doctor para su cansancio, e intente forzarla a la acción indicándole que será ella la única culpable si el matrimonio fracasa.» (Katie Boyle, de *TV Times*, citado en «El mono desnudo», el *Guardian*, 26 de octubre de 1981.)

Familia, muestra 2. El matrimonio se halla tenso. La pareja concentra su atención en el pequeño que recibe instrucciones contradictorias y promesas en competencia de cada uno de ellos. Utilizan al chiquillo para reforzar el propio ego. El niño no puede adaptarse a la situación y reacciona produciendo síntomas tales como mojar la cama, que desvían la atención de los padres apartándola del problema matrimonial. Se le asigna al chiquillo el papel de enfermo en el que se concentran la ansiedad del padre y de la madre; y la tensión añadida que esto ocasiona al muchacho aumenta la producción de síntomas. Como suplemento, las recompensas de los padres por su dependencia, y el comportamiento de la enfermedad ansiosa de atención, determinan que el papel de enfermo sea muy atractivo al chiquillo.

Familia, muestra 3. Los hijos se están haciendo mayores. Ya no es necesario que la abuela haga de niñera y el primogénito necesita más espacio. Toda la familia vive en tensión. Los padres y los chicos vigilan estrechamente a la abuela en busca de señales de que «ya no puede valerse». Finalmente, ingresan a la abuela en un hogar para ancianos, y si no hubiese usado medicación para reforzar sus ánimos de lucha desde el principio, es casi seguro que habría sucumbido en la atmósfera expectante del hogar.

Institución, muestra 1: Clínicas de reposo. Un problema particular de los Estados Unidos es que la edad, como el embarazo, se trata como una enfermedad. A la seguridad social le salen más caras las personas encamadas. También son menos enojosas para el personal y más baratas de mantener. La clorpromazina (p. ej., Thotazine, Largactil) es el fármaco escogido debido a que es barato y proporciona un estado sedativo, generalmente sin acostar al paciente.

El doctor Butler, director del National Institute on Aging, ha descrito a las «personas que parecen cadáveres resucitados, sólo confusamente enterados del mundo que les rodea» en las clínicas de reposo de los Estados Unidos. «Se trata a la gente más en beneficio del proveedor —o sea los administradores, enfermeras y médicos— que por tratarse de pacientes. Se consigue una atmósfera mucho más tranquila si drogan a la gente con medicación.» [13]

Institución, muestra 2: Cárceles. En la URSS y en Gran Bretaña, a los presos difíciles se les suministra un tipo de medicación que los incapacita. La profesión médica se halla activamente incluida en este proceso. El director médico de prisiones, doctor C. H. McCleery, escribió: «Durante algunos años, hemos tenido problemas para contener a los psicópatas quienes, como resultado de la tensión debida a su confinamiento, han presentado dificultades de control al personal disciplinario, para las que no se ha encontrado una solución satisfactoria. *Desde un punto de vista médico, estos hombres no presentan características de verdadera enfermedad* (la cursiva es nuestra), pero indican claramente una tensión nerviosa importante, una cierta medida de depresión, de considerable frustración, con un bajo punto de inflamación que, hasta que la tensión por el confinamiento puede ser eliminada, o modificada, les hace potencialmente muy peligrosos, y en el caso de los más inadaptados, absolutamente inconvenientes.» El doctor McCleery añadía que aquellos hombres «son considerados por el gobernador y el personal disciplinario como problemas médicos... y los contemplaban como puros fracasos disciplinarios».[14]

De este modo, los presos calificados como «alborotadores», lo que por definición incluye a todos los presos, se convierten en problemas «médicos» que precisan tratamiento, conocido entre los presos británicos como la «cachiporra líquida». Los doctores que permiten que se lleven a cabo estas prácticas deberían plantear problemas de moralidad, por lo menos tan importantes como los presentados a la industria de los fármacos en un principio. Y mientras el Valium controla el hogar y la calle, el Largactil mantiene tranquilas las instituciones.

Para los que no pertenecen a ellas, que voluntariamente aceptan el papel de pacientes, los beneficios pueden incluir las actitudes sociales mutuas con personal médico y auxiliar para los solitarios y los irrealizados, el drama y el propósito de ser un paciente más atendido, y la bien conocida capacidad ilimitada de hablar de enfermedad y agonizar constantemente. La desgraciada mujer de mediana edad cuya familia le presta menos atención de la que a ella le gustaría, y que se muestra incapaz de encontrar una alternativa para su vida, constituye el modelo que adopta tales cuidados, con la esperanza de satisfacer sus muchas necesidades sicológicas.

Nada de esto es nuevo. Hace muchos años, la gente hubiese visitado a los doctores y les habría explicado sus vagas insatisfacciones de la vida. El doctor les habría escuchado, diagnosticado algo así como «nervios» y extendido una receta para algún tónico, generalmente «aqua rosada», o si ésta no daba resultado, «aqua lic». El agua rosada o licorizada no tenía otro fin que solucionar los problemas que se les presentaban entonces a los doctores, lo que hacen ahora con la considerable gama de poderosos fármacos empleados con los mismos fines. Sin embargo, tenían una ventaja: era muy improbable que causaran un daño grave a quienes los tomaban.

Casi todos los encuentros con el doctor acaban en una oferta de tratamiento. En un porcentaje muy pequeño de casos, esto puede ser lo adecuado y servir de ayuda, pero para la mayoría de la gente que consulta a los doctores, resulta una inútil receta de fármacos. Si se persigue esta forma de tratamiento sin intentar alterar ninguno de los factores que condujeron a la necesidad de buscar ayuda del doctor, más temprano o más tarde la persona se convertirá en un paciente permanente, sufriendo una interminable serie de enfermedades.

CAPÍTULO XII

Las consultas marchan como un reloj

> El médico que hace honor a su profesión, es el que observa las estaciones del año y las enfermedades que producen; las condiciones de los vientos peculiares de cada región y las calidades de sus aguas; el que señala cuidadosamente los emplazamientos de las ciudades y la campiña circundantes, si están elevadas o a nivel bajo, si son cálidas o frías, húmedas o secas; el que, además, toma nota de la dieta o régimen de los habitantes. Y en una palabra, de todas las causas que pueden alterar la economía animal.
>
> HIPÓCRATES

¿Qué ocurre después de que el paciente cierra tras él la puerta de la sala de consultas? En teoría, los consultorios son confidenciales, y con frecuencia altamente personales. Sin embargo, exactamente de la misma forma que los visitadores médicos de las compañías de fármacos se han ingeniado para estar presentes en las consultas de los hospitales, también un creciente número de sociólogos, sicólogos y doctores han penetrado en las salas de consulta. Empleando la información grabada y de vídeo, han estado examinando los detalles de la acción recíproca.

Patrick Byrne y Barrie Long se interesaron en esta cuestión como consecuencia de su intervención en la formación de médicos. Su interés consistía en investigar el comportamiento verbal de los médicos de medicina general, para enseñar a las siguientes promociones de doctores a ser más eficaces. Comentan en el prefacio de su informe que el doctor es «a la vez el resultado y el prisionero de su educación médica, la cual no ha llevado a cabo ningún intento para enseñarle el comportamiento adecuado, que le permita seguir adelante con los problemas sicosociales».[1]

Setenta y un doctores de Gran Bretaña, Holanda e Irlanda aportaron las cintas magnetofónicas de sus consultas para realizar el estudio. Se solicitó el permiso de los pacientes; menos del 5 % se negaron, y no existen pruebas de que el doctor o el paciente se sintieran cohibidos por la grabadora. Además, los autores admiten que «las cintas magnetofónicas contienen consultas que pueden describirse profesionalmente como muy malas en términos de calidad técnica o carencia de la misma, mostrada por los doctores... En una selección de cintas magnetofónicas bien editada, debería esperarse que los realizadores intentaran eliminar sus propias faltas, por lo menos en cierta medida». Por lo que se refiere a los pacientes, muestran una sorprendente amplia gama de comportamientos, «que van desde la dama que desea saber si el doctor le recomienda un horno eléctrico modelo Hotpoint o bien Tricity, hasta una serie de angustiosas entrevistas relativas a situaciones que amenazan la vida.[2]

Algunas consultas fueron clasificadas de «completamente carentes de funcionalidad». Las cintas revelan que los doctores no escuchan debidamente a los pacientes, evaden sus preguntas reforzando la propia posición a costa del paciente y presentan una característica demoledora: el doctor y el paciente hablan al mismo tiempo, con lo que su confusión queda grabada en la cinta.

Si los doctores están para ayudar a los pacientes, tienen la obligación de escucharlos. Pos desgracia, en muchas ocasiones no lo hacen. El siguiente ejemplo corresponde a una consulta que Byrne y Long califican de «absolutamente normal»:

DOCTOR. — ¿A qué hora comenzó el dolor?

PACIENTE. — Lo vi a las tres o las cuatro de la tarde, pero pareció no fijarse en mí cuando...

DOCTOR. — Sí, pero ¿a qué hora comenzó?

PACIENTE. — No había nada que decir. Nada en absoluto *(gritando)*. Yo no estaba al principio. No parecía de verdad.

DOCTOR. — ¿Qué?

PACIENTE. — Cuando llegué a casa.

DOCTOR. — ¿A qué hora comenzó...?

PACIENTE. — Empezó a las nueve.

DOCTOR. — ¿Comenzaron los dolores a las nueve?

PACIENTE. — ¿Qué dolores? [3]

Ninguno de ellos escuchaba al otro. El paciente se hallaba demasiado angustiado y el doctor no perseguía lo que habría podido ser una información decisiva. En ocasiones aparecen grabaciones de consultas en las que tal ausencia de comunicación se prolonga por espacio de dos o tres minutos.

Se trata de una forma extrema, de un tipo de comportamiento corriente en la consulta. Con más frecuencia, el paciente intenta plantear un problema que el doctor no desea tratar; pretende ignorarlo, no lo oye, o persiste en una línea de preguntas a pesar de los intentos del paciente. La siguiente consulta procede de un doctor que se halla demasiado orientado hacia los conceptos orgánicos de la enfermedad:

DOCTOR. — Buenas tardes. Veamos. ¿Qué le ocurre a usted?

PACIENTE. — Ahora se trata de mis ojos.

DOCTOR. — ¿Sus ojos?

PACIENTE. — Me escuecen, me pican...

DOCTOR. — ¿Cuánto tiempo lleva así?

PACIENTE. — Oh... ya va por una semana... No sé si la molestia, pero Paul...

DOCTOR. *(Interrumpiéndola.)* — ¿Ha estado usando algún tipo de maquillaje?

PACIENTE. — No, no uso maquillaje...

DOCTOR. — Porque cuando se usa maquillaje es muy corriente...

PACIENTE. — No, no uso maquillaje...

DOCTOR. — ... que sea la causa de estos trastornos... [4]

Obstinadamente, el doctor rechazaba cualquier base emocional de su problema que pudiera ofrecer la paciente. La consulta terminó con la salida del consultorio de una mujer desdichada que llevaba una receta que podría o no aliviar la inflamación de sus párpados.

Algunos doctores muestran «una notable incapacidad para tratar de cualquier cosa que no signifique una pura relación mecánica con el paciente». Estudiemos el siguiente resumen de una consulta en la que intervienen un ocupado doctor de la ciudad y una paciente con muchos problemas:

DOCTOR. —¿Cómo van esos nervios?

PACIENTE. —Sigo teniendo unas pesadillas atroces cada noche desde la última vez que estuve aquí, y le he traído esto para que vea lo que él (otro doctor mencionado con anterioridad en la consulta) me estaba dando, pero he seguido teniendo pesadillas, y continúo tomando esto tres veces al día.

DOCTOR. —¿No nota ningún alivio?

PACIENTE. —Bueno, en realidad no lo sé. Bueno, sin duda, algo deben de hacer.

DOCTOR. —¿Tiene usted niños?

Más adelante.

DOCTOR. —Bien. Le voy a dar algo para dormir y algo para que la tranquilice, y si esto le hace bien, siga tomando las otras, pero creo que debería cambiarlas... ¿Nota que la alivian?

PACIENTE. —Sí, sin duda. Lo cierto es que estaba también muy preocupada por este bulto...

DOCTOR. —Tomaba Mogadon, ¿no?

PACIENTE. —Sí.

DOCTOR. —En lugar de Mogadon voy a recetarle unas cápsulas. La ayudarán a dormir. No se trata de unas cápsulas para dormir, pero la ayudarán a dormir; sin embargo, también actúan durante el día, para intentar superar esta depresión.[5]

Byrne y Long consideran que por lo menos un 30 % de los doctores opinarían que esta consulta es totalmente adecuada, a pesar del hecho de que el doctor desatiende el deseo de la paciente de hablar de su bulto que, recientemente, le habían sacado del pecho. Tampoco estuvo acertado al no insistir en las pesadillas, y en la clara evasión de la paciente, de su problema. «¿No nota ningún alivio?»

Algunos doctores emiten juicios acerca de sus pacientes, los cuales tienen una clara relación con la forma en que ellos llevan la consulta: «Trata a los pacientes de la misma forma que trata a los conductores de delante y de atrás, espera siempre que hagan alguna estupidez.»

«No veo razón alguna para explicarle su propio estado. Si hace alguna pregunta inteligente, le daré algunas explicaciones sencillas, pero en conjunto prefiero que no.»

«¿Cómo puede uno esperar que un profano entienda nuestro lenguaje? Muy pocos de mis pacientes tendrían la menor idea de lo que en ellos anda mal, aun después de que yo se lo explicara.»[6]

El doctor que esperaba que sus pacientes actuaran estúpidamente, como otros tantos conductores de coche, demostró una notable capacidad para ver a un paciente cada tres minutos. He aquí un ejemplo de su estilo:

DOCTOR. — Buenos días. ¿Qué le ocurre?

PACIENTE. — Me ha salido una especie de inflamación aquí. No sé exactamente a qué se debe, pero es bastante incómoda.

DOCTOR. — Sí. Déjeme que lo vea. Mmm. Mmm.

PACIENTE. — ¿Cree usted que puede ser debida a las tabletas que empecé a tomar la semana pasada?

DOCTOR. — No. Dé la vuelta. Déjeme que le vea la parte de atrás de la pierna. Mmm. Mmm.

PACIENTE. — Es que empezó veinticuatro horas después de haber tomado las nuevas tabletas.

DOCTOR. — Las tabletas aquellas no tienen efectos colaterales.

PACIENTE. — ¿Qué son efectos colaterales?

DOCTOR. — No tiene importancia. ¿Puede usted andar bien?

PACIENTE. — Sí. Pero no puedo usar unos calzoncillos gruesos que tengo para el invierno. ¿Cree que la causa puede ser la lana o algo por el estilo?

DOCTOR. — No.

PACIENTE. — La semana pasada pillé un remojón al caerme en un arroyo, y tuve que regresar andando a casa completamente empapado. ¿Puede ser esto?

DOCTOR. — Tal vez. Bien. Entregue esto al señor... (el farmacéutico). Vaya dándose friegas hasta que desaparezca.[7]

Esta sorprendente consulta demuestra el deseo del doctor de mostrarse poco servicial, rígido y falso, lo último cuando dijo que las tabletas no tenían efectos colaterales. Su única preocupación era empujar al paciente fuera de la consulta. La falta de tiempo suele ser la explicación que dan los doctores, y que con frecuencia aceptan los pacientes, como razón del inadecuado reconocimiento de su dolencia. Es posible que sea en parte la causa de la conocida relación entre los elevados índices de prescripción y los reducidos tiempos de consulta. Los doctores de consultas cortas probablemente también se sienten insatisfechos de su trabajo, por el agobio y la sobrecarga de una alta proporción de lamentaciones triviales.[8]

Para algunos doctores, la distribución del tiempo alcanza una importancia máxima. La acción eficaz de un doctor se caracteriza por ser una «tarea rápida y precisa». Un doctor que ve a un promedio de catorce pacientes por hora opina: «El principal cometido de un doctor es la distribución del tiempo. Si permite a los pacientes que hablen continuamente de su estado, perderá el control del tiempo para emplearlo en estar sentado en la sala de consultas, escuchando inútiles bobadas.»[9]

Una característica común de muchas consultas inadecuadas como las citadas, es que terminan con una receta en un intento imprudente de resolver el conflicto echando al paciente, aunqué el problema no esté concluido. Tales recetas probablemente no satisfarán al paciente, quien con toda seguridad regresará para una ulterior consulta, tal vez a un doctor distinto. Un paciente interrogado para un estudio de Fitton y Acheson manifestó su resentimiento por haber sido alejado:

«No me dijo nada. Tan sólo me dio la receta. La extendía como si yo no existiera. Ni siquiera parecía oírme.» [10]

Las preguntas relativas a los efectos colaterales de los fármacos, o acerca de reacciones adversas más graves, por regla general no surgen en la práctica corriente. En cada caso especificado por Byrne y Long, donde se plantean tales cuestiones, el tema es rápidamente desplazado. Tan sólo *un* doctor se hallaba preparado para aceptar la posibilidad.

PACIENTE. — No soy demasiado aficionado a las tabletas.

DOCTOR. — No, y estoy completamente de acuerdo también. Tomamos un exceso de tabletas, ¿no le parece? *Éstas son totalmente seguras, y ahora sólo prescribo éstas.* Ya verá como duerme como una marmota.[11]

El doctor Mulroy, un médico de medicina general de Yorkshire, intentó estudiar los efectos del descubrimiento de la yatrogenia en su ejercicio profesional. Halló que el 2,6 % de sus consultas correspondían a consecuencias de enfermedades yatrogénicas. Estos casos ponen una extrema tensión en las relaciones doctor-paciente, las cuales no son de una índole que puedan tolerar tensiones adicionales. Halló en los pacientes reacciones que variaban desde la agresión y el recelo, hasta ulteriores retornos a la enfermedad. Por su parte, el doctor solía experimentar un sentimiento de culpabilidad que manifestaba en forma de cólera hacia el paciente, o hacia el exceso de actividad profesional.[12]

Inevitablemente, la tirantez de las relaciones doctor-paciente afectaban las consultas siguientes. La reaparición de la enfermedad yatrogénica en el mismo paciente propiciaba al doctor a contemplar a tales pacientes como «incómodos» o «neuróticos».

El doctor Mulroy cita el caso de una mujer joven que, según él, constituye un ejemplo del problema que origina la enfermedad yatrogénica.

> Una mujer casada de 23 años era una paciente «ideal». Poco después de quedar encinta, se le presentó una cistitis aguda que fue tratada con sulfametizol. Siete días más tarde, le apareció una molesta erupción maculopapular generalizada (inflamación de la piel). Se la tranquilizó, se dejó de suministrarle el fármaco y se le administró clorhidrato de prometazina (un antihistamínico) para mitigar la irritación. Al cabo de diez o doce días se sentía completamente bien, la erupción cedió y se marchó a tomar baños de sol. A las pocas horas le apareció una fotosensibilización aguda, de la que resultaron algunas ampollas en el rostro, brazos y pies, cuya causa podía residir tanto en la prometazina como en el sulfametizol. Cuando llevaba cuatro meses de embarazo, se observó que presentaba anemia por deficiencia de hierro. Se le dio hierro por vía intramuscular (hierro dextran), que le produjo un nódulo blando en la nalga derecha. La mujer estaba preocupada por la posibilidad de que se convirtiera en un sarcoma (un tumor). El parto fue normal. A los cuatro meses, se le presentó al pequeño una in-

fección aguda en las vías respiratorias, que respondió bien a la ampicilina. Pero cuatro días más tarde, hubo que suspender el tratamiento a causa de una fuerte diarrea y evidente candidiasis (ubrera) en la boca y nalgas.

Las solicitudes de visita de la mujer son ahora generalmente tardías, y ha hecho varias llamadas con el resultado de «está ausente». Las consultas transcurren en una atmósfera de recelo, desconfianza y de agresividad latente por parte de la paciente y de vacilación por parte del doctor.[13]

A pesar del gran conocimiento que posee el doctor Mulroy sobre el problema de los efectos adversos a los fármacos, las relaciones con los pacientes que los padecen se hacen difíciles. Su experiencia le permitió comentar: «En el transcurso del tiempo pasado en este servicio, uno acaba creyendo que un paciente que haya sufrido un episodio yatrogénico presenta más posibilidades de padecer otro.» No buscó cifras de índices de recurrencia, pero ciertos estudios parecen indicar que algunos pacientes muestran mayor propensión que otros a sufrir efectos adversos. En un reducido número de casos, los pacientes presentan una reacción adversa a casi todos los medicamentos, análoga a la cura conseguida por placebos.[14] En la práctica, con doctores menos enterados, tales pacientes acaban siendo contemplados como una incomodidad. Con demasiada frecuencia, los doctores emplean la etiqueta «neurótico» como sustituto del diagnóstico y la incomprensión, en especial cuando creen que los fármacos que prescriben son totalmente seguros, o cuando no han visto nunca una reacción adversa a los fármacos.

Desde el punto de vista de los pacientes, la respuesta del doctor a los síntomas de la enfermedad inducida por los fármacos puede ser escandalosa. La prescripción de tranquilizantes facilita la deducción de que el paciente es irracional o deficiente mental. O el doctor puede, simplemente, rechazar todo tratamiento al paciente, diciéndole que se vaya a otra parte con sus dificultades.

Aun antes de que aparezcan los problemas causados por la enfermedad yatrogénica, muchos médicos están a la defensiva. Más que actuar con sus pacientes, y conseguir información, emplean de manera preferente el comportamiento de acción en solitario. Los fines de este comportamiento están encaminados a situar al paciente dentro de las prioridades del doctor, así como a una adecuada distribución del tiempo, o la imposición de baños fríos, encaminados a producir un auténtico mejoramiento del estado del paciente. Si seguimos creyendo que la finalidad de la consulta cara a cara es lograr un cuidado sanitario eficaz, entonces habrá que reconocer que el estilo y técnicas de la mayoría de los doctores tienen un efecto opuesto. Y al final de una consulta inconveniente con una receta inadecuada, facilita la posibilidad de enfermedad yatrogénica en el paciente.

Los doctores suelen tratar con repulsión a los pacientes que retornan aquejados de los efectos de la medicación. Inevitablemente, esto dificultará el descubrimiento de la enfermedad inducida por los fármacos, y tenderá a aumentar la ansiedad de los pacientes con vistas a facilitar información importante al doctor en el futuro. Un joven citado por Fitton y Acheson decía: «Su posición es autoritaria. Tienen poder sobre uno, y conocen todo cuanto se relaciona con la medicina. Yo no sé nada.»[15]

Cuando los pacientes se encuentran forzados a acudir al doctor para pedirle que trate con ellos un asunto importante, puede que topen con un definitivo rechazo: «El doctor soy yo, y haré lo que la prescripción aconseja hacer.»[16] Un doctor le decía a su paciente: «Le diré lo que tiene usted mal; le diré cuáles son los síntomas; y le diré lo que tiene que hacer. Aquí el médico soy yo, y por favor, no lo olvide.»[17]

Las historias relatadas por las víctimas de la yatrogenia que vimos en el capítulo octavo, ahora se presentan con unos intensos rasgos de triste familiaridad. La sugerencia hecha a un doctor de que su tratamiento ha causado enfermedad puede constituir un reto inaceptable. Pero cuando el tratamiento para esta enfermedad le produce un padecimiento a la persona afectada, y el doctor le rechaza, ¿a quién puede uno acudir?

CAPÍTULO XIII

¿A quién podemos recurrir?

La mayor parte de las víctimas de la enfermedad inducida por los fármacos no recurren a nadie en busca de ayuda, generalmente porque no se les reconoce la causa de la enfermedad. Pocos doctores y aún menos pacientes, quieren aceptar que las medicinas son las causantes de su mala salud. Y si la familia o los padres comentan la cuestión, como ocurrió con Joan Daniels que preguntó si la deformidad congénita de su pequeño era causada por el fármaco que ella tomara durante el embarazo, la contestación es posible que no haga otra cosa que revelar ignorancia del tema, asociada a una negativa de tal posibilidad.

La mayoría padece el estado en que se encuentra sin preguntar. Si son mayores, simplemente se convierte en parte de un progreso acelerado hacia la murte. Si son jóvenes, hay la posibilidad de hacer consultas correctoras o de ayuda para la rehabilitación. Pero la mayor parte de las enfermedades inducidas por los fármacos son de tipo tan maligno, que siempre existe la duda acerca de su causa. Esto significa que para la mayor parte de las enfermedades yatrogénicas, tanto si están reconocidas como si no, el doctor será la primera persona que observará los síntomas y recetará más medicinas para aliviarlos.

Un paciente que sufra una diabetes diurética inducida, deberá recibir el tratamiento de la misma forma que cualquier otro paciente que padeciera tal enfermedad, cualquiera que fuese la causa. El tratamiento de la diabetes, como el de la mayor parte de las enfermedades, es sintomático. La causa suele ser desconocida y fuera de propósito. La predisposición a tratar los síntomas e ignorar las causas es característica de la medicina occidental, y esta actitud se aplica en el tratamiento dc la enfermedad causada por un tratamiento anterior. Así el círculo se va convirtiendo progresivamente en más vicioso para el paciente.

Si un doctor acepta la posibilidad de que su tratamiento puede causar reacciones adversas en algunos de los pacientes, ¿hay algo que pueda hacer para evitarlo? Para algunos fármacos, las reacciones adversas son tan corrientes, que ciertos médicos y fabricantes perspicaces han creado un proceso terapéutico anticipado. Esto proporciona una respuesta generalmente satisfactoria para ambos, en forma de terapia adjunta con dos o más fármacos. El primero se da para la dolencia original y el segundo para tratar las reacciones anticipadas al primero. En ocasiones, ambos fármacos se suministran en una tableta. Un sencillo ejemplo lo constituye el Navidrex K, fabricado por la Ciba, un diurético que contiene el potasio en un núcleo de cera que lo va cediendo lentamente. Como sea que el potasio desaparece del cuerpo debido a un efecto colateral indeseado del diurético, es repuesto por el núcleo de la tableta.

Tal cosa puede parecer un método sencillo para resolver un problema; el hecho de que ciertos fármacos puedan superar los requisitos de reglamentación, significa que las reacciones adversas son aceptadas como parte cotidiana de la terapia de los fármacos; y esta aceptación permite a determinados fabricantes aprovecharse de algunas de las propiedades inconvenientes de sus productos. La Squibb fabrica una tetraciclina modificada llamada Mysteclin, que incluye el fungicida nystatin. El fungicida está destinado a eliminar los fermentos de las superinfecciones que ocurren cuando las bacterias que normalmente los controlan quedan destruidas por la acción de la tetraciclina.

Ningún fármaco en particular suele ser imprescindible para el paciente. Cuando ocurre una reacción adversa, el remedio lógico es eliminar la causa del problema, no suministrando el fármaco al paciente. Pero la adicción no reconocida es capaz de originar nuevos problemas, tal como describió Barbara Gordon en su libro *I'm Dancing as Fast as I Can.* La señora Gordon comenzó tomando Valium por un problema de la espalda. Al cabo de diez años, las dosis habían ido creciendo poco a poco, por lo que cada vez necesitaba cantidades mayores para frenar los ataques de terror, síntoma que no padecía cuando empezó a tomar el fármaco. Finalmente, acabó por creer que dependía de un fármaco, que ya no representaba una respuesta a sus problemas. Cuando enfrentó a su doctor con su realidad, aquél le dijo: «No son adictivas. No pueden causarle daño.» Fue rechazado su razonamiento; quedó clasificada como «histérica» y le propuso una medicación más fuerte. Finalmente, se mentalizó para dejar de tomar el Valium. A causa de su adicción, el resultado fue una crisis total, con graves problemas siquiátricos que duraron varios años.

A pesar del riesgo de algunos tipos de terapia de fármacos, hay indicios de que está prosperando una firme tendencia hacia el abandono de la terapéutica. Para algunos pacientes sometidos a cuidados hospitalarios, el primer paso encaminado a un régimen curativo es la renuncia al mayor número posible de fármacos. El siquiatra doctor James Folsom, director de ICD Rehabilitation Center, de Nueva York, ha iniciado el tratamiento sin fármacos de las personas mayores y de los pacientes con trastornos mentales con todas las edades. Después de iniciarse en su programa Reality Orientation, los confusos y los enfermos de la «terapia» polifármaco pueden reintegrarse a sus funciones racionales gracias al tratamiento que corresponde a los seres humanos.[1]

Si un paciente sospecha que, como resultado de la terapia de fármacos, le aparecen nuevos síntomas probablemente informará de sus temores al doctor. El doctor puede rechazar la sugerencia o cambiar el fármaco, esperando resolver el problema de este modo. Lo más probable es que reaccione con cierto grado de rechazo hacia el paciente. El rechazo puede quedar en una «tregua» basada en la repetición ilimitada e indebida de recetas, descrita por el grupo de Balint.[2] Una de las víctimas del daño por fármacos notó que «era tratada como un leproso», y tal vez ésta sea la comparación adecuada. El doctor mantiene la distancia, y da cualquier cosa que necesite el paciente, con tal de que se vaya. De una manera muy similar, los monasterios de la Edad Media disponían de una puerta para los leprosos, por donde se les empujaban los alimentos y el agua contenidos en recipientes que no se devolvían, a través de un estricto «cordón sanitario». Esta especie de acuerdo permite a los monjes y a los doctores cumplir con sus obligaciones con un mínimo de conmoción y de contacto.

En los casos extremos, el doctor rechazará totalmente al paciente. Esto puede realizarse de una manera directa; el médico aconseja o instruye al paciente para que vaya a cualquier otra parte, puesto que él «no puede hacer más» para ayudarle, como ocurrió con la señora James en el capítulo 8. O se conduce de manera que impulsa al paciente a ir a cualquier otra parte. Cualquiera de los sistemas es, sin duda, una experiencia traumática para este último, al verse rechazado por la misma persona en la que confiaba que le ayudaría a conseguir la curación, en el momento en que se encuentra acaso realmente enfermo.

En los Estados Unidos, la cuestión acerca de la confianza ha demostrado ser decisiva, puesto que es cuando ésta desaparece que suelen iniciarse los litigios por la actuación profesional indebida. Por regla general, los pacientes están dispuestos a aceptar fallos en el tratamiento médico en tanto persiste la confianza. Los doctores que se hallan expuestos a tales litigios son aquellos que se sienten incapaces de mantener un equilibrio en sus relaciones con los pacientes. Tanto el litigio como el rechazo al pago de las cuentas médicas están asociados al descontento que resulta de la desaparición de la comunicación entre el doctor y el paciente.

El hecho de ser el causante de la enfermedad yatrogénica y luego ignorarla, o tratarla indebidamente, ¿puede considerarse motivo de una demanda por actuación profesional indebida? La primera y generalmente insuperable dificultad con la que ha de enfrentarse la víctima de la enfermedad yatrogénica, que desea emprender una acción legal contra el doctor, es obtener una confirmación de la causa de su estado de otro doctor.

El paciente que desea demandar a su médico, debería considerar que existe una organización que le permite hacerlo. Es parte de la estructura del cuerpo profesional facilitar medios para las demandas contra sus miembros. En el peor de los casos, se trata de un buen sistema de relaciones públicas, y en el mejor, permite que la tradicional «manzana podrida» sea arrojada del consabido cesto de las sanas. Pero cuando un paciente decide emplear esta organización en defensa de su derecho, se encuentra enfrentado con un sistema completamente predispuesto en contra de él. Bajo el barniz del razonamiento, cada paso está destinado a eliminar al paciente. En su libro *Complaints Against Doctors*,[4] el profesor Rudolf Klein describe el sistema británico con todo detalle. La complejidad del proceso es de una evidencia aterradora, como puede verse en el diagrama diez. Las experiencias de una familia de Plymouth sirven de ejemplo para algunos de los problemas con los que los pacientes tropiezan cuando se arriesgan a enfrentarse con la clase médica, después de que la tragedia les ha vapuleado.

Michael Jackson era un marinero de veinticuatro años que padecía la fiebre del heno, y por esta razón le estaban poniendo una tanda de inyecciones desensibilizadoras SDV (Bencard). Según su madre, «se hallaba en el apogeo de la salud aquel día, lleno de alegría, bronceado por el sol y con un aspecto magnífico». Como el doctor se hallaba ausente, le puso la inyección un interino. Al poco tiempo, Michael se quejó de un hormigueo peculiar en manos y brazos. Le dieron unas tabletas de antihistamina. Entre diez y quince minutos después de la inyección, un encargado de ambulancia que se hallaba comiendo pescado y patatas fritas al borde de la carretera, vio a Michael que se tambaleaba y sufría un colapso. Se hizo cargo de él y lo llevó a la consulta del doctor, donde Michael Jackson murió.

Los padres de Michael estaban horrorizados. No se les había ocurrido la posibilidad de una reacción fatal a la inyección contra la fiebre del heno. Cuando investigaron la muerte de su hijo, descubrieron que Michael estuvo en observación por espacio de por lo menos veinte minutos después de la inyección, y que el único tratamiento para la reacción era la adrenalina, con aportación de oxígeno en caso necesario. En la creencia de que no era preciso tomar precauciones especiales, presentaron su demanda al Family Practitioner Board. Más tarde, la señora Jackson informó: «Se desencadenó la consiguiente y dura investigación contra nosotros. Cinco doctores frente a mi marido que estaba muy nervioso; no se nos permitió ningún otro testigo.» Sin el testimonio del hombre de la ambulancia, el doctor quedaba exento de toda culpa. Fue rechazada una encuesta judicial, y consignaron asma como causa de la muerte.

La identificación de la enfermedad yatrogénica puede traer implicaciones de negligencia profesional, en especial cuando el fármaco causante hubiese sido usado innecesariamente, en dosis demasiado elevadas o por espacio de un tiempo excesivo.[5] Por desgracia, algunas de las víctimas que saben, sin duda alguna, que tomaron un fármaco determinado, son incapaces de demostrarlo cuando lo niega el doctor que hizo la receta. En Gran Bretaña, algunas de las víctimas perjudicadas por el practolol y las vacunas se vieron imposibilitadas de conseguir los informes de sus medicinas. Otros, se encontraron con que el doctor no llevaba registro del tratamiento. La única prueba indiscutible es que están padeciendo un daño idéntico al causado por un fármaco determinado, y esto es insuficiente para cualquier consideración, realista, de demanda que haya que entablar.

Si la intención del doctor fue proporcionar «el tratamiento adecuado y necesario», hay pocas probabilidades de demostrar que hubo negligencia, cualesquiera que fueren los efectos de su actuación. Una declaración en el Parlamento británico resumió la situación diciendo: «Ni el National Health Service (en nombre de los doctores) ni nadie más puede insistir en la infalibilidad médica, y cuando no es posible alcanzar el fin adecuado, no debe interpretarse como un fracaso de la misión del doctor que pertenece al NHS.»[6] Sin duda, las demandas relativas a terapias inadecuadas están destinadas al fracaso.

Es universalmente cierto que, dado que el doctor se rige por las normas que definen su función y su comportamiento, y lo hace con bastante exactitud, los resultados imprevisibles de su actuación no atañen a su responsabilidad. Existen variaciones en los distintos países, pero la posición del doctor queda asegurada por la aceptación de su derecho al «juicio clínico». Todas las corporaciones profesionales poseen su código de autoprotección. Sin embargo, la posición del doctor es única debido a sus poderes sobre la vida y la muerte.

En teoría, las víctimas británicas del tratamiento de fármacos son tan libres como cualesquiera otras para demandar a sus doctores por

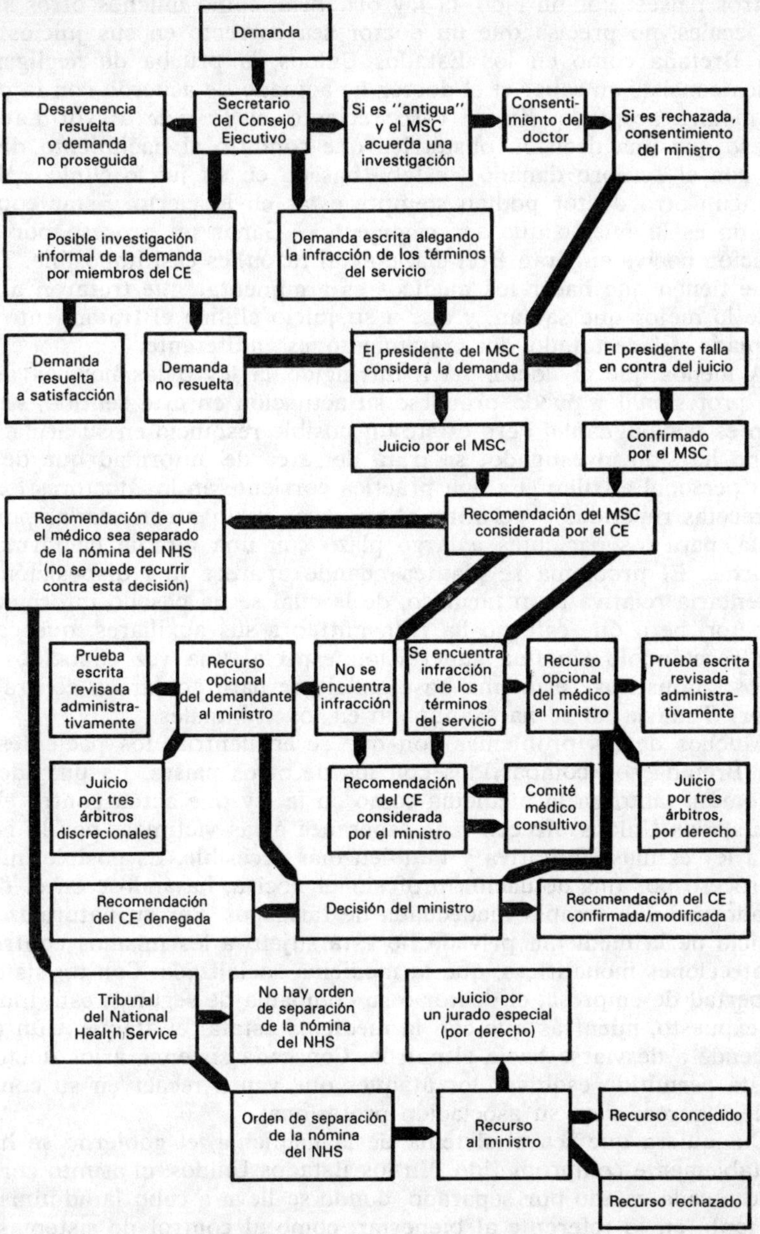

DIAGRAMA 10. Procedimiento británico de demandas. (Según Klein, ref. 4. MSC: Comité de Servicios Médicos, un subcomité del Comité de Médicos de medicina general.)

negligencia. Pero sus posibilidades de éxito puede que sean menores que en otros países. Por un lado, la ley británica, como muchos otros sistemas legales, no precisa que un doctor sea correcto en sus juicios. En Gran Bretaña como en los Estados Unidos, la prueba de negligencia médica consiste en saber si el doctor ha actuado de acuerdo con la práctica médica aceptada. En un caso reciente, el Justicia Mayor Lawton expresó que una decisión obstétrica que condujo al nacimiento de un niño con el cerebro dañado, «estaba basada en su juicio clínico. Ni él ni ningún otro doctor podían siempre estar en lo cierto. Estar equivocado no es lo mismo que ser negligente».[7] Ganar un proceso por una actuación nociva en Gran Bretaña, por tal razón, es casi imposible. Todo lo que tienen que hacer los médicos es argumentar que trataron al paciente lo mejor que sabían, y que a su juicio clínico el tratamiento era apropiado. El resultado del tratamiento es indiferente.

A menos que el doctor haya infringido la ley o las normas de la ética profesional y pueda probarse su actuación en este sentido, su posición es inexpugnable. Pero existe un posible resquicio en su armadura que no ha sido investigado; se trata del área de autoridad que delega en su personal auxiliar. Es una práctica corriente en los doctores extender recetas repetidas o permitir al personal auxiliar extenderlas por su cuenta, para los pacientes a largo plazo con una terapia de fármacos uniforme. El problema se plantea cuando aparece una disposición reglamentaria relativa a un fármaco, de la cual se ha pasado información al doctor, pero que éste no ha transmitido a sus auxiliares, que continúan recetándolo sin una supervisión especial una vez conocidos los riesgos. ¿Constituye esto una base suficiente para actuar en contra del doctor? Todavía no se ha examinado en los tribunales.

Muchos de los problemas con que se encuentran los pacientes en Gran Bretaña son compartidos con los de otros países. Es una ideología común, tanto en la medicina como en la ley que actúa contra ellos. Los Estados Unidos ofrecen más esperanza a las víctimas; por lo general, la ley es más equitativa y también más accesible. Es posible iniciar un proceso por una actuación profesional nociva, basándose en el daño causado por una terapia inadecuada de fármacos. Por su naturaleza, el ejercicio de la medicina privada no está sujeto a los mismos controles y protecciones monolíticas, que la medicina socializada. Con un sistema de libertad de empresa, el doctor o su compañía de seguros, está mucho más expuesto, mientras que con la medicina estatal el ataque a un doctor tiende a desviarse hacia el patrón. Con cada sistema, a los doctores les está permitido esquivar los ataques que van a recaer en su compañía de seguros, o en su asociación profesional.

Cualquiera que sea el sistema de la medicina, el gobierno se halla inevitablemente comprometido. En los Estados Unidos, el asunto corresponde a cada estado por separado, donde se lleva a cabo la administración tanto en lo referente al bienestar, como al control de sistemas de licencias para los médicos, para asegurarse de que sólo a los que cuentan con una formación y unas cualificaciones adecuadas les está permitido ejercer. Por regla general, el estado en el que el médico decide ejercer emite la licencia, aunque los distintos estados tienen convenios recíprocos que les permiten reconocer a los licenciados de otros. Una queja contra un doctor puede conducir a la revocación de su licencia y a otras sanciones. Como es natural, cada estado tiene sus propios procedimientos para las demandas.

El Health Department del estado de Nueva York conduce las demandas contra los doctores. Puede actuar cuando un paciente pone a su consideración cualquier tipo de prácticas ilegales. Éstas varían desde el ejercicio «incompetente» o la «negligencia», o el negarse a proporcionar servicios médicos a una persona a causa de su raza, color, creencia u origen nacional, hasta la conducta «carente de ética», como es el revelar información acerca de un paciente sin su permiso.

Con este sistema, los problemas del tratamiento de fármacos pueden convertirse en el resultado de la incompetencia o de la negligencia. Las demandas son atendidas, en primer lugar, por un investigador el cual, actuando al mismo tiempo como árbitro, tiene la posibilidad de resolver el problema con el doctor. Si la demanda persiste, un comité de investigación procede a su revisión, y está facultado para solicitar información ulterior de las partes comprometidas. Si el comité decide que la demanda es justificada, el abogado del Health Department preparará los cargos contra el doctor, y el caso se presentará en nombre del Procurador general. Lo estudiará un comité de juicios, ninguno de cuyos miembros podrá proceder del comité de investigación. Por este procedimiento, el demandante se convierte en un testigo y no precisa luchar contra la profesión. El comité de juicios asesorará del caso al director del Health Department y someterá un informe al Consejo superior que toma la decisión final acerca de la culpabilidad y castigo. Se trata de un procedimiento complicado y que lleva mucho tiempo; sus efectos, por lo que al paciente se refiere, pueden ser intangibles.

Por incomprensibles y raramente válidas razones, los pacientes no desean culpar a sus médicos. La pérdida de la confianza en quien debe curarles es mucho más peligrosa para el individuo que culpar a una corporación de negocios. De ahí que la acción para una compensación legal esté con frecuencia dirigida, o tomada, preferentemente contra los fabricantes de fármacos, que contra los doctores. La frecuencia de tales acciones es un reflejo del sistema legal del país en el que se producen los procesos. Son más corrientes en los Estados Unidos donde los abogados aceptan casos sobre la base de gratuidad, si creen que existe una oportunidad de ganar una parte de los daños. Así, la gente relativamente pobre puede demandar a importantes fabricantes de fármacos con la esperanza de éxito. La ley británica, como hemos visto en el caso del practolol, necesita que el paciente demuestre la negligencia de la compañía. Para evitarlo, sólo es preciso que el fabricante muestre un cuidado razonable.

El concepto de «cuidado razonable» es sin duda cuestión de opiniones, y facilita una diversidad de definiciones. La habilidad del abogado contratado es, sin duda, de una importancia decisiva en el resultado de cualquier caso, en el que todo depende de tal frase. Los letrados hábiles son caros, mucho más de lo que permiten las posibilidades de la mayor parte de las víctimas de los fármacos, pero asequibles a los medios de la industria de éstos. El sistema de financiación de la acción legal en Gran Bretaña dificulta su utilización. El costo de un pleito es independiente del resultado, y los abogados, por regla general, trabajan sobre la base de cobrar al contado. Un proceso contra un fabricante de fármacos en Gran Bretaña no constituye una empresa atractiva para una persona perjudicada por ellos.

Sin embargo, existen excepciones, y éstas revelan los ulteriores mecanismos defensivos de los fabricantes. Un ejemplo lo constituye el litigio habido en el tribunal supremo, entre la señora S. L. Lawley y la E. R. Squibb & Sons Ltd., acerca del antidiarreico Quixalin (halquinol) y sus pretendidos efectos sobre la vista de la señora Lawley. El litigio finalizó en febrero de 1981, después de haber acordado ambas partes las condiciones del arreglo. Éstas incluían un mutuo compromiso de secreto, aunque la compañía no admitió responsabilidad ni aceptó que los daños de la señora Lawley fueran causados por el Quixalin.[8] Es evidente que un acuerdo en estas condiciones efectivamente evita cualquier discusión sobre los peligros que pueden derivarse del uso de un determinado fármaco.

Este raro pleito es particularmente interesante por el hecho de que conduce a un acontecimiento todavía más raro. El doctor Hansson, de Göteborg, Suecia, y el doctor Herxheimer, de Londres, fueron requeridos para testimoniar en favor de la señora Lawley. Tomaron la insólita decisión de publicar cuanto iban acumulando como pruebas, en la revista médica *Lancet*. Los autores proclamaban que «los pleitos resueltos, por regla general se entierran en silencio, aunque estuvieran alcanzando gran importancia como en el presente caso».[9]

Habiendo roto el silencio de esta forma, revelaron que se había llevado a cabo la demanda porque la Squibb era culpable de no tener en cuenta la naturaleza tóxica de un fármaco muy afín a aquél, el clioquinol, y hacían referencia a los informes de la década de 1960, que demostraban que el halquinol era causante de ceguera en terneros y parálisis grave de las patas traseras, así como de trastornos sensoriales en los perros. La petición de la Squibb en 1965, al entonces comité libre de la Safety Drugs, para la licencia del producto halquinol, mencionaba los estudios de toxicidad en los terneros, aunque aparentemente no quedaban ciegos y no se mostraban explícitos acerca de la parálisis producida en los perros. Los autores añadían: «Otros documentos mostraban que en 1971, la Squibb consideró seriamente la trascendencia de la epidemia japonesa SMON y redactó un párrafo de advertencia para incluir en los envases. Sin embargo, la advertencia no se incluyó hasta transcurridos más de seis años, en marzo de 1977.»

Inmediatamente después del pleito de la señora Lawley, se descubrió que otro caso británico de atrofia óptica, asociado al tratamiento con halquinol, era conocido por la Squibb desde 1975, el cual había sido anotado en el registro de reacciones adversas del CSM. El médico informante suministró al tribunal detalles completos del paciente, y la correspondencia con la Squibb en la que se trataba del caso. Se consideró inquietante el hecho de que la Squibb no lo comunicara al tribunal. El halquinol ya no se vende en Gran Bretaña, si bien se dice que la Squibb lo fabrica todavía allí para exportar principalmente a Sudamérica.[10]

Tampoco la tragedia de la talidomida condujo a un pleito contra la Distillers, la firma fabricante británica. Pero de manera ascendente, las víctimas de las reacciones adversas a los fármacos están superando los prejuicios del sistema legal británico buscando demandar a las compañías estadounidenses, cuando las firmas fundadoras se encuentran en

América. Las víctimas británicas de los anticonceptivos orales han iniciado un pleito corriente. Han utilizado una firma de abogados de Nueva York para actuar por ellos contra la sede estadounidense de una subsidiaria británica que suministraba la píldora. En este sentido, esperan utilizar la mayor libertad de los procedimientos legales americanos, y también emplear la diversidad de información y advertencias aparecidas en relación con el producto en ambos países, como prueba significativa contra el fabricante del fármaco.

En la mayoría de los países europeos, la acción legal contra los fabricantes es igualmente difícil. En Alemania, el primer pleito contra la talidomida vino arrastrándose por espacio de años, sin conseguir nunca el acuerdo final, puesto que los demandantes eran incapaces de proseguir indefinidamente. Finalmente, la compañía ofreció arreglar la querella de un modo privado con las víctimas y sus representantes. Este modelo se repitió en otros países, incluidos Suecia y Gran Bretaña.[11]

El arreglo privado es más corriente que el litigio decisivo. Presenta muchas ventajas para las compañías de fármacos. Probablemente es, por comparación, menos costoso que un interminable juicio, y presenta un potencial de relaciones públicas positivo. La compañía puede demostrar su generosidad al dar una compensación por daños a una víctima del fármaco sin la coacción de haber sido demostrada su responsabilidad legal. Sin embargo, semejantes donativos se hacen completamente de acuerdo con los términos de la compañía, suelen ser condicionales, y pueden ofrecerse y rechazarse de manera arbitraria. Además, rompen la oposición a la compañía, y una vez más, ésta rebaja a las víctimas de los fármacos a la condición de suplicantes. De esta forma, los acuerdos privados pueden finalmente consolidar los intereses de la industria farmacéutica, al tiempo que eliminan las protestas de las víctimas y las quejas relativas a sus productos.

Dentro de las propuestas que la CEE ha hecho, se halla la de crear un sistema más equitativo, por lo menos en teoría, para el individuo. Esto lleva consigo la aplicación del principio de la estricta responsabilidad del producto. Lo cual significaría que el fabricante debería responsabilizarse de cualquier paciente que padeciera de un efecto colateral adverso o imprevisto, a causa del fármaco. La propuesta, en su totalidad, incluye el derecho a indemnización para todas las víctimas.[12] Como es de suponer, se han montado campañas contra estas propuestas tanto por parte de la profesión médica, como de los fabricantes de fármacos. Es improbable que lleguen a conseguirse en un previsible futuro las ventajas de un sistema de estricta responsabilidad para los europeos.

En Suecia, el gobierno ha creado un esquema casi completo. Para financiarlo, las compañías de fármacos pagan una proporción por sus ingresos de ventas, equivalente al 0,8 % en concepto de seguro del esquema o plan. Este «plan de responsabilidad voluntaria del producto» empezó en julio de 1978. Está destinado a reparar todos los daños graves causados por los fármacos, incluidos los padecidos como consecuencia de la participación en las pruebas clínicas; las víctimas pueden acogerse a la asistencia de la State Patient Ombudsman, mediante demanda. En los primeros veinte meses del plan se atendieron 215 demandas,[13] frente a un historial de 2 409 reacciones adversas a los fármacos, en Suecia, durante 1979.

Cualquier plan de indemnización ha de hacer frente a los problemas de identificación, pues muchas reacciones adversas no se diferencian de otras enfermedades. Como sea que con algunos fármacos se presenta marginalmente la posibilidad estadística de contraer una determinada enfermedad común, es imposible averiguar si en un caso determinado el fármaco es el causante. El plan sueco exige que quede establecida la relación causa-efecto, entre el fármaco y el daño. De los 158 demandantes cuyas reacciones adversas ocurrieron después de la puesta en marcha del plan, se encontró que setenta y tres sufrían daños que no justificaban la indemnización, toda vez que se jugó el nivel de efecto como «aceptable», de duración demasiado corta, o bien que la conexión con el fármaco era dudosa. Evidentemente, el plan actúa con una gran prudencia en sus concesiones, y de la misma forma los planes de indemnización establecidos por los fabricantes, por lo que un número ignorado de víctimas quedan sin indemnización.

Es un rasgo de los planes voluntarios que hace que parezcan injustos. Si existe la más ligera duda acerca de la causa, la tendencia que se sigue es la de actuar contra el interés del paciente. En Gran Bretaña, la talidomida «Y list» de los niños deformes, a quienes la Distillers rechazó el pago de indemnización, se hizo célebre por cuanto los indiscutibles daños causados pusieron de manifiesto la naturaleza arbitraria del plan.

Aun cuando obtienen la máxima indemnización, muchas de las víctimas no se sienten satisfechas. Tal vez porque se les ha negado el factor venganza. Sus daños son permanentes; las pérdidas de la compañía, transitorias.

Para las víctimas, la obtención de dinero de un plan voluntario lleva consigo la dependencia de terceras partes. La ICI no quiere considerar las reclamaciones acerca del practolol, a menos que la víctima entregue antes una carta y una hoja de solicitud de su médico. Como es natural, muchos de los médicos que han intervenido se niegan a aportar este testimonio; ni en Gran Bretaña, ni en muchos otros países, existe medio alguno para obligarles a hacerlo. Aparentemente, temen que pueda interpretarse como una aceptación de culpabilidad que revierta sobre ellos de alguna manera específica. Pero sin esta cooperación, incluso una víctima del único e inconfundible síndrome oculomucocutáneo, con la muestra de sus ojos y oídos dañados y esclerosis interna, no es tenida en consideración.

Cualquiera que fuese el aspecto exterior, la obtención de una indemnización lleva consigo una lucha. Las víctimas de los fármacos quedan sometidas a fuertes tensiones, puesto que acaso no se hallen en situación de valerse. Durante lo que puede significar el corto espacio de tiempo que les queda de vida, les aguarda una andadura por el terreno totalmente desconocido de la ciencia y de la experiencia. El éxito requiere perseverancia y fortaleza, más propia de los santos que de las desmoralizadas y tal vez asustadas víctimas de los fármacos. No es sorprendente que muchos de ellos sufran estoicamente en silencio.

Una respuesta a la lucha solitaria de las víctimas de determinados fármacos, contra la aplastante superioridad, ha sido unirse entre sí. En tanto que por separado no es posible que dispongan de la necesaria fuerza, la moral o el dinero, un grupo de apoyo mutuo con una comprensión de las circunstancias de cada uno de los componentes, lo consigue. En su búsqueda de la fuerza, se encuentran los unos a los otros.

Para algunas de las víctimas, la salida de su aislamiento gracias a tales contactos, el conocimiento de que otros les comprenden y cuidan de ellos, es suficiente para cambiar sus vidas. La unión les permite reunir medios e información y repartirse la carga de buscar ayuda legal. También un grupo dispone de mayores probabilidades para atraer el interés público, y una vez que su historia comienza a aparecer en la prensa o a ser divulgada por la radio, se le suman nuevas víctimas y se posibilita una acción eficaz. Cincuenta personas tienen más credibilidad que una sola, y un centenar constituyen el inicio de un movimiento.

De la misma forma que han aumentado las enfermedades yatrogénicas, así ha crecido el número de grupos de víctimas. Tienden a constituirse en organizaciones *ad hoc* informales, preocupadas sólo por el problema de sus daños particulares debidos a un fármaco determinado. En Gales del sur, las víctimas del practolol se han organizado en un grupo que lleva a cabo reuniones periódicas. Las organizan conjuntamente con los abogados que negocian las demandas de indemnización y el Community Health Council de la localidad, se ocupan de los informes relativos al progreso de las demandas, y el intercambio de información de los especialistas médicos. También disponen de un foro para el intercambio de noticias y contactos sociales.

Los intereses del grupo no se extienden más allá de los asuntos de indemnizaciones y de los efectos del practolol, pero los grupos nacionales comienzan a tratar los problemas en una escala más ambiciosa. El grupo de acción del Eraldin, de Gran Bretaña, fue coordinado por Jean Trainor, que comenzó a participar cuando su madre padeció graves daños en los ojos por causa del fármaco. Durante algunos años, Jean dedicaba sus ratos libres a atender la correspondencia y el teléfono, organizando y comunicando desde el cuarto delantero de su modesta casita situada en uno de los suburbios de Birmingham. Con recursos mínimos llevaba a cabo muchas gestiones de gran importancia para las víctimas del practolol; una de sus misiones más decisivas es la de actuar como amiga y consejera de muchos centenares de víctimas que se sentían desanimadas y aisladas a causa de sus males. Cuando le contaban sus historias a Jean, ésta no reaccionaba con la desconfianza que con tanta frecuencia encontraban, sino con una ayuda práctica, con consejos y noticias.

Se llevó a cabo una acción similar o se formaron grupos interesados en relación con otros tipos de fármacos. Por ejemplo, el de los padres de niños que sufrieron daños a causa de la vacuna, a los que les ha sido posible en algunos casos obtener indemnizaciones de los gobiernos, donde la vacunación constituye una parte de la política sanitaria. Los padres de los niños que resultaron dañados debido a que sus madres usaron hormonas para las pruebas del embarazo, han formado una asociación para los intereses futuros de sus hijos, como la tienen las mujeres dañadas por la píldora anticonceptiva. Algunos fármacos específicos como la anticonceptiva a plazo largo, Depoprovera, también atraen a grupos que son opuestos a su empleo. El número de grupos de acción, interés y oposición crece según el ritmo del uso de los fármacos, y el daño que producen éstos.

Aunque estos grupos pueden aliviar la carga que recae sobre las víctimas al apoyarlas y comunicarse con ellas, no les es posible reparar el daño causado por el fármaco. Los grupos existentes tratan con problemas muy graves de fármacos, para los que existen pocas esperanzas de reversibilidad o de curación. Las víctimas como Mary Wilkins, cuya experiencia vimos anteriormente, pueden tal vez aportar su máxima colaboración al informar a los demás de sus situaciones, y procurar que se conozcan, lo más ampliamente posible, los peligros de la yatrogenia. Es un camino que exige mucho valor. Lo mejor que las víctimas de los fármacos pueden esperar para sí mismas es un poco de dinero que les haga la vida más llevadera.

Las personas adictas a los fármacos se hallan en una situación distinta. Aunque por regla general no sufren daños físicos, no son menos víctimas que los que lo fueron por prescripción; algunos grupos u organizaciones de ayuda mutua están en condiciones de prestar apoyo y esperanza de curación. Las víctimas suelen ser adictas a tranquilizantes menores, que no representan un peligro inmediato. Por esta sencilla razón, obtuvieron la receta con tanta facilidad, que al final hubo que admitir un tipo de problema completamente distinto: la dependencia de la píldora. Las píldoras de barbitúricos para dormir son bien conocidas por su acción provocadora de adicción. Los riesgos que llevaban consigo, que condujeron a su retirada del mercado, están ampliamente documentados. En los últimos tiempos, los omnipresentes y cotidianos tranquilizantes de benzodiazepina y los sedantes Valium, Librium, Tranxene, Dalmane, Mogadon y otros están reconocidos como los fármacos adictivos de tal vez 3 millones de estadounidenses.[14]

El uso regular de tranquilizantes de benzodiazepina es similar, por su efecto, al uso regular del alcohol. Para algunos adictos ambos son intercambiables, y emplean abundante y costosa bebida para enlazar los espacios entre prescripciones. Actualmente, está generalizada la adicción cruzada de píldoras-alcohol. Cuando la violencia, las amnesias temporales, el comportamiento errático, el habla confusa hacen innegable la existencia del problema, la única salida suele ser la desintoxicación en el hospital. Es tan improbable lograr una recuperación que perdure en un adicto a las píldoras, como lo es en un alcohólico.

Algunas de estas víctimas han formado grupos como el Pills Anonymous, que de manera parecida a su precursor Alcoholics Anonymous, lleva a cabo reuniones periódicas de adictos y ex adictos. Los miembros son respetables ciudadanos cuyos problemas empezaron cuando les entregaron una receta por mediación de su bienintencionado doctor, para combatir la ansiedad o los síntomas asociados a ésta. Podría ser que las píldoras les ayudaran a resistir la ansiedad, para convertirse más tarde en la muleta de la que acabaron dependiendo. La primera receta fue seguida de repeticiones con unas cantidades crecientes de fármaco, según aumentaban la habituación y la tolerancia.

El Pills Anonymous (PA) ofrece un camino para una vida libre de píldoras, mediante la sustitución de la imprescindible muleta y la dimensión de la propia confianza.[15] El PA está tomando auge en los Estados Unidos, codo a codo con el Pill-Anon, un grupo de apoyo constituido por familias, amigos y gente interesada, que al mismo tiempo trabaja con las familias de alcohólicos del Al-Anon. Algunos grupos formados para solventar otros problemas también dirigen su interés a las víctimas de la prescripción de fármacos. Un ejemplo es la Heroin Addiction Unit, de Nueva York, cuyo personal fue transferido para que trabajara con los adictos a los tranquilizantes. Tal vez esto sea más de lo que por regla general se considera apropiado, desde que el director médico de la Roche Pharmaceuticals es miembro del comité consultivo. Los ex adictos forman grupos para ayudarse entre sí, como el First Step de Londres, llevado por dos mujeres jóvenes que dependieron extensamente de los fármacos sicotrópicos. Cualquiera que fuese el resultado del trabajo de estos grupos con los individuos, no es probable que puedan tener alguna influencia sobre la causa original de la dependencia de los fármacos. Por fin, el consejo lapidario de los entendidos en fármacos de la década de 1960 continúa siendo cierto: «No ajustes tu mente, la realidad es mala.»

El desarrollo de los grupos de interés, preocupados por fármacos específicos, es paralelo al crecimiento del consumismo en medicina. Las batallas de los grupos de consumo por regla general ocurren en la periferia de la industria médica y están dirigidos de manera predominante hacia el reforzamiento de las funciones de reglamentación y control; se aseguran de que se observan las normas y la gente se mantiene en estado de vigilancia. Los grupos de consumo tienden a carecer de un último propósito; por consiguiente se hallan situados en una posición subordinada de oposición permanente.

Sin embargo, el poder del consumidor de medicinas ha tenido un cierto efecto en los fabricantes de fármacos. Ralph Nader es sinónimo de consumismo franco y en los Estados Unidos, su Public Citizen Health Research Group fundado en Washington y dirigido por el doctor Sidney Wolfe, lleva a cabo campañas sobre todos los aspectos del cuidado de la salud. Parte de su labor tiene por objeto reunir información acerca de los fármacos y la emplea para forzar al Departamento de fármacos para que actúe en los problemas de seguridad.

El Health Research Group desarrolla su actividad desde 1971. A partir de esta fecha, su director y los compañeros de éste han solicitado controles sobre el empleo de los fármacos, que comprenden desde el Alka-Seltzer hasta las hormonas sexuales. El cloroformo, clofibrato, el Darvon, Flagyl, Ilosone y los antidiabéticos orales han sido sometidos a la FDA con pruebas de riesgos inminentes, y se pide la prohibición total de recetarlos. En vista de la inacción, el Health Research Group ha demandado a la FDA, decisión que tomó en marzo de 1976 referente al cloroformo, el cual al parecer es causante de cáncer. También se inició un pleito contra la Universidad de Chicago y la Eli Lilly en nombre de una mujer a la que se le dio DES en un experimento llevado a cabo en 1950-1952.

El consumismo en Gran Bretaña es subdesarrollado, y el consumismo agresivo es inexistente en la práctica. La Asociación de Consumidores edita el boletín Drugs and Therapeutics, si bien su influencia es restringida. El estilo y el contenido apuntan a los doctores; de hecho, el Department of Health and Social Security gubernamental compra la mayor parte de los ejemplares para distribuir a los médicos.

El desarrollo de una actividad positiva por parte de los consumidores depende del acceso a la información, y en esto Gran Bretaña es distinta de los Estados Unidos. El gobierno de Gran Bretaña se caracteriza por su actitud secreta. Por contraste, los Estados Unidos disponen del Acta de Libertad de Información, que permite a cualquiera, aun a los extranjeros, el acceso a las informaciones administrativas y a las personas que intervienen. La FDA está abierta al acercamiento del público para cualquier asunto; el CSM, no. No se comunica con el público; en realidad, es difícil enterarse de quién está encargado de las diversas funciones que realiza. Fundamentalmente, la diferencia es un reflejo del hecho de que los estadounidenses son ciudadanos con derechos, en tanto que los británicos son súbditos con deberes.

A nivel de organizaciones más políticas, tales como el Health Policy Advisory Centre (Health/PAC) de Nueva York y el radical Politics of Health Group de Gran Bretaña, reflejan su preocupación por la medicina en general. Los problemas para tales grupos los constituyen la filosofía política del control de distribución de cuidados sanitarios y las influencias económicas de la propagación de la salud y la enfermedad, que tienden a adquirir importancia. Es evidente que este contexto de medicación sólo es un aspecto de otro problema mayor de un sistema médico, el cual se contempla como erróneo. Mientras las víctimas de los fármacos puedan emplear las perspectivas creadas por tales organizaciones, para comprender la base de sus dificultades corrientes, no hallarán mucha ayuda práctica.

Cualesquiera que sean sus virtudes, los grupos de consumidores no pueden prestar demasiada ayuda directa a las personas dañadas por los fármacos. Persiguen mejorar el control y reglamentación para minimizar los peligros, conseguir una protección pública más eficaz y efectuar cambios trascendentes. Por lo que se refiere a los productos farmacéuticos, también persiguen una reducción del poder de la industria farmacéutica, y un aumento conjunto del poder y la posición del consumidor. No se hallan necesariamente preocupados por el problema básico del empleo de los fármacos. El mensaje del consumismo médico es en esencia: «más, pero mejor, por favor».

Los grupos de consumidores, pacientes y víctimas se hallan comprometidos en discretas batallas contra diversas actitudes de la megalítica industria de los fármacos. Cada uno de ellos tiende a engarzarse en una modesta escaramuza contra un sistema edificado sobre un excesivo uso de los fármacos. Los que se centran en los daños del uso a largo plazo de Valium, no se les ocurre pensar que el tratamiento con fármacos de la presión sanguínea o de las vías respiratorias superiores es con frecuencia igualmente irracional y peligroso. Raramente atacan la racionalidad básica del acercamiento occidental a la intervención médica.

Ningún grupo ha llegado a separarse suficientemente de sus circunstancias inmediatas, para lanzar un verdadero reto al sistema dependiente de los fármacos en su totalidad. Cada uno de ellos reacciona en contra del sector que ha dañado a sus miembros, en tanto alienta a los otros sectores que no lo hicieron. La bala mágica ha penetrado profundamente. Estimulamos la investigación de agentes antivíricos, los fármacos contra el cáncer, sin preocuparnos de los factores que determinan que los fármacos aparezcan necesariamente en primer lugar. Damos la bienvenida a la píldora que hace la vida fácil, un matiz químico, si no un camino de rosas a pesar del daño que ha causado. Se ignora la verdad fundamental. Se malgastan esfuerzos y recursos en un trabajo inconexo de reparación, inspirado por un saber de perspectivas limitadas. Cuando la tela se halla en mal estado o impresentable, es necesario proceder al remiendo de las faltas.

En última instancia, ¿hay alguien a quien pueda recurrir una víctima de los fármacos? Cada uno de los entes de ayuda potencial se halla limitado por sus presunciones y por las restricciones de la propia posición. El médico por su formación y las fronteras de su perspicacia, el sistema legal por su preocupación por el dinero, los cuales siguen a las víctimas que llevan sus propios problemas de sobrevivencia, y una visión turbia acerca de dónde reside la culpabilidad de su situación. Muchas de las víctimas experimentan sentimientos de culpabilidad. El propósito original de su visita al doctor, que fue el causante de que entraran en el camino de la yatrogenia, tal vez fuera absolutamente innecesario.

Pero ¿cuántas personas convertidas en pacientes tienen idea de los factores que intervienen? Lesiones, insidias y una salud constantemente quebrantada, morbidez y muerte prematuras, cuestiones políticas, negocios multinacionales y ética médica, éstos son los hilos principales de la complicada telaraña tejida para cada uno de los pacientes que toma fármacos prescritos, inapropiados para su caso.

Otros pueden estar allí para cargar con la culpa de nuestra confianza inmerecida. Pero al final, debemos recurrir a nosotros mismos.

CUARTA PARTE

Posibilidades y perspectivas

CAPÍTULO XIV
Posibilidades y perspectivas

Pudiera parecer que el mensaje de este libro sea completamente antifármaco. Tal cosa está muy lejos de ser cierta. Nuestra actitud podría definirse así: que los fármacos debidamente probados, correctamente empleados bajo una cualificada supervisión, pueden beneficiar a la humanidad. Podríamos hablar de la industria de fármacos, de la clase médica y el consumidor en términos de importancia y escala.

Opinamos que lo que se precisa es un cambio importante en las actitudes fundamentales, para la medicina y la medicación. Si la utilidad de la terapia de los fármacos no ha de quedar oscurecida por exceso de aplicaciones, es necesaria una drástica modificación de la perspectiva de su potencial. Para conseguirlo, habrá que considerar la totalidad del concepto occidental de la medicación en la forma más amplia posible. Los ajustes procesales o de reglamentación, o las onerosas restricciones en el uso, no constituyen por sí mismas la respuesta. Se precisa una nueva consideración del lugar de los fármacos en la industria, la medicina y la vida en general.

Se observa una creciente inquietud acerca del problema de los fármacos. Generalmente se argumenta como defensa que sus aplicaciones están moderadas por el realismo y la racionalidad, pero la crítica a este nivel ignora la naturaleza de las fuerzas que mantienen el uso de los fármacos dentro del actual modelo. El fabricante persigue el máximo beneficio para su producto, el médico emplea este producto debido al poder y conveniencia del mismo, y el paciente lo toma buscando la curación o la modificación de un papel social.

La totalidad del problema de los fármacos apareció debido a que cada grupo se preocupa exclusivamente de su propio interés particular, y se contenta con aceptar sin ninguna garantía el compromiso y la integridad de los restantes. La única excepción la constituyen algunas corporaciones de reglamentación que han tendido a convertirse en depositarias de los conflictos creados por la dicotomía de intereses experimentada por los gobiernos.

Estos conflictos han limitado los debates públicos acerca de los fármacos a la cuestión de los precios. Aun así, tales debates son asuntos de poca monta, en los que raramente se plantean discrepancias básicas, como las variaciones de precios internacionales. Por regla general, se considera el precio de los fármacos demasiado elevado, y se acusa a los fabricantes de realizar beneficios «excesivos». ¿Es posible que el logro del mejor precio y el máximo beneficio representen una parte esencial en la economía del mercado libre del mundo occidental? ¿Es justo criticar a los fabricantes de fármacos porque juegan su partido demasiado bien? Si estas críticas son válidas, la única opción sería tal vez aceptar la naturaleza excepcional de la industria de los fármacos y controlar los precios sobre una base enteramente arbitraria. Este relativo rechazo a la filosofía capitalista produciría de manera inevitable un compromiso insatisfactorio. El mecanismo británico del VPRS ha logrado, *de facto*, una asociación entre el gobierno y la industria, en beneficio de la última, con efectos insignificantes en la cuenta de los fármacos. El plan de indemnización sueco, con impuestos a los fabricantes sobre los ingresos por ventas, para proveer de fondos a las víctimas, se limita a pasar el costo del daño al consumidor. El control estatal de la industria de fármacos es una consideración que está fuera de los propósitos de este libro, y nosotros no deseamos opinar acerca de su conveniencia.

Los problemas planteados por el uso de terapéuticos nos fuerza a considerar una cuestión clave. Se trata de que la corporación comercial de la «libre empresa» puede significar tan sólo una institución social inadecuada para producir medicina útil. Existen en ella demasiadas contradicciones y conceptos básicamente opuestos. Los beneficios, eficiencia económica y competencia, por regla general no se equilibran con el cuidado, la compasión y la curación. La esperanza de que una organización motivada por el lucro trabaje para conseguir el bienestar del individuo puede ser tan irreal como esperar que el caimán sea una buena niñera. Simplemente, no es la clase de animal adecuado.

Para los individuos, la cuestión preferente es la salud. Hay que aceptar el hecho de que una cantidad muy pequeña de productos farmacéuticos tienen poco que ver con el mejoramiento de la salud. De manera primordial se hallan interesados en atender la enfermedad mediante el enmascaramiento de los síntomas y la creación de ilusiones. Las curaciones son raras, pero los almohadones y las muletas abundan en el arsenal farmacéutico. La pregunta que hay que contestar es: ¿hacen los fármacos más daño que bien, en la actualidad?

Si la salud ha de mejorar mediante el consumo de fármacos, deben aceptarse nuevos criterios para su uso. El primero y más urgente es el de la *medicación mínima absoluta*. El uso mínimo de medicación precisará un cambio conceptual para todos los intereses que intervienen, y por esta razón puede considerarse idealmente esperanzadora. Creemos que es la única filosofía razonable que se puede adoptar. En la práctica, podríamos empezar aceptando que una sustancia sólo podrá emplearse terapéuticamente *si ha demostrado sus beneficios*. Ésta, en apariencia, evidente exigencia va más allá de lo que se pide a cualquier fármaco hoy en día. En Noruega, las autoridades exigen que exista una *necesidad* terapéutica para un fármaco, aunque la prueba de que llene tal necesidad fuese dudosa, por cuanto existe una multiplicidad de factores que impiden la debida valoración, entre los que se halla la insatisfactoria naturaleza de las pruebas clínicas.

A escala mundial, parecía lógica la presencia de instituciones como la Organización Mundial de la Salud (WHO), debidamente apoyadas, que desempeñaran funciones de reglamentación aceptadas por los gobiernos, incluidos aquellos que se benefician financieramente con las actividades de exportación de sus corporaciones multinacionales.

Los países pobres están necesitados de protección contra los excesos de la industria de los fármacos y de un cuidadoso control por su exposición a la terapia de los fármacos. En los países industriales, la confianza en la terapia sigue *detrás* de las medidas importantes de salud pública que llevan a cabo; en el Tercer Mundo ocurre al revés. Cuando la WHO declara que el 80 % de las enfermedades en el mundo es atribuible a la falta de suministro de agua pura, la aplicación de los fármacos es como si se edificara sobre arenas movedizas. Debe estimularse a los gobiernos para que se sobrepongan al deseo de beneficios de las corporaciones, y se aseguren del bien resultante de las actividades de sus industrias.

Se calcula [1] que en los Estados Unidos y Gran Bretaña, la mayor parte de los médicos recetan un conjunto de sólo cuarenta o cincuenta fármacos. Para los países que precisan una más extensa farmacopea básica, la WHO facilita una lista de 250 fármacos, cinco veces superior al número usado por el médico medio.

En España, más de 8 000 productos farmacéuticos pueden obtenerse en cantidad superior a las 17 000 formas. Muchas de ellas consisten en combinaciones irracionales que tanto la FDA norteamericana como el CSM británico considerarían inaceptables. Con excesiva frecuencia, los médicos aumentan esta irracionalidad recetando productos combinados, puesto que las indicaciones para las que se presenta un producto son completamente distintas de aquellas para las que algunos de sus componentes deberían darse. La aplicación racional de la indispensable terapia de fármacos, con frecuencia se ve entorpecida por la enorme cantidad de confusión en el paisaje farmacéutico.

Nuestra valoración del empleo de fármacos en España, nos ha conducido a la conclusión de que podría racionalizarse la prescripción médica provechosamente, rebajándola a alrededor del 10 % de su nivel actual. La cuenta española de fármacos, de 152 150 millones de pesetas en 1981, podría haberse reducido a unos 20 000 millones de pesetas.

La racionalización del uso no siempre reduce los costos; algunos consumidores han de aceptar que si bien el ahorro potencial sería enorme, el precio de algunos fármacos podría crecer espectacularmente. Correctamente usados, muchos fármacos dejarían de ser un material comercial atractivo, porque las cantidades que se requerirían serían demasiado pequeñas. Esto podría conducir, a su vez, al renacimiento del pequeño fabricante verdaderamente especializado, que no crearía los problemas que generan las megalíticas corporaciones multinacionales.

Cuando son criticadas, las compañías de fármacos se defienden a menudo mencionando sus dinámicos trabajos de investigación y de creación. Pero un examen estricto nos indica que la mayor parte de los productos concebidos en los laboratorios de las compañías, tienen como principal interés el asegurar la salud de la propia compañía. La investigación fundamental en áreas de auténtica necesidad médica es por naturaleza costosa y altamente arriesgada a la vez. Actualmente, la mayor parte de este tipo de investigación no la emprenden las compañías de fármacos, sino los departamentos universitarios, a los que la industria puede aportar donativos, pero de la cual utilizan los resultados sin otros gastos para la industria. Se ha argumentado que una gran cantidad de novedades farmacéuticas significativas fueron descubiertas en los últimos treinta años, en instituciones académicas, y luego explotadas comercialmente por las compañías de fármacos.[2]

Si éste es el caso, ¿no sería más sensato racionalizar la situación, eliminando las funciones médicas de investigación y creación, de las corporaciones comerciales? Entonces, la investigación podrían realizarla grupos académicos auténticamente independientes, guiados por las necesidades médicas establecidas. Los beneficios de las patentes procedentes de estas investigaciones producirían ingresos para el cuerpo de investigadores que les permitiría convertirse en autofinanciados, y de esta forma conseguirían la necesaria protección de los proyectos, frente a las consideraciones comerciales directas y a la concesión de dependencia.

Los fabricantes de fármacos serían entonces simples fabricantes de fármacos. Las compañías estarían facultadas para licitar su derecho a producirlas a precios de venta mínimos para el consumidor, mientras garantizaran ingresos por *royalties* al poseedor de la patente. Los fabricantes se concentrarían, entonces, en aquellas áreas de experiencia que se necesitan para producir y distribuir con eficiencia y economía aquellos fármacos de los que hubiera una demanda establecida y, en consecuencia, con un riesgo financiero mínimo. Su rentabilidad dependería de su competitividad como fabricantes.

Este plan supone la conveniencia de un contexto nacional para la industria de los fármacos. Por regla general, ésta se halla dominada por gigantes multinacionales que se benefician de su capacidad de manipular el deseo universal de sus productos. Las ventajas de la necesidad internacional podrían encauzarse mediante la organización de la fabricación intranacional, con la intervención de una institución como la WHO, a la que se le autorizaría la percepción de un porcentaje sobre los ingresos de *royalties* pagados al poseedor de la patente, por su actuación de intermediaria. Sería factible canalizar las necesidades médicas desde las partes del mundo sin posibilidades de investigación ni de creación, hasta las que disponen de ellas. De esta forma, la técnica y la experiencia médica de los países desarrollados se emplearía con mutuo provecho de ricos y pobres, y se reduciría de manera considerable el «colonialismo de los fármacos» y la explotación manifiesta de los desvalidos.

De modo similar, la carga por daños causados por los fármacos, que en la actualidad está bien asentada sobre la víctima, sería más susceptible de corregir. Es a todas luces injusto que la obtención de indemnización o de asistencia para la gente dañada presente tantas y extremadas dificultades. Los intentos para ajustar la balanza de las ventajas en favor del consumidor fracasan inevitablemente con la actual estructura corporativa de la industria y la organización de la profesión médica. La racionalización y la delegación descritas antes, deberían disponer de bien delimitadas áreas de responsabilidad que se determinarían.

La organización de investigación y desarrollo sería responsable de ajustarse a los estándares definidos por el departamento de reglamentación gubernamental, para conseguir una licencia de venta del producto. El fabricante sería el responsable de ajustarse a los estándares, las fórmulas y los procedimientos especificados por el poseedor de la licencia, y de todos los requisitos adicionales que la autoridad de reglamentación pudiera exigir.

Finalmente, el departamento de reglamentación que hubiese concedido la licencia del fármaco y acordado las condiciones para su uso, debería aceptar la responsabilidad de cualquier daño causado por aquél, siempre que el doctor lo hubiera recetado correctamente, y el paciente siguiera el régimen terapéutico. Para aceptar esta responsabilidad, el departamento de reglamentación debería disponer de fuerza y facilidades para protegerse a sí mismo, y al hacerlo, también ampararía al público que de él dependiera.

Cuando se produce un desastre por causa de los fármacos, a pesar de todas las garantías —y esta contribución siempre será una posibilidad cierta en la medida en que se usen las nuevas medicinas— el gobierno del país, o de los países interesados, deberían aceptar la responsabilidad. El gobierno es el que se beneficiaría por medio de los impuestos a la consiguiente actividad comercial, y es también el gobierno el responsable de las acciones del departamento de reglamentación que ha concedido la licencia del producto y lo ha controlado. Durante los siglos XIX y XX, los gobiernos han ido tomando responsabilidad por la salud de sus ciudadanos o individuos. Es ilógico que no acepten responsabilidad cuando las provisiones sanitarias fracasan a nivel de los individuos.

La solución del problema de los fármacos precisará importantes cambios conceptuales. Tales cambios se verán obstaculizados por el enorme e increíble poder de las fuerzas que lo han creado y desean mantener el *statu quo*. Éstas incluyen a la clase médica, la industria farmacéutica y los gobiernos. Y no puede negarse que un gran número de personas, sean pacientes o no, manifiestan una enorme fe en el actual sistema de cuidados médicos, las cuales suman su propio peso a la inercia de éste.

Sin embargo, creemos firmemente que la industria de los fármacos actúa como un lastre. No sólo en lo referente a la salud y los cuidados médicos adecuados, sino también para el bienestar económico de la comunidad. El constante aumento del gasto en medicinas representa llevar a cabo dispendios cada vez mayores, para conseguir logros cada vez menores, una situación clásica de disminución de ganancias, con ignorancia de los requisitos básicos del tratamiento de la enfermedad y del fomento de la salud.

Una perspectiva real para un fármaco típico sería la siguiente: correctamente aplicado a 2 000 personas puede ser un salvador de vidas; dado a 2 millones, puede producir poco daño en el supuesto de que haga algún bien adicional; pero cuando se produce, se promociona y se receta de forma irracional a 20 millones es casi cierto que ocasionará más daño que bien.

A plazo corto, cualquier racionalización del uso precisa una racionalización de la información. La mayor parte de los países desconocen la cantidad y las clases de fármacos que consumen, y no hay manera de saber los efectos que los fármacos causan en sus poblaciones. Su uso está fundamentado en un *supuesto* de bondad. En la actualidad es difícil para cualquiera, salvo para los especialistas bien preparados que tienen acceso a los datos, enjuiciar la difusión del efecto de los fármacos. Aun en los países más avanzados, la información está lejos de ser completa.

Con vistas a la naturaleza multinacional de la industria de los fármacos, los departamentos nacionales de reglamentación han efectuado algunas tentativas encaminadas a la cooperación. Están dirigidas a la finalidad de compartir información, y al logro de criterios comunes para la aceptación de nuevos fármacos en diversos mercados nacionales.

Se han llevado a cabo gestiones para establecer una colaboración entre España, Italia, Brasil, Venezuela y Argentina encaminada a la coordinación de las medidas de control de fármacos. En julio de 1983, el International Institute of Health Studies creó un nuevo comité permanente bajo el patrocinio del ministro de Sanidad italiano. Sin embargo, no emprenderá las actuaciones oficiales hasta que haya obtenido la autorización gubernamental de las naciones participantes.[3]

Fracasó la cooperación porque se falseaban los antecedentes que presentaban los departamentos, por necesidades de sus patronos, los gobiernos; a menudo ésta ha sido la razón del desacuerdo para los mejores intereses de sus poblaciones y del bien común internacional. En este aspecto, el gobierno británico es, en mucho, uno de los más culpables. Su pasión por el secreto le ha conducido a negar información a la FDA, a causa de que el Acta de Libertad de Información de los Estados Unidos la haría accesible al público.

La carencia de apertura británica favorece los intereses de la industria farmacéutica en los países de todo el mundo. Si una compañía recurre al CSM para una licencia de un fármaco nuevo, y éste lo rechaza, la compañía puede abandonar su aplicación. En estas circunstancias, no se toma ninguna decisión oficial. Pero este procedimiento le permite negar que la aplicación le ha sido rechazada en Gran Bretaña, cuando persigue registrar el fármaco en países que específicamente piden acerca de los resultados de las aplicaciones, a otros departamentos de reglamentación.[4]

Un mecanismo similar actúa cuando algún fármaco ya en el mercado demuestra ser peligroso. Los fabricantes pueden retirarlos discretamente, sin informar a nadie de las verdaderas razones. El CSM ha sido criticado por la WHO y por el Comité para la Propiedad de Productos Médicos (CPMP) de la CEE, por no informar de la retirada de productos del mercado británico. El CSM deberá tomar decisiones de reglamentación de esta naturaleza, pues lo necesitan los convenios internacionales para informar a la WHO y a la CPMP para que puedan advertir a otras corporaciones de reglamentación sobre el riesgo potencial. La retirada voluntaria del mercado evita esta revelación.[5]

La acción internacional concertada en relación con los fármacos peligrosos se ve estorbada además por la confusión que engendra la multiplicidad de nombres empleados para cada fármaco. Aunque un fármaco tiene generalmente tan sólo un nombre genérico, pueden existir muchos nombres comerciales diferentes en cada país, lo que facilita la posibilidad de la existencia de cientos de nombres para una misma sustancia en todo el mundo. En Gran Bretaña, la aspirina se presenta bajo 104 marcas o nombres comerciales. Además, los ingredientes activos de los fármacos pueden incorporarse en muchas combinaciones diferentes, cada una de las cuales produce una ulterior multiplicidad de nombres en cada país. Igualmente, después de tomar una clara decisión acerca de un fármaco, la búsqueda de todos los posibles orígenes del peligro está muy lejos de ser una cosa fácil.

Podría ser una tarea simple. La computadora es la herramienta ideal para manejar datos y revisar el trabajo siguiente. En la actualidad, los departamentos de reglamentación la emplean para obtener «perfiles de fármacos». La WHO ha llevado a cabo algunos intentos para coordinar los resultados de este trabajo. Sin embargo, no se ha comprobado su valor potencial porque su alcance es demasiado limitado. Mientras los fármacos son asequibles a escala mundial, el control y procesado de información continúan siendo asunto estrictamente nacional. De ahí que Noruega posea un sistema de computación para fármacos y para la información considerada de interés para dicho país, en tanto que los Estados Unidos disponen de un sistema distinto para utilizar, en esencia, la misma información para los mismos fármacos. Esta diversidad obstaculiza la agilización de la información.

Si la información está destinada a todos los usuarios, debería tener prioridad un nombre genérico universal, sobre el nombre comercial del fabricante, tanto en las etiquetas como en los registros y las recetas. El único argumento convincente para los nombres comerciales es de tipo mercantil. Esta lógica continuación de suministro de datos a la computadora en el transcurso de su utilización cotidiana permitiría a cada consumidor saber con exactitud qué fármaco le ha sido prescrito, prevenido o prohibido. Tal proyección de conocimientos y de análisis al público dominio precisaría un considerable cambio de actitud por parte de los médicos, de la industria farmacéutica y de todos los que están relacionados con la medicina. Actualmente se contempla al consumidor solamente como una parte pasiva, casi accidental, del proceso de medicación.

Para el doctor, el evidente problema planteado por la avalancha farmacológica es el manejo de la información. La innovación y la renovación de fármacos, junto con el historial de los pacientes, constituyen un cuadro de una complejidad siempre creciente. Los doctores protestan porque no disponen de una información instantánea asequible acerca de las reacciones adversas, efectos colaterales, interacciones y contraindicaciones. Los ordenadores se subutilizan como sistemas de archivo electrónico en un gran número de actividades, y sólo se emplean recientemente para manejar la reducida información que el doctor debería tener, idealmente, en la punta de los dedos.

En Gran Bretaña, el doctor Bob Johnson, un médico de medicina general, ha perfeccionado un sistema de teclado de entrada para tomar datos de los pacientes, terapéutica e historial de fármacos, terapia usual, síntomas y otra información, que luego puede obtener instantáneamente.[6] Cualquier cambio en el estado del paciente o en el régimen terapéutico es insertado en el sistema, que automáticamente advertirá de los problemas potenciales, como posibles interacciones del fármaco o contraindicaciones de la terapia propuesta. El panorama base incluye datos de los fármacos corrientes, los cuales deben actualizarse constantemente, y pueden estar conexionados directamente con un sistema central de información.

Si este sistema fuera habitualmente asequible, la computadora del consultorio del doctor se convertiría en el punto de referencia para controlar todos los aspectos del empleo de los fármacos, permitir el rápido diseño y revisión del perfil de comportamiento de cualquiera de ellos. Si se presentara algún efecto desconocido, como en el caso de incremento en la proporción de muertes por diversas causas, encontrado en el estudio del clofibrato que efectuó la WHO, sería detectado por este sistema. Inversamente, cualquier beneficio inesperado e imprevisto obtenido de un fármaco determinado podría señalarse como una desviación y facilitaría el desarrollo de valoraciones ulteriores.

Sólo un sistema tan sofisticado puede suministrar datos fidedignos acerca de los riesgos y beneficios de los fármacos de uso general. Los datos base del departamento de reglamentación nacional serían capaces de almacenar las debidas experiencias de cada paciente del país. Y desde la base nacional, el grupo de coordinación internacional tendría acceso a la información acerca de los efectos de los fármacos usados por los pacientes de todos los países que dispusieran de tecnología computada. Si bien el costo inicial pudiera parecer elevado, opinamos que tal sistema quedaría rápidamente amortizado por el uso más racional de los fármacos y por la reducción del dispendioso costo que representan los cuidados ulteriores de aquellas decenas de millares de personas que corrientemente sufren daños de ellos. Al parecer, no existe otro medio práctico de abordar un problema de las dimensiones que presenta el abuso de fármacos. Si los bancos y otras instituciones financieras pueden emplear con provecho una tecnología equivalente, en una escala similar, ¿no podemos permitirnos hacer otro tanto al objeto de disminuir la enfermedad?

Se contempla con recelo la introducción de la actividad de las computadoras en la medicina, así como en otras áreas del quehacer humano. Pero no pueden negarse las ventajas de una conexión directa, entre el doctor que extiende la receta y la más reciente información acerca del fármaco que pretende usar, y la posibilidad de contrastar la acción de éste con la sensibilidad y necesidades del paciente. El doctor Bob Johnson ha llevado a cabo lo que él llama la analogía «pluma-bomba». En Londres, en 1849, el doctor John Snow atajó una epidemia de cólera; de una manera intuitiva comprendió que procedía del agua bombeada en la Broad Street. Snow impidió la propagación de la enfermedad, simplemente quitando la palanca de accionamiento manual de la bomba. El doctor Johnson opina que la enfermedad yatrogénica no descenderá hasta que se quite la pluma de la mano del médico, forzándole a aceptar la lógica, la disciplina y las ventajas de la tecnología de la computadora.

Cualquier análisis del uso indebido de fármacos puede encontrar defectos en los médicos. Como dueños del talonario de recetas optan por el empleo desmesurado de los fármacos. En lugar de actuar como un filtro protector entre la industria de los fármacos y sus pacientes, los médicos han abierto las compuertas de par en par. Se han dejado persuadir, halagar, presionar y educar en la idea de elegir la aparentemente fácil senda de la prescripción de fármacos, siempre que se hallen con un paciente.

Pero el médico lucha contra una tarea imposible. Emplea herramientas inapropiadas y conceptos que ya no son válidos, en consecuencia, fracasa en la curación y en la promoción de la salud. La profesión se halla asentada en una visión simple del hombre, que descompone al animal humano en subdivisiones anatómicas, bioquímicas y fisiológicas. Son conocidas las ciencias sociales y la sicología, aunque por regla general, rechazadas; y la medicina queda bajo el dominio de la experiencia clínica y del discernimiento moderado por la ciencia.

El acceso a la medicina se basa en un dualismo cartesiano, el sistema fundado por el francés René Descartes (1596-1650). El moderno aumento del interés por las soluciones «conjuntas» de los problemas es la primera señal de desplazamiento de su sistema. Los cartesianos presentaban dos mundos paralelos pero independientes, el de la mente y el del cuerpo, cada uno de los cuales podía estudiarse sin considerar el otro. De acuerdo con ello, la mente no mueve directamente el cuerpo ni el cuerpo afecta la mente, si bien ambos pueden reaccionar juntos. La segunda característica del cartesianismo es un rígido determinismo según el cual los organismos vivientes son gobernados por las leyes de la física, y no hay necesidad de un alma para explicar los actos de los animales. Descartes hizo una ligera excepción de esta regla para el hombre, cuya alma creía que se encontraba en la glándula pineal del cerebro. Sus seguidores pronto descartaron esta inconveniente anomalía del sistema.[7] Tanto la teoría del germen, como la de la bala mágica, encajan perfectamente en esta estructura filosófica. La quimioterapia parecía ser racional y científica.

De sus ascendientes, el médico ha heredado muchas de las funciones que al principio desempeñaban los párrocos de las parroquias. El párroco cuidaba de la salud corporal, emocional y espiritual de su rebaño, contemplándolas como relacionadas entre sí. Pero un mecánico para la máquina humana es evidentemente inadecuado para actuar de acuerdo con un papel pastoral. Con frecuencia, el doctor comprueba que no puede resolver los problemas que se le presentan. ¿Qué puede realmente hacer ante la muerte, la miseria, el desempleo, los alojamientos inadecuados o los problemas fundamentales, como la superpoblación o el hambre? A un nivel individual, al enfrentarse con el miedo a la inhabilitación, a la vejez y a la muerte, todo lo que puede hacer es embotar los sentidos para reducir el dolor. El esfuerzo realizado para su trabajo científico dentro del modelo cartesiano ha dado como resultado la frustración para el doctor, y la enfermedad yatrogénica para los pacientes.

Los médicos precisan una reeducación relativa a los fármacos y al lugar que ocupan en la terapia. La mayoría de los médicos de medicina general suponen que el empleo de los fármacos es, en general, racional y aun «científico». En nuestra exposición acerca de la variabilidad de los doctores en sus hábitos de recetar y en los factores que los determinan, demostramos que esto se halla muy lejos de la realidad.

Es un mensaje fundamental que ha de ser comprendido por los doctores, pues de otra manera limitan sus debates sobre fármacos a asuntos restringidos, como la selección del «mejor» antibiótico para el tratamiento de una infección específica. Tales cuestiones, como las que se refieren al precio de los fármacos, distraen de los asuntos importantes, ¿es apropiado el uso de un fármaco que perjudicará más que beneficiará, para el problema del paciente, o tan sólo lo es para sus síntomas?

Los médicos deben elevar sus miras desde el servicio de la enfermedad hasta la promoción de la salud. Como primer paso, deben alejarse de su participación en trivialidades y en la rutina. Las enfermedades crónicas pueden exigir una atención médica constante, pero no existe razón para que participe el doctor. Por regla general, no son necesarias sus técnicas mientras las necesidades del paciente continúen insatisfechas. En tales situaciones, las enfermeras y el personal auxiliar con formación adecuada tienen una organización más adecuada, siempre que dispongan de un fácil acceso al doctor en caso necesario. Este personal está capacitado para cuidar a un diabético, asistir a un artrítico y controlar a un hipertenso. Los doctores deben reconocer y resistir la tentación de tomar sobre sí aquellas numerosas atenciones de menor responsabilidad.

De manera similar, el farmacéutico con su técnica altamente especializada y con el detallado conocimiento de los fármacos, puede aportar un control mucho mayor sobre la medicación. El profesor Mickey Smith ha señalado que el farmacéutico suele ser la única persona capaz de seguir la pista de toda la diversidad de fármacos que toman la mayoría de los pacientes, y que el empleo de los farmacéuticos simplemente para la distribución de fármacos es «un tremendo derroche social de personal cualificado».[8] Ofrece una gama de modelos posibles, para el empleo más adecuado de las técnicas del farmacéutico, con la propuesta de que el farmacéutico podría ser totalmente responsable de la terapia de fármacos, siguiendo el diagnóstico del médico; o que podría, por lo menos, representar el papel de control de calidad, dirigiendo la terapia de fármacos, pero sin responsabilidad personal en cuanto a selección de la terapia. Sería ideal la formación de un equipo sanitario con el que el paciente se beneficiara de las experiencias combinadas del médico y del farmacéutico.

Mientras los doctores puedan mantener un determinado grado de monopolio médico, no deberían poseer un monopolio de la salud. Su papel debería cambiar para volverse más educativo. Entre el consultorio y el hospital, se necesita la existencia de un verdadero centro de salud, con facilidades para una enseñanza activa acerca de la salud y materias relacionadas con ella, tales como dietas, ejercicios y medio ambiente. Debería incluir un gimnasio abierto a todo el mundo, en el que se pudiera atender a grupos identificables, como los hipertensos, gente con problemas cardiovasculares, mujeres embarazadas y otros para quienes son indispensables determinados tipos de actividad.

De la misma forma que el buen estado físico y el ejercicio son fundamentales para la salud, también lo son el bienestar emocional y la integración social. La comunidad, o los estilos de vida tribales, dispone de muchos medios olvidados para lograr la salud del hombre y la felicidad. A muchas personas cuyos problemas podrían mitigarse o solucionarse por el contacto social, se les hace difícil cruzar las barreras creadas por su estado. Con frecuencia, el problema básico es el aislamiento, de forma que un centro de salud debe evitar la cuestión institucional jerárquica que todos rechazan, así como proceder a su aislamiento ulterior con sus propios mecanismos de subsistencia.

La salud física no puede separarse de todos los demás aspectos de la condición humana. La práctica de la medicina sólo será efectiva si se cambia su perspectiva desde la intervención de la crisis hasta la promoción de la salud a plazo largo. En tal evolución el papel del médico permanecería decisivo. La educación e instrucción harían de él la figura clave de los equipos destinados a la red de cuidados y a la promoción de la salud. Un centro de salud plurifuncional basado en la comunidad o en la vecindad, proporcionaría oportunidades cada vez mayores para la aplicación práctica de las técnicas de los médicos y les capacitaría para supervisar su evolución, lejos de las trivialidades que en la actualidad embrollan sus vidas profesionales.

Muchos de los problemas que habitualmente se presentan a los médicos de medicina general podrían solventarse mediante consejos. Los problemas emocionales, sexuales, matrimoniales y familiares pueden necesitar la presencia de consejeros preparados para lograr una solución. Los médicos, como hemos visto, no suelen ser las personas adecuadas para tratar dificultades personales. Si los consejeros y el personal médico compartieran ciertas premisas, en un ambiente relajado e informal, no sólo resultarían más fáciles de esclarecer los problemas, sino que el doctor podría pasar sus clientes al consejero, y viceversa.

Los médicos de medicina general protestarían, como hacen siempre que se ven enfrentados a una propuesta que signifique un cambio, alegando que no disponen de tiempo o de recursos. El tratamiento de los pacientes es una preocupación total que exige toda su energía. Tal cosa se ha demostrado que es un concepto erróneo. Sin embargo, con frecuencia los doctores se sienten amenazados por la idea de compartir conocimientos. Su monopolio del saber mantiene el respeto con que los pacientes les tratan y la mística es fundamental para su prestigio profesional. La derivación del título de «doctor» incorpora el ideal al que la medicina occidental debe regresar; la palabra doctor procede del latín *docere*, enseñar. El doctor debe convertirse en el primer motivador, estimulando a los pacientes a aprender el mantenimiento de sus propios cuerpos y mentes.

Una práctica médica inglesa ha descubierto la ventaja de aleccionar a los pacientes acerca de las enfermedades menores. Geoffrey Marsh, un médico de medicina general de la región relativamente pobre y con elevadas condiciones de morbidez, de Stockton-on-Tees, explica la estrategia: [9]

> Después de un corto historial, fueron examinados cuidadosamente los pacientes que parecían sufrir de una enfermedad autoincapacitante. De manera progresiva, los exámenes iban precedidos de comentarios como «por lo que me dice, no creo que vaya a encontrarle nada», de forma que con una historia similar, los pacientes siguientes creerían que la consulta no era necesaria.
>
> Entonces se les convencía con explicaciones tranquilizadoras acerca de la importancia mínima de la enfermedad, incluyendo un detallado relato del curso previsto. Se hacía destacar la rareza de la gripe de cuarenta y ocho horas; se enseñaba a los pacientes que algunas enfermedades menores pueden arrastrarse por espacio de dos o tres semanas. Se les aclaraban con detalle las especificaciones para repetición de consulta. Uno de los temas de los que se hablaba era la importancia de las medicinas para el tratamiento de estas enfermedades; a la mayor parte se les despedía por presentar algún ligero alivio sintomático, aunque con frecuencia acompañado de ciertos efectos colaterales molestos. Se reforzaba la idea acerca de los remedios domésticos con sentido co-

mún, en particular la ingestión progresiva de líquidos, las modificaciones dietéticas y el simple uso de analgésicos. Se mencionaba la importancia de los vahos para las infecciones respiratorias.

Un efecto de esta estrategia consistía en que cuanto más grave era la enfermedad y mayor el número de pacientes, resultaba tanto más utilizable.

Cuando los recursos médicos escasean y la gente es pobre, la enseñanza de los no profesionales de la salud puede constituir el único camino a seguir por el doctor para ayudar a los pacientes. David Werner, que se ocupaba en proporcionar cuidados médicos a 10 000 personas en México occidental, por aproximadamente un dólar por persona y año, comentó: «Empecé incurriendo en un error común, esto es, intentando proporcionar cuidados en lugar de ayudar a la gente a que cuidara de sí misma.» En su centro sanitario se enseña a los aldeanos, por espacio de dos meses, la medicina práctica preventiva y curativa. Algunos aprenden a realizar cirugía ocular sencilla, como extirpar cataratas, otros se convierten en dentistas excelentes. David Werner saca la conclusión de esta experiencia de que la propia medicina requiere un cambio conceptual. Con frecuencia, los estudiantes de medicina que iban a ayudarle quedaban atrapados por los problemas que ellos mismos habían provocado. La única salida era pasar del ejercicio de la medicina a proporcionar cuidados.

La necesidad de un cambio conceptual en la medicina no sólo tiene aplicación en el cuidado de los pobres y los desvalidos, sino que es general. John McKinlay ve un paralelismo entre el desarrollo de los cuidados médicos estadounidenses y los coches estadounidenses. Hace cincuenta años, los coches eran «el 90 % transporte, y el 10 % adorno». Pero tal como descubrió Henry Ford, no había mucho dinero en la clase de coche que cualquier aldeano podía mantener en marcha por las carreteras vecinales, con un par de llaves inglesas, y así el coche evolucionó. «Hoy en día, el coche representa el 10 % transporte, y el 90 % adorno, y la mayoría de las personas se preguntan qué es esencial y qué no lo es. Lo mismo ha sucedido con el cuidado médico.»

Las perspectivas de la medicina han estado sujetas a un largo proceso de supervaloración por el medio y la profesión médica, así como por la industria farmacéutica. Se trata de un proceso de consecuencias potencialmente peligrosas. En el peor de los casos éstas incluyen la ampliamente sostenida creencia de que los mecanismos letales que mantenemos en actividad con nuestras propias acciones, son reversibles. Los ejemplos más corrientes de ello los constituyen las opiniones populares de que el cáncer y las enfermedades de corazón pueden curarse con la intervención médica; de esta forma, los efectos dañinos de la polución ambiental y del humo de los cigarrillos pueden mantenerse tranquilamente ignorados.

Al igual que otros aspectos de la tecnología, los fármacos nos permiten apartarnos, por nosotros mismos, de la realidad con la que no queremos enfrentarnos. Intentamos soslayar la evidencia de nuestra mortalidad. Hoy en día, nos descargamos de nuestras realidades con el doctor, ayer utilizábamos al sacerdote, y antes, a los dioses. La bendición que nos ofrece el doctor llega en forma de receta de algodón hidrófilo para el cuerpo y para la mente. Se dijo que en 1977, el 14 % de la población de Gran Bretaña, de los Estados Unidos y de Alemania occidental tomaban Valium, el 15 % la de Dinamarca, y el 17 % las de Bélgica y Francia.[10]

Las actitudes de los consumidores hacia los fármacos son creadas y mantenidas por la penetración de su industria, en todas las ramas de la población media. Esto vino sorprendentemente ejemplificado por un artículo aparecido en uno de los semanarios más radicales de Gran Bretaña, el *New Statesman*. El artículo, titulado «The Beta Blockade», se lamentaba de que el British Department of Health and Social Security no concediera permiso a la Ciba-Geigy para llevar a cabo una prueba clínica de su beta bloqueador oxprenolol (Trasicor). La prueba estaba destinada a juzgar la conveniencia del fármaco, para el uso de aquellas personas que, debido a su intenso estado nervioso, eran incapaces de aprobar el examen de conducción. «Aunque —protestaba el periodista— los efectos beneficiosos de los beta bloqueadores en tales ciudadanos desesperadamente sometidos a una tensión nerviosa, como son los pilotos aéreos, los corredores automovilistas, los músicos, los cirujanos y los conferenciantes, sean bien conocidos.» [11] La maravillosa irresponsabilidad del articulista continuaba describiendo los completamente benéficos efectos del fármaco sobre sus amigos y sobre sí mismo cuando interpretaba música.

Se introdujo algún sentido en esta acción de promoción por parte del fabricante del fármaco que, probablemente, deseaba evitar más difíciles consecuencias del artículo. «Un portavoz de los fabricantes, la Ciba-Geigy, pensó que una explicación al rechazo del permiso de las pruebas clínicas podría incitar a las autoridades a considerar que su uso en los exámenes de conducción era una trivialidad para el empleo de un fármaco importante.» También pudiera ser que el DHSS estuviera al corriente de los peligros que comportaría la autorización de los fármacos en este sentido.

El artículo es un ejemplo de la deplorable carencia de sentido común en relación con los fármacos, que aparece en grandes proporciones en toda la población media. El daño ocasionado por tal producto se observa en los efectos que tiene sobre la actitud de la gente respecto al uso de fármacos. Un subproducto es la distorsión de la objetividad de la propia población media, hasta el punto de que la información objetiva acerca de los fármacos no es asequible al público en general. Aparte un limitado número de libros, el consumidor no dispone de una fuente de información seria y concreta, fácilmente utilizable.

Esta información podría significar una enorme contribución a la educación y al uso racional del fármaco, mediante la adopción del sistema de inserción en el envase para el paciente (PPI).[12] Los argumentos para la inclusión de las PPI en todos los fármacos, son fundamentales; para el uso adecuado de los fármacos, la gente necesita información acerca de sus aplicaciones y detalles de las posibles reacciones adversas y efectos colaterales. Las PPI permiten a los consumidores disponer de información seleccionada relativa a su terapia. La clase médica se ha opuesto a ello constantemente. En los Estados Unidos, la AMA necesitó muchos años hasta que por fin se convino el principio de las PPI; en Gran Bretaña, la BMA es todavía firmemente opuesta a ellas.

El temor relativo a las PPI, generalmente, reside en la desgana de compartir información específica acerca de reacciones adversas y advertencias a los pacientes. Cuando se lleva el control de los efectos detallados en las PPI, se ha encontrado que no se reduce la obediencia a los regímenes terapéuticos, tan sólo que los pacientes prefieren conocer un mayor número de particularidades. El 95 % de los pacientes de un estudio respondieron que les gustaría que todos los fármacos llevaran las PPI.

Hasta que este tipo de información sea asequible universalmente, es en gran manera deseable que cada familia tenga acceso a una fuente de referencias de los fármacos. Existen numerosos libros de esta clase, listas de fármacos, sus usos y los problemas conocidos más importantes asociados a ellos. Entre estos libros preferimos los siguientes: *Medicines, A Guide for Everybody*, por Peter Parish (Penguin Books) y *The People's Pharmacy*, por Joe Graedon (St. Martin's Press).

A pesar del derroche en el uso indebido de los recursos médicos en el mundo desarrollado, una salud que dure toda la vida constituye una aspiración sin sentido, para la mayoría de la gente nacida en este planeta. La única pretensión es sobrevivir. Somos demasiados, y las cifras continúan creciendo en una forma que sobrepasa siempre nuestra capacidad de mantenernos y cuidarnos. En la esquina de la Connecticut Avenue y la 18th Street de Washihngton DC, existe un indicador de la población mundial. El 21 de abril de 1980, a las 10.25 horas a.m., indicaba 4 509 075 595 seres humanos. A cada minuto se sumaban 172 al total, lo que significaba un aumento neto después de deducidas las muertes de los nacimientos. Diez años antes, el aumento neto que presentaba un indicador similar en Euvalon, en la ciudad holandesa de Eindhoven, era de 60 por minuto.

En el capítulo 5 señalábamos que entre los reclusos, la presión sanguínea alta estaba en relación directa con la cantidad de espacio que disponía cada uno de ellos. No hay razón para creer que este proceso de debilitación sintomática no se producirá en la sociedad con el tiempo, el umbral que da paso a la tensión de la vida moderna, cuya trayectoria somos supuestamente incapaces de evitar. No es que la tensión sea siempre mala: numerosas personas, particularmente gente joven, prefieren vivir en la, de alguna manera, estática masa de las grandes ciudades, con su agitación y sus oportunidades. Pero el precio que hay que pagar por las ventajas de este medio ambiente es cada vez más alto.

Bajo el peso de las cifras, la vida moderna se vuelve más ordenada, más civilizada. En el proceso, muchas de nuestras reacciones naturales actúan en contra de nosotros, como ocurre con la reacción al miedo. En la selva, el miedo constituye una reacción de alarma que nos advierte para la lucha o para la huida, la que presente mejores posibilidades de supervivencia. Pero la civilización frena estas reacciones y en lugar de la acción de aviso de la adrenalina, pasamos a un estado de ansiedad. Nos enfurecemos en un mundo que ya no entendemos, aceptando sus innovaciones y recompensas, pero pagamos su precio en neurosis y en tensiones mal definidas. Un fenómeno generalizado es la consiguiente persecución de mejoramiento de la vida. Los pacientes estadounidenses que tienen que pagar, consultan a los doctores con la misma frecuencia que los pacientes británicos que disponen de medicina gratis. La economía de la situación parece mucho menos importante que otros factores; cualquiera que sea el costo, buscamos ayuda para los problemas de la vida por medio de la medicina. Esta persecución de una respuesta imposible conduce inevitablemente a la enfermedad yatrogénica.[13]

La alternativa a la entrada en la senda yatrogénica es la adopción de actitudes más positivas encaminadas a la salud. De forma inevitable, esto significará no sólo cambios en el futuro, sino también cambios en los hábitos y en el estilo de vida. El primer paso podría ser la aceptación de regímenes preventivos, como sustituto preferible a los cuidados en la crisis. El siguiente es comportarnos de manera racional y realista acerca de nuestra dependencia de los sistemas médicos corrientes. Esto no es una defensa de la «medicina alternativa», que es bien conocida por las modas y las fantasías que no resisten la prueba del tiempo, sino más bien un estímulo para que nos conozcamos mejor y entendamos lo que se puede hacer para mantenernos como individuos sanos. Los doctores han cometido el error de tratar a la gente como seres mecánicos idénticos; como personas debemos evitar esta equivocación.

En la mayoría de los países, la parte del presupuesto para el cuidado de la salud que se dedica a la educación es dramáticamente pequeña, siendo casi un gesto simbólico. Los recursos tienen que dirigirse hacia el convencimiento de los niños, para que eviten hábitos como el fumar y el comer alimentos nocivos y practiquen una higiene elemental. Los mensajes de la TV de los sábados por la mañana, presentados por protagonistas de dibujos animados, como el «¡Hey! ¡No seas un boca SUCIA» y «Todos sois en realidad lo que coméis», pueden producir impacto, aunque les falte erudición.

Pero el problema de la educación sanitaria ha de ser más importante que los limitados recursos y prioridades mínimas que recibe. Según Carolyn Russell, coordinadora de la Blue Cross/Blue Shield Health Education Centre de Nueva York, la falta de dinero no es el principal obstáculo para su trabajo; se trata de que «no disponemos de un lenguaje para la salud; éste es nuestro mayor problema».

Sin embargo, en las naciones ricas del mundo desarrollado tenemos que llevar a cabo una selección para nuestra salud. Podemos elegir no fumar cigarrillos e inmediatamente reducir las infecciones respiratorias, los problemas cardiovasculares y el cáncer de pulmón o de otros órganos. Podemos elegir una dieta discreta y mantenernos alrededor del peso ideal de nuestro cuerpo, e inmediatamente reducir los riesgos de enfermedades cardíacas y de diabetes, al tiempo que mejorar nuestro estado general. Podemos elegir mantenernos en una actividad física, con el objeto de que nuestros músculos trabajen correctamente y mejore nuestra vida. Podemos llevar a cabo selecciones de nuestro medio ambiente, tanto personal como político. Podemos trasladarnos a climas y culturas que nos convengan, y podemos insistir en la conservación de un medio ambiente saludable y sin polución.

También podemos ejercer mayor control sobre nuestros procesos corporales y mentales de lo que la mayor parte de personas cree.[14] Una determinación mental de luchar contra el cáncer conduce a un más alto índice de remisión que la aceptación pasiva, y un vigoroso ejercicio es capaz de regular la química cerebral para vencer la depresión. Ésta es la clase de controles tradicionalmente asociados al yoga y a la meditación; y la investigación de la meditación y del estímulo vital ha confirmado que la gente puede regular los sistemas controlados autonómicamente.

Sin embargo, por más que busquemos los mecanismos de la salud en los procesos del cuerpo y de la mente y con independencia de nuestra capacidad para controlarlos o cambiarlos, las determinantes básicas de la salud permanecen inalterables. La salud precisa que nos alimentemos adecuadamente, que nos protejamos de una amplia gama de riesgos de nuestro medio ambiente y que no nos apartemos radicalmente del modelo de comportamiento personal, en el que nos hemos desarrollado. Estas lecciones fueron aprendidas hacia finales del siglo XIX, y su aplicación práctica señaló el descenso de importantes enfermedades infecciosas.

Sólo puede afectar adversamente este descenso el cambio en la eficacia del cuidado de la salud, prescindiendo de los factores del medio ambiente y del estilo de vida, dirigido hacia conceptos de «cuidado» que ignoren la importancia de la causa. El cuidado médico puede ayudar cuando nos hallamos *inevitablemente* enfermos, pero no puede prevenirnos de enfermar, ni nosotros podemos confiar en él para conseguir la curación.

La sociedad en conjunto lleva a cabo selecciones acerca de la aplicación de recursos en beneficio de la población. Al elegir la quimioterapia hemos quedado dentro de un *cul de sac*. Nuestra aceptación de los supuestos e ilusiones de sus beneficios ha sido la causa de que ignoremos los determinantes fundamentales de la salud. Debemos retirarnos y pensar de nuevo antes de que pueda llevarse a cabo cualquier progreso ulterior.

Referencias bibliográficas

Capítulo primero
CONSIDEREMOS LA POSIBILIDAD

1. Lawrence, D. R., y Black, J. W., *The Medicine You Take*, Londres, Croom Helm, 1978.
2. The Sunday Times Insight Team, *Suffer the Children: the Story of Thalidomide*, Londres, alemán, 1979.
3. Wells, N., *Medicines: 50 Years of Progress 1930-1980*, Londres, Office of Health Economics, 1980.
4. Silverman, M., y Lee, P. R., *Pills, Profits and Politics*, Berkeley, Prensa de la Universidad de California, 1974.
5. Brewer, C., «Medical Miscellany», *General Practitioner*, 25 de mayo de 1979, p. 22.
6. *Scrip*, 408, 1 de agosto de 1979, p. 3.
7. Committee of Principal Investigators, «A co-operative trial in the primary prevention of ischaemic heart disease using clofibrate», *British Heart Journal*, 401, 1978, pp. 1069-1118.
8. Teeling-Smith, G., conferencia por la BBC, 4 de septiembre de 1979.
9. Concerned Rush Students, *A Critical Look at the Drug Industry*, Nueva York, Health Policy Advisory Center.
10. Lang, R. W., *The Politics of Drugs*, Farnborough, Saxon House, 1974.
11. Silverman y Lee, op. cit.
12. Martin, E. W., Informe de apertura del simposio conjunto DIA/AMA/FDA/PMA, «Drug information for patients», *Drug Information Journal*, 11, Suplemento especial, enero de 1977, 2S-3S.
13. Brodie, D. C., *Drug Utilization and Drug Utilization Review and Control*, United States Department of Health, Education and Welfare, National Center for Health Services Research and Development, 1970, p. 2.
14. Melville, A., «The influence of general practitioners' attitudes on their prescribing», en D. Oborne, M. Gruneberg y J. R. Eiser (eds.), *Research in Psychology and Medicine*, Londres, Prensa académica, 1980.

Capítulo segundo
LA IDEA SEDUCTORA

1. Hemminki, E., «The role of prescriptions in therapy», *Medical Care*, 13, 1975, pp. 150-159.
2. Citado en Diesendorf, M., *The Magic Bullet*, Canberra, Society for Social Responsability in Science, 1976.
3. Levine, R. R., *Pharmacology: Drug Actions and Reactions*, Boston, Little, Brown, 1978.
4. Lawrence, D. R., y Black, J. W., *The Medicine You Take*, Londres, Croom Helm, 1978.
5. Levine, op. cit.
6. Vale, J. A., «Paedriatic Poisoning», *Prescribers' Journal*, 18, junio 1978, p. 69.

7. Prescott, L., «Mechanisms of toxicity — specific therapy», A. M. Breckenridge (ed.), *Advanced Medicine: Topics in Therapeutics*, Tunbridge Wells, Pitman Medical, 1975.
8. Lawrence y Black, op. cit.
9. Wade, O. L., *Adverse Reactions to Drugs*, Londres, Heinemann, 1970.
10. Citado en Lawrence y Black, op. cit.
11. Lawson, D., «Intensive monitoring — the Boston Collaborative Drug Surveillance Program», Inman, W. (ed.), *Monitoring for Drug Safety*, Lancaster, MTP Press, 1980, pp. 213-233.
12. McIntyre, J., «Pills usage slumps 10pc», *General Practitioner*, 1979.
13. Mapes, R. E. A., «Physicians' drug innovation and relinquishement», *Social Science and Medicine*, 11, 1977, pp. 619-624.
14. Lawrence y Black, op. cit.
15. Skegg, D. C. G., Medical Record Linkage, Inman (ed.), op. cit., p. 337.
16. Price-Evans, D. A., «Genetic factors in adverse drug reactions», Inman (ed.), op. cit., p. 315.
17. Lawrence y Black, op. cit.
18. Ibíd.
19. Wade, op. cit.
20. «Side effects of practolol», leader, *British Medical Journal*, 14 de junio de 1975.
21. Dalton, K., *The Premenstrual Syndrome and Progesterone Therapy*, Londres, Fontana, 1978.
22. Smithells, R. W., «Drug Teratogenicity», Inman (ed.), op. cit., p. 307.
23. Sunday Times Insight Team, *Suffer the Children: the story of thalidomide*, Londres, alemán, 1979.
24. Greenberg, G., Inman, W. H. W., Weatherall, J. A. C., Adelstein, A. M., y Haskey, J. C., «Maternal drug histories and congenital abnormalities», *British Medical Journal*, 1 de octubre de 1977, pp. 853-856.
25. Lawrence y Black, op. cit.
26. Lawson, op. cit., p. 24.
27. Richards, P., «Drug-induced metabolic disease», *British Medical Journal*, I, 1979, pp. 1128-1129.
28. Melville, A., y Mapes, R., «Anatomy of a disaster», Mapes, R. (ed.), *Prescribing Practice and Drug Usage*, Londres, Croom Helm, 1980, pp. 121-144.
29. Mapes, R. E. A., op. cit.
30. Citado en Diesendorf, op. cit.

Capítulo tercero
EL ÉXITO DE LOS FÁRMACOS

1. Silverman, M., y Lee, P. R., *Pills, Profits and Politics*, Berkeley, Prensa de la Universidad de California, 1974, p. 258.
2. Hinman, E. H., *World Eradication of Infectious Diseases*, Springfield, Ill., Charles C. Thomas, 1966.
3. Wilson, D., *Penicillin in Perspective*, Londres, Faber & Faber, 1976.
4. Hinman, op. cit.
5. Ibíd.
6. Wilson, op. cit.
7. Ibíd.
8. *Scrip*, 598, 10 de junio de 1981, p. 9.
9. McKinlay, J., y McKinlay, S., «The questionable contribution of medical measures to the decline of morality in the United States in the twentieth century», *Milbank Memorial Fund Quarterly*, 1977, pp. 405-428.
10. McKeown, T., *The Role of Medicine: Dream, Mirage, or Nemesis?*, Oxford, Prensa de la Universidad de Oxford, 1976.

11. Stewart, G. T., «Vaccination against whooping-cough: efficacy versus risks», *Lancet*, 29 de enero de 1977, pp. 234-237.
12. Stewart, G. T. «Toxicity of pertusis vaccine: frequency and probability of reactions», *Journal of Epidemiology and Community Health*, 33, 1979, pp. 150-156.
13. *Scrip*, 600, 17 de junio de 1981, p. 6.
14. *Scrip*, 605, 6 de julio de 1981, p. 3.
15. Wilson, op. cit.
16. Ibíd.
17. Ibíd.
18. Smith, H., *Antibiotics in Clinical Practice*, Londres, Pitman Medical, 1977.
19. Wilson, op. cit.
20. Smith, op. cit.
21. Wilson, op. cit.
22. Smith, op. cit.
23. Dunlop, sir D., *Medicines in Our Time*, The Rock Carling Fellowship, The Nuffield Hospitals Trust, 1973, p. 9.
24. Lawrence, D. R., y Black, J. W., *The Medicine You Take*, Londres, Croom Helm, 1978.
25. West, K. M., *Epidemiology of Diabetes and its Vascular Lesions*, Nueva York, Elsevier, 1978.
26. Citado de Lawrence, R. D., *The Diabetic Life* (1925), en Lawrence y Black, op. cit.
27. Malins, J. M., «Causes of death in diabetics», Duncan, L. J. P. (ed.), *Diabetes Mellitus*, Prensa de la Universidad de Edimburgo, 1966.
28. Fink, M., *Convulsive Therapy: Theory and Practice*, Nueva York, Raven Press, 1979.
29. Lawrence y Black, op. cit.
30. Cochrane, A. L., y Moore, F., «Expected and observed values for the prescription of vitamin B_{12} in England and Wales», *British Journal of Preventive and Social Medicine*, 25, 1971, pp. 147-151.
31. Cole, F., *Milestones in Anaesthesia*, Prensa de la Universidad de Nebraska, 1965.
32. Wilson, A., Schild, H. O., y Modell, W., *Applied Pharmacology*, Nueva York, Churchill Livingstone, 1975.
33. Lawrence y Black, op. cit.
34. Cole, op. cit.
35. Wells, N., *Medicines: 50 Years of Progress 1930-1980*, Londres, Office of Health Economics, 1980.
36. *New England Journal of Medicine*, 304, 1981, p. 801.
37. *Scrip*, 636, 21 de octubre de 1981, p. 11.
38. Trafford, J. A. P., Horn, C. R., O'Neal, H., McGonigle, R., Haldford-Maw, L., y Evans, R., «Five year follow-up of effects of treatment of mild and moderate hypertension», *British Medical Journal*, 282, 1981, pp. 1111-1113.
39. Wells, op. cit.
40. *Scrip*, 797, 25 de mayo de 1983, p. 3.
41. *Scrip*, 570, 4 de marzo de 1981, p. 14.
42. Committee on Safety of Medicines, *Current Problems*, núm. 6, julio de 1981.
43. Wyllie, J. H., Clark, C. G., Alexander-Williams, J., Bell, P. R. F., Kennedy, T. L., Kirk, R. M., MacKay, C., «Effect of cimetidine on surgery for duodenal ulcer», *Lancet*, 18 de junio de 1981, pp. 1307-1308.
44. Bardham, K. D., y Hinchcliffe, R. F. C., «Effect of cimetidine on surgery for duodenal ulcer» (carta), *Lancet*, II, 4 de julio de 1981, p. 38.
45. Dunlop, sir D., op. cit., p. 12.

Capítulo cuarto
Los HECHICEROS

1. Coleman, V., *The Medicine Men*, Londres, Temple Smith, 1975.
2. Ibíd., p. 18.
3. Ibíd., p. 20.
4. Lang, R. W., *The Politics of Drugs*, Farnborough, Saxon House, 1974.
5. Chester, G., M. Diesendorf (ed.), *The Magic Bullet*, Canberra, Society for Social Responsability in Science, 1976.
6. Cooper, M. H., *Prices and Profits in the Pharmaceutical Industry*, Londres, Pergamon Press, 1966.
7. Coleman, op. cit.
8. Lang, op. cit., p. 19.
9. Barnhart, R., *The Medical Profession-Drug Industry Alliance*, Apéndice A, Tufts University School of Medicine, Boston Student Health Organisation, 1970.
10. Tugendhat, C., *The Multinationals*, Harmondsworth, Pelican, 1973.
11. Coleman, op. cit.
12. Doctor Ruiz-Jarabo, portavoz del Ministerio de Industria, citado en *Scrip*, 795, de 18 de mayo de 1983, p. 3.
13. *Scrip*, 796, 23 de mayo de 1983, p. 4.
14. Hearings before the Subcommittee on Monopoly, Select Committee on Small Business, United States Senate, Part 12.
15. Lang, op. cit.
16. Silverman, M. y Lee, P. R., *Pills, Profits and Politics*, Berkeley, Prensa de la Universidad de California, 1974.
17. HEW, *Task Force on Prescription Drugs*, Washington, United States Government Printing Office, 1968, p. 19.
18. Silverman y Lee, op. cit., p. 111.
19. Kefauver, citado por Lang, op. cit.
20. Slatter, S. St. P., *Competition and Marketing Strategies in the Pharmaceutical Industry*, Londres, Croom Helm, 1977.
21. HEW, Task Force Report, op. cit.
22. Lang, op. cit.
23. Cooperstock, R., *Social Aspects of the Medical Use of Psychotropic Drugs*, Toronto, Alcoholism and Drug Addiction Research Foundation, 1974.
24. Lang, op. cit.
25. The Banks Committee, *Report of the Committee to Examine the Patent System and Patent Law*, Londres, HMSO, 1970, p. 116.
26. *Report of the Committee of Enquiry into the Relationship of the Pharmaceutical Industry with the National Health Service* (The Sainsbury Report), Londres, HMSO, Cmnd. 3410, 1967, p. 90.
27. Barnhart, R., *The Drug Industry*, Tufts University School of Medicine, Boston Student Health Organisation, 1970.
28. Lang, op. cit.
29. Laporte, J.-R. *et al.*, «The utilization of sedative-hypnotic drugs in Spain», en: Tognonin G., Bellantuono, C., y Lader, M. (eds.), *Epidemiological Impact of Psychotropic Drugs*, Holland, Elsevier, 1982.
30. Eaton, G., y Parish, P., «Sources of Drug Information used by General Practitioners», Parish, P., Stimson, G., y Mapes, R. (eds.), Prescribing in General Practice, *Journal of the Royal College of General Practitioners*, 26, supl. 1, 1976.
31. Resumen de Hoja de Datos, 1981, p. 978.
32. BBC Radio 4, *In Sicness or in Wealth*, 4 de septiembre de 1979.
33. Ibíd.
34. Steward, H. F., «Public policy and innovation in the drug industry»,

Black, D., y Thomas G. P. (eds.), *Providing for the Health Services,* Londres, Croom Helm, 1978, pp. 132-153.

35. Marion Finkel, director, New Drug Evaluation, FDA, entrevista a los autores.
36. HEW, *New Drug Evaluation Project Briefing Book*, 1979.
37. Ledogar, R. J., *Hungry for Profits*, Nueva York, IDOC, 1975.
38. *Scrip*, 498, 18 de junio 1980, p. 2.
39. Concerned Rush Students, *A Critical Look at the Drug Industry*, Nueva York, Health/PAC.
40. Lang, op. cit., p. 60.
41. Ibíd., p. 61.
42. Ibíd., p. 72.
43. Ibíd., p. 76.
44. Ibíd.
45. Ibíd.

Capítulo quinto
SENTIDO COMERCIAL

1. Blum, R., «Factors affecting use of medicines», Blum, R., Herxheimer, A., Stenzland, C., y Woodcock, J. (eds.), *Pharmaceuticals and Health Policy*, Londres, Croom Helm, 1981.
2. Silverman, M., y Lee, P. R., *Pills, Profits and Politics*, Berkeley, Prensa de la Universidad de California, 1974.
3. Chaddyck, H. W., *«In Brief Summary»: Prescription Drug Advertising, 1962-1971*, Washington, FDA Papers, febrero de 1972 (FDA), pp. 72-3026.
4. Coleman, V., *Paper Doctors: a Critical Assessment of Medical Research*, Londres, Temple Smith, 1977, p. 98.
5. Wingerson, L., «Sceptical reception for new asthma drug», *New Scientist*, 83, p. 707, 6 de septiembre de 1979.
6. Senate Committee on Small Business, Hearings before the Subcommittee on Monopoly, Part II.
7. Ibíd.
8. *Scrip*, 400, 4 de julio de 1979, p. 9.
9. Carta de Sidney Wolfe y el Health Research Group a la Hon. Patricia Harris, Secretaria, HEW, 30 de agosto de 1979.
10. Slatter, S. St. P., *Competition and Marketing Strategies in the Pharmaceutical Industry*, Londres, Croom Helm, 1977.
11. *Scrip*, 749, 29 de noviembre de 1982, p. 1.
12. Comunicado particular del director general de Farmacia y Medicamentos, Ministerio de Sanidad y Consumo.
13. BBC Radio 4, *In Sickness or in Wealth*, 4 de septiembre de 1979.
14. Fitzgerald, F., «Detailmen in white coats», *New England Journal of Medicine*, 301, 20 de septiembre de 1979, p. 668.
15. Slatter, op. cit.
16. Ibíd.
17. Ibíd.
18. Scrip and Stockton Institute, «World Trends in the Pharmaceutical Industry, 1976-1980», citado en Slatter, op. cit.
19. Gordon, B., «Prescribing practices and drugs information: problems and prospects», conferencia publicada por el Health Research Group, Washington.
20. Barnhart, R., *The Medical Profession-Drug Industry Alliance*, Tufts University School of Medicine, Boston Student Health Organization, 1970.
21. Prichard, B. N. C., «Collaborating with the pharmaceutical industry», *British Medical Journal*, 17 de marzo de 1979, 747.

22. Anderson, E. S., «The problem and implications of chloramphenicol resistance in the typhoid bacillus», *Journal of Hygiene*, 74, 1975, pp. 289-299.
23. *Report of the Royal Commission on the National Health Service*, Londres, HMSO, 1979.
24. Slatter, op. cit.
25. Silverman, M., Lee, P. R., y Lydecker, M., «The Drugging of the Third World», *Background Reader for the Tenth IOCU World Congress*, junio 1981, The Hague International Organization of Consumers Unions, páginas 127-131.
26. Silverman, M., y Lydecker, M., «The promotion of prescription drugs and other puzzles», Blum *et al.* (eds.), op. cit., pp. 78-92.
27. Takahashi, K., y Mizuma M., «Recomendations and reports for discussion at the medical workshop», IOCU, op. cit., pp. 92-126.
28. Ibíd.
29. Yudkin, J., comunicación personal.
30. Silverman, M., *The Drugging of the Americas*, Berkeley, Prensa de la Universidad de California, 1975.
31. Silverman and Lydecker, op. cit.
32. Lang, R. W., *The Politics of Drugs*, Farnborough, Saxon House, 1974.
33. Inglis, B., *Drugs, Doctors and Disease*, Londres, Mayflower, 1965.
34. *Scrip*, 511, 4 de agosto de 1980, p. 10.
35. Maynard, R., «Omaha pupils given "behaviour" drugs», *Washington Post*, 29 de junio de 1980, p. 1.
36. Messinger, E., «Ritalin and MBD: a cure in search of a disease», Nueva York, *Health/PAC Bulletin*, 67, 1975, pp. 1-21.
37. Hughes, R., y Brewin, R., *The Tranquilizing of America*, Nueva York, Harcourt Brace Jovanovich, 1979.
38. Ibíd.
39. Messinger, op. cit.
40. Sugarman, G. I., y Stone, M. N., *Your Hyperactive Child: a Doctor Answers Parents' and Teachers Questions*, Chicago, Henry Regnery Co., 1974, p. 54.
41. Messinger, op. cit.
42. Grant, E. C. G., «Advances in the management of migraine», *Migraine News*, 35, 1977, pp. 1-3.
43. «Poisoning and enuresis», leader, *British Medical Journal*, 17 de marzo de 1979, pp. 785-786.
44. Cronin, A. J., Khalil, R. K., y Little, T. M., «Poisoning with tricyclic antidepressants: an avoidable cause of childhood deaths», *British Medical Journal*, marzo de 1979, p. 722.
45. Leader, op. cit.
46. Zyma (UK) Ltd., 1978-1979 advertising campaign for Paroven (hydroxyethylrutosides 250 mg).
47. Hughes y Brewin, op. cit.
48. Ibíd.
49. Reilly, M., «The rise and fall of diverticular disease», *World Medicine*, 21 de septiembre de 1977, pp. 25-31.
50. *Guardian* (Manchester y Londres), 1 de mayo de 1981, p. 1.
51. Taylor, L., Foster, M. C., y Beevers, D. G., «Divergent views of hospital staff on detecting and managing hypertension», *British Medical Journal*, 1, 1979, p. 71.
52. Barber, J. H., Beevers, D. G., Fife, R., Hawthorne, V. M., McKenzie, H. M., Sinclair, R. G., Simpson, R. J., Stewart, G. M., y Williams, D. I., «Blood pressure screening and supervision in general practice», *British Medical Journal*, 31 de marzo de 1979, pp. 843-846.
53. Dworkin, B. R., Filewich, R. U., Miller, N. E., y Craigmayle, N., «Barore-

ceptor activation reduces reactivity to noxious stimulation: implications for hypertension», *Science*, 205, 1979, pp. 1299-1301.
54. Nixon, P., «"Over the hump" in hypertension», *General Practitioner*, 19 de enero de 1979, p. 29.
55. Cox, V. C., Paulus, P. B., y McCain, G., «The relationship between crowding and manifestations of illness in prison settings», Oborne, D., Gruneberg, M., y Eiser, J. (eds.), *Research in Psychology and Medicine*, Londres, Academic Press, 1980.
56. Nixon, op. cit.
57. Morgan, T., Gillies, A., Morgan, G., Adam, W., Wilson, M., y Carney, S., «Hypertension treated by salt restriction», *Lancet*, 4 de febrero de 1978, p. 8058.
58. «Salt and High Blood Pressure», *Consumer Reports*, 1979.
59. Stamler, R., Stamler, J., Riedlinger, W. F., Algara, G., y Roberts, R. H., «Weight and blood pressure», *Journal of the American Medical Association*, 240, 1978, pp. 1607-1610.
60. Ramsay, L. E., Ramsay, M. H., y Hettiarachi, J., *British Medical Journal*, 2, 1978, pp. 244-245.
61. Madias, N., «What you can do about high blood pressure», *Tufts-New England Medical Center Family Health Guides*, 1978.
62. Carey, R. M., Reid, R. A., Ayers, C. R., Lynch, S. S., McLain, W. L., y Vaughan, E. D., «The Charlottesville blood-pressure survey», *Journal of the American Medical Association*, 236, 1976, pp. 847-851.
63. Page, I. M., «The continuing failure to understand and treat hypertension», *Journal of the American Medical Association*, 241, 1979, pp. 1897-1898.
64. DHSS, *Personal and Social Services Statistics*, Londres, HMSO, 1978.
65. *Scrip*, 586, 29 de abril de 1981, p. 10.
66. *Scrip*, 587, 4 de mayo de 1981, p. 3.
67. Norsk Medisinaldepot, *Legemiddel-forbruket i Norge*, Oslo, 1978.
68. *Scrip*, 628, 23 de septiembre de 1981, p. 9.
69. *Scrip*, 624, 9 de septiembre de 1981, p. 9.
70. Office of Population, Census and Surveys, *Health Trends*, Londres, HMSO, 1980.
71. *Scrip*, 572, 11 de marzo de 1981, p. 10.
72. *Scrip*, 624, 9 de septiembre de 1981, p. 2.
73. DHSS, op. cit.

Capítulo sexto
EVIDENCIA Y EFECTO

1. Coleman, V., *The Medicine Men*, Londres, Temple Smith, 1975.
2. Wolfe, S. M., Public Citizen Health Research Group, *Statement before FDA Ob-Gyn Advisory Committee*, 30 de enero de 1978.
3. Sjostrom, H., y Nilsson, R., *Thalidomide and the Power of the Drug Companies*, Londres, Penguin, 1972.
4. Robinson, D., *The Process of Becoming I11*, Londres, Routledge & Kegan Paul, 1971.
5. McKinlay, J., y McKinlay, S., *A Refutation of the Thesis that the Health of the Nation is Improving*, en prensa, 1979.
6. Ibíd.
7. McKinlay, J., y McKinlay, S., «The questionable contribution of medical measures to the decline of mortality in the United States in the twentieth century», *Milbank Memorial Fund Quarterly*, 1977, pp. 405-428.
8. McKeown, T., *The Role of Medicine: Dream, Mirage, or Nemesis?*, Oxford, Prensa de la Universidad de Oxford, 1976.

9. Lambert, P. M., «Hypertensive disease, study on mortality», *World Health Organisation Bulletin*, 1975, pp. 401-421.
10. World Health Organisation, *World Health Statistics Annual*, 1978.
11. Ibíd.
12. DHSS, *Health and Social Services Statistics*, Londres, HMSO, 1978.
13. *U. S. Statistics Annual*, 1978.
14. Government Statistical Office, *Health Trends*, Londres, HMSO, 1977.
15. Cochrane, A. L., St. Leger, A. S., y Moore, F., «Health service "input" and mortality "output" in developed countries», *Journal of Epidemiology and Community Health*, 1978, 32, pp. 200-205.
16. Comptroller General, report to the Congress of the United States, *Evaluating Benefits and Risks of Obstetric Practices — More Coordinated Federal and Private Efforts Needed*, United States General Accounting Office, 1979.
17. «Profile of Doris Haire — patient advocate», *Medical News*, 4 de abril de 1977.
18. Tew, M., «Is home a safer place?», *Health and Social Service Journal*, 30 de mayo de 1980, pp. 702-705.
19. McKinlay, J. y S., op. cit., 1979.
20. Furness, B., M. Diesendorf (ed.), *The Magic Bullet*, Canberra, Society for Social Responsibility in Science, 1976.
21. *United Nations Statistics Annual*, 1978.
22. *Scrip*, 561, 2 de febrero de 1981, p. 12.
23. *Scrip*, 628, 23 de septiembre de 1981, p. 9.
24. DHSS, op. cit.
25. Dawson, A. A., «Drug-induced haematological disease», *British Medical Journal*, 1, 1979, pp. 1195-1197.
26. «The Adrenal Glands», *Update*, 15 de septiembre de 1979, pp. 793-602.
27. DHSS, op. cit.
28. FDA Commisioner Ley, citado en *Science*, 29 de agosto de 1969, p. 877.
29. Ruskin, A., y Anello, C., «The USA», Inman, W. (ed.), *Monitoring for Drug Safety*, Lancaster, MTP Press, 1980, p. 85.
30. Jick, H., Miettenin, O. S., Shapiro, S., Lewis, G. P., Siskind, V., y Slone, D., «Comprehensive drug surveillance», *Journal of the American Medical Association*, 213, 1970, p. 1455.
31. Smith, J. W., Seidl, L. G., y Cluff, L. E., «Studies on the epidemiology of adverse drug reactions, V. Clinical factors influencing susceptibility», *Annals of Internal Medicine*, 65, 1966, p. 629.
32. Moir, D., «Intensive monitoring in hospitals, II: The Aberdeen-Dundee system», Inman (ed.), op. cit., p. 241.
33. Silverman M., y Lee, P. R., *Pills, Profits and Politics*, Berkeley, Prensa de la Universidad de California, 1974.
34. Melmon, K. L., «Preventable drug reactions», citado en Silverman y Lee, op. cit.
35. Shapiro, S., Slone, D., Lewis, G. R., y Jick, H., «Fatal drug reactions among medical inpatients», *Journal of the American Medical Association*, 216, 1971, p. 467.
36. Ibíd.
37. Editorial, «Diseases Drugs Cause», *New England Journal of Medicine*, 279, 1968, p. 1286.
38. Maguire, G. P., Tait, A., Brooke, M., Thomas, C., Howat, J. M. T., Sellwood, R. A., y Bush, H., «Psychiatric morbidity and physical toxicity associated with adjuvant chemotherapy after mastectomy», *British Medical Journal*, 1 de noviembre de 1980, pp. 1179-1180.
39. Martys, C. R., «Adverse reactions to drugs in general practice», *British Medical Journal*, 2, 1979, pp. 407-410.

40. *Scrip*, 418, 5 de septiembre de 1979.
41. Wolfe, S. M., «Testimony before the Senate health subcommittee on adverse consequences of overprescribed drugs», 25 de febrero de 1974.
42. Mapes, R. E. A., y Williams, W. O., «Changes in prescribing patterns, 1970 to 1975», *Journal of the Royal College of General Practitioners*, 29, 1979, pp. 406-412.
43. British Medical Association and Pharmaceutical Society, *The British National Formulary*, 1976-1978.
44. DHSS, op. cit.
45. «Drugs and male sexual function», leader, *British Medical Journal*, 2, 1979, pp. 883-884.
46. Castleman, M., «The sperm crisis», *Medical Self Care*, 8, primavera de 1980.
47. Lee, B., y Turner, W., «Food and Drug Administration's adverse drug reaction monitoring program», *American Journal of Hospital Pharmacy*, 25, 1978, pp. 929-932.
48. The Medicines Commission, *Annual Report for 1978*, Londres, HMSO.
49. Girdwood, R. H., «Death after taking medicaments», *British Medical Journal*, 1, 1974, pp. 501-504.
50. Inman, W. H. W., y Adelstein, A. M., «Rise and fall of Asthma mortality in England and Wales in relation to use of pressurised aerosols», *Lancet*, 2, 1969, pp. 279-285.
51. Skegg, D. C. G., Richards, S. M., y Doll, R., «Minor tranquillisers and road accidents», *British Medical Journal*, 1, 1979.
52. Editorial, *New England Journal of Medicine*, 26 de julio de 1979, p. 215.
53. Lennard, H. L., Epstein, L. J., Bernstein, A., y Ransom, D. C., «Mystification and Drug Misuse», San Francisco, Jossey-Bass, 1971.
54. Vorhees, C. V., Brunner, R. L., y Butcher, R. E., «Psychotropic drugs as behavioural teratogens», *Science*, 205, 1979, pp. 1220-1225.
55. Kolata, G. B., «Behavioural teratology: birth defects of the mind», *Science*, 202, 1978, pp. 732-734.
56. Preston, *Mortality Patterns in National Populations*, Londres, Academic Press, 1976.
57. Martin, E. W., Informe de apertura del simposio conjunto DIA/AMA/FDA/PMA, «Drug information for patients», *Drug Information Journal*, 11, suplemento especial, enero de 1977, 2S-3S.

Capítulo séptimo

LOS ÁNGELES CUSTODIOS

1. Teeling-Smith, G., y Wells, N., Introduction, *Medicines for the year 2000*, Londres, Office of Health Economics, 1979.
2. Department of Health, Education and Welfare, *New Drug Evaluation Project Briefing Book*, HEW, Rockville, 1979.
3. Laurence, D., y Black, J., *The Medicines You Take*, Londres, Croom Helm, 1978.
4. Entrevista con Bill Purvis, Division of Drug Advertising, FDA.
5. HEW, op. cit.
6. «Preclinical and clinical testing by the pharmaceutical industry», *Joint Hearing before the subcommittee on Health of the Committee on Labor and Public Welfare and the Subcommittee on Administrative Practice and Procedure of the Committee on the Judiciary*, United States Senate, 94th Congress, 2nd Session, Part II, enero de 1976.
7. Lambert, E. C., *Modern Medical Mistakes*, Bloomington, Prensa de la Universidad de Indiana, 1978, p. 86.
8. Sjostrom, H., y Nilsson, A., *Thalidomide and the Power of the Drug Companies*, Londres, Penguin, 1972.

9. Horita, A., y Hill, H. F., «Hallucinogens, amphetamines and temperature regulation», *The Pharmacology of Thermoregulation*, Basilea, Karger, 1972.
10. Judith Jones, director, División of Drug Experience, FDA, comunicación personal.
11. The Sunday Times Insight Team, *Suffer the Children*, Londres, alemán, 1979.
12. Gill, W. B., Schumacher, G. F. B., Bibbo, M., y Straws, F. H., «Association of diethylstilboestrol exposure in utero with cryptorchidism, testicular hypoplasia, and semen abnormalities», *Journal of Urology*, 122, (1) 1979, pp. 36-39.
13. Frances Kelsey, director, Bio-Research Monitoring Program, entrevista.
14. Holden, C., «FDA tells Senators of doctors who fake data in clinical drug trials», *Science*, 296, 26 de octubre de 1979, pp. 432-433.
15. Committee of Principal Investigators, «A co-operative trial in the primary prevention of ischaemic heart disease using clofibrate», *British Heart Journal*, 40, 1978, pp. 1069-1118.
16. Committee of Principal Investigators, «W. H. O. co-operative trial on primary prevention of ischaemic heart disease using clofibrate to lower serum cholesterol: mortality follow-up», *Lancet*, 23 de agosto de 1980, pp. 379-385.
17. *Guardian* (Londres y Manchester), 21 de agosto de 1980.
18. The Anturane Reinfarction Trial Research Group, «Sulfinpyrazone in the prevention of sudden death after myocardial infarction», *New England Journal of Medicine*, 302, 1980, pp. 250-256.
19. Temple, R., y Pledger, G. W., «Special Report: The FDA's critique of the Anturane reinfarction trial», *New England Journal of Medicine*, 305, 1980, pp. 488-492.
20. Jones, J. K., «Assessment of adverse drug reactions in the hospital setting: considerations», *Hospital Formulary*, 14, 1978, pp. 769-776.
21. Ibíd.
22. Jones, J. K., *The FDA's Adverse Reaction Reporting Program*, Washington, HEW, 1979.
23. Slone, D., Shapiro, S., Kaufman, D. W., Rosenberg, L., Miettinen, O. S., y Stolley, P. D., «Risk of myocardial infarction in relation to current and discontinued use of oral contraceptives», *New England Journal of Medicine*, 305, 1980, pp. 420-424.
24. Kolatam, G. B., «The phenformin ban: Is the drug an inminent hazard? *Science*, 203, 1979, pp. 1094-1096.
25. Knapp, D. E., Zax, B. B., Rossi, A. C., y O'Neill, R. T., «A method for postmarketing screening of adverse reactions to drugs: Initial results», *Drug Intelligence and Clinical Pharmacy*, 14, 1980, pp. 23-27.
26. Ibíd.
27. *Scrip*, 822, 22 de agosto de 1983, p. 4.
28. The Medicines Commission, *Annual Report for 1978*, Londres, HMSO, 1979.
29. Marion Finkel, director, New Drug Evaluation, FDA, entrevista.
30. Lunde, I., documentación entregada al British Institute of Regulatory Affairs, publicado en *Scrip*, 462, 13 de febrero de 1980, p. 2.
31. Denis Cahal, DHSS, entrevista.
32. Coleman, V., *The Medicine Men*, Londres, Temple Smith, 1975.
33. The Medicines Commissions, ibíd.
34. *Scrip*, 557, 19 de enero de 1981, p. 4.
35. Inman, W. H. W., «Postmarketing surveillance of adverse drug reactions in general practice I: search for new methods», *British Medical Journal*, 282, 1981, pp. 1131-1132.
36. Inman, W. H. W., «Detection and investigation of adverse drug reac-

tions», D. M. Davies (ed.), *Texbook of Adverse Drug Reactions*, Oxford, Prensa de la Universidad de Oxford, 1977, pp. 41-53.
37. Ibíd.
38. Melville, A., y Mapes, R., «Anatomy of a disaster: the case of practolol», Mapes, R. (ed.), *Prescribing Practice and Drug Usage*, Londres, Croom Helm, 1980, pp. 121-144.
39. Wolfe, S., y el Health Research Group, carta a la honorable Patricia Harris, HEW, 30 de agosto de 1979.
40. Ibíd.
41. *Scrip*, 462, 13 de febrero de 1980, p. 8.
42. Wolfe, op. cit.
43. Inman, W. H. W., y Adelstein, A. M., «Rise and fall of asthma mortality in England and Wales in relation to use of pressurised aerosols», *Lancet*, 2, 1969, pp. 279-285.
44. Ibíd.
45. Ibíd.
46. *Scrip*, 432, 24 de octubre de 1979, p. 2.
47. *Scrip*, 423, 22 de septiembre de 1979, p. 11.
48. *Scrip*, 401, 7 de julio de 1979, p. 11.
49. Wardell, W., Hassar, M., Anavekar, S. N., y Lasagna, L., «The rate of development of new drugs in the United States, 1963, through 1975», *Clinical Pharmacology and Therapeutics*, 24, 1978, pp. 133-145.
50. *Newsweek*, 8 de enero de 1973.
51. Nelson, G., declaración ante el Subcommittee on Monopoly of the Select Committee on Small Business, relativa a problemas de competencia en la industria de los fármacos, p. 9107, 1973.
52. Bill Inman, entrevista.
53. Wolfe, S., y el Public Citizen Health Research Group, carta al Comisionado de la FDA Jere Goyan, 24 de enero de 1980.
54. Inman, op. cit., 1977.
55. Lang, R. W., *The Politics of Drugs*, Farnborough, Saxon House, 1974.

Capítulo octavo
CONTINÚE TOMANDO LAS TABLETAS

1. «Side effects of practolol», artículo editorial del *British Medical Journal*, 14 de junio de 1975, 577.
2. Wright, R., «Untoward effects associated with practolol administration: oculomucocutaneous syndrome», *British Medical Journal*, 1, 1975, pp. 595-598.
3. Raftery, E. B., y Denman, A. M., «Systemic lupus erythematosus syndrome induced by practolol», *British Medical Journal*, 2, 1973, pp. 452-455.
4. Ibíd.
5. Hardie, R. A., y Savin, J. A., «Drug-induced skin deseases», *British Medical Journal*, 1, 7 de abril de 1979, pp. 935-937.
6. Clothier, C. M., y Crawford, P., *Joint Opinion in the Matter of Practolol (Eraldin)*, 1976.
7. Rowland, M. G. M., y Stevenson, J. C., carta, *Lancet*, 1, 1972, p. 1130.
8. Felix, R., y Ive, F. A., «Skin reactions to practolol», *British Medical Journal*, 11 de mayo de 1974, p. 333.
9. Wright, P., «Skin reactions to practolol», *British Medical Journal*, 8 de junio de 1974, p. 560.
10. Melville, A., y Mapes, R. E. A., «Anatomy of a disaster», Mapes (ed.), *Prescribing Practice and Drug Usage*, Londres, Croom Helm, 1980.
11. Clothier y Crawford, op. cit., p. 26.

12. Halley, W., y Goodman, J. D. S. (carta), *British Medical Journal*, 2, 1975, p. 337.
13. Eraldin Action Group/Community Health Council, estudio.
14. Clothier y Crawford, op. cit., p. 1.
15. Ibíd.
16. Alexander, Tatnam & Co., Blair Allison & Co., Irwin Mitchell & Co., *Eraldin (practolol): Memorandum for the Use of Claimaint's Solicitors.*
17. Chalmers, T., «Epidemiological surveillance in perinatal practice», Colombo, F., Shapiro, S., Slone, D., y Tognoni, G. (eds.), *Epidemiological Evaluation of Drugs*, Littleton, Mass., PSG Publishing Co., Inc., 1977, pp. 249-255.
18. Wolfe, S., *Sex Hormones Used in Pregnacy and Birth Defects: Another Thalidomide?*, Public Citizen Health Research Group, Washington, 1976.
19. Jenerich, D. T., Dugan, J. M., Standfast, S. J., y Strite, L., «Congenital heart disease and prenatal exposure to exogenus sex hormones», *British Medical Journal*, 1977, 1, pp. 1058-1060.
20. Nora, J. J., Nora, A. H., Blue, J., Ingram, J., Fountain, A., Peterson, M., Lortscher, R. M., y Kimberling, W. J., «Exogenus progestogen and strogen implicated in birth defects», *Journal of the American Medical Association*, 240 (9), 1978, pp. 837-843.
21. Por ejemplo, véase *The Extra Pharmacopoeia*, de Martindale, Londres, The Pharmaceutical Press, 1977.
22. Heinonen, O. P., Slone, D., Monson, R. R., Hook, E. B., y Shapiro, S., «Cardiovascular birth defects and antenatal exposure to female sex hormones», *New England Journal of Medicine*, 296, 1977, pp. 70.

Capítulo noveno
Los riesgos cotidianos de los fármacos

1. *Scrip*, 797, 25 de mayo de 1983, p. 3.
2. Melrose, D. Bitter Pills: *Medicines and the Third World Poor*, Oxford, Oxfam, 1982.
3. Citado en Martindale, *The Extra Pharmacopoeia*, Londres, The Pharmaceutical Press, 1982.
4. Ibíd.
5. *Scrip*, 797, 25 de mayo de 1983, p. 3.
6. Laporte, op. cit.
7. Gutiérrez, A. J. L., *Aspectos sociales de la drogodependencia*, Grac. Med. Esp., 51, 1977, p. 234.
8. Citado por M. O'Donnell, «It's not so much how you are as where you are», *The Guardian* (Londres y Manchester), 24 de agosto de 1983.
9. *Scrip*, 797, 25 de mayo de 1983, p. 3.
10. Martindale, op. cit.
11. Taggart, H. McA., y Alderdice, «Fatal Cholestatic jaundice in elderly patients taking benoxaprofen», *British Medical Journal*, 284, 8 de mayo de 1982, p. 1372.
12. Hindson, T. C. (carta), *Lancet*, 26 de febrero de 1983, p. 475.
13. Wolfe, S., *Testimony before the Senate Health Subcommittee on adverse consequences of overprescribed drugs*, 25 de febrero de 1974.
14. «Distalgesic and its Equivalents: Time for action», *Drug and Therapeutics Bulletin*, 11 de marzo de 1983.
15. Wolfe, S., *Testimony before FDA hearings on Darvon*, 6 de abril de 1979.
16. Whittington, R. M., y Barclay, A. D., «The epidemiology of dextropropoxyphene (Distalgesic) overdose fatalities in Birmingham and West Midlands», *Journal of Clinical and Hospital Pharmacy*, 6, 1981, pp. 251-257.

17. Whittington, R. M., «Dextropropoxyphene (Distalgesic) overdose in the West Midlands», *British Medical Journal*, 16 de julio de 1977, pp. 172-173.
18. Martindale, *The Extra Pharmacopoeia*, Londres, The Pharmaceutical Press, 1977.
19. Vorhees, C. V., Brunner, R. L., y Butcher, R. E., «Psychotropic drugs as behavioural teratogens», *Science*, 205, 1979, pp. 1220-1225.
20. *Drug and Therapeutics Bulletin*, op. cit.
21. Martindale, op. cit.
22. Holdstock, D. J., carta, *Lancet*, i, 1972, 541.
23. Dawson, A. A., «Drug-induced haematological disease», *British Medical Journal*, 5 de mayo de 1979, pp. 1195-1197.
24. Martindale, op. cit.
25. Knapp, D. E., Zax, B. B., Rossi, A. C., y O'Neill, R. T., «A method for post-marketing screening of adverse reactions to drugs: initial results», *Drug intelligence and Clinical Pharmacy*, 14, 1980, pp. 23-27.
26. Frederick, G. R., y Tanaka, K. R., carta, *New England Journal of Medicine*, 279, 1968, 1290.
27. Walls, J., *et al.*, carta, *British Medical Journal*, ii, 1968, p. 52.
28. Chapman, R. A., *Canadian Medical Association Journal*, 95, 1966, p. 1156.
29. Kelsey, W. M., y Scharyj, M., *Journal of the American Medical Association*, 199, 1967, p. 586.
30. Martindale, op. cit.
31. Shader, R. I., y DiMascio, A., *Psychotropic drug side effects*, Baltimore, Williams and Wilkins, 1970, pp. 135-136.
32. Parish, P., *Medicines: A Guide for Everybody*, Harmondsworth, Penguin, 1980.
33. Safra, M. J., y Oakley, G. P., «Association between cleft lip with or without cleft palate and prenatal exposure to diazepam», *Lancet*, 13 de septiembre de 1975, p. 478.
34. Saxen, I., y Saxen, L., «Association between maternal intake of diazepam and oral clefts», *Lancet*, ii, 1975, p. 498.
35. Greenberg, G., Inman, W. H. W., Weatherall, J. A. C., Adelstein, A. M., y Haskey, J. C., «Maternal drug histories and congenital abnormalities», *British Medical Journal*, 1 de octubre de 1977, pp. 853-856.
36. Kellogg, C., Tervo, D., Ison, J., Parisi, T., y Miller, R. K., «Prenatal exposure to diazepam alters behavioural development in rats», *Science*, 207, 1980, pp. 205-207.
37. Martindale, op. cit.
38. Shader y DiMascio, op. cit.
39. Ibíd.
40. Martindale, op. cit.
41. Greenblatt, D. J., «Propranolol», Miller, R. R. y Greenblatt, D. J. y (eds.), *Drug Effects in Hospitalised Patients: Experiences of the Boston Collaborative Drug Surveillance Program, 1966-1975*, Nueva York, Wiley, 1976.
42. Martindale, op. cit.
43. Beller, G. A., *et al.*, *New England Journal of Medicine*, 284, 1971, p. 989.
44. Wishner, S. H., *et al.*, *New England Journal of Medicine*, 287, 1972, p. 552.
45. Gazes, P. C., *et al.*, *Circulation*, 23, 1961, p. 358.
46. Martindale, op. cit.
47. Dall, J. L. C., *British Medical Journal*, ii, 1970, p. 705.
48. Dawson, A., op. cit.
49. Toghill, P. J., *et al.*, *British Medical Journal*, iii, 1974, p. 545.
50. Alexander, W. D., y Evans, J. I., carta, *British Medical Journal*, ii, 1975, p. 501.
51. Greenblatt, op. cit.
52. Martindale, op. cit.

53. Parish, op. cit.
54. Martindale, op. cit.
55. Wolfe, testificación, 1974, op. cit.
56. Parish, op. cit.
57. Newmark, S. R., «Ampicillin», Miller & Greenblatt (eds.), op. cit.
58. Martindale, op. cit.
59. Peters, R. L., *et al.*, *American Journal of Surgery*, 113, 1967, p. 622.
60. Ribush, N., y Morgan, T., *Medical Journal of Australia*, i, 1972, p. 53.
61. Martindale, op. cit.
62. *Scrip*, 620, 26 de agosto de 1981, p. 3.
63. Martindale, op. cit.
64. Carroll, O. M., *et al.*, *Journal of the American Medical Association*, 195, 1966, p. 691.
65. Salter, A. J., *Medical Journal of Australia*, i, 30 de junio de 1973, p. 70.
66. Martindale, op. cit.
67. Ibíd.
68. Goldman, L., y Kitzmiller, W., *Archives of Dermatology*, 107, 1973, p. 611.
69. Kligman, A. M., y Leyden, J. J., *Journal of the American Medical Association*, 229, 1974, p. 60.
70. Martindale, op. cit.
71. Takahashi, K., y Mizuma, N., «Recomendations and reports for discussion at the medical workshop», 10.º Congreso Mundial de la IOCU, junio de 1981.
72. Ledogar, R., *Hungry for Profits*, Nueva York, IDOC, 1975.
73. Van der Geest, S., *The Efficiency of Inefficiency: Medicine Distribution in the South Camaroon*, trabajo presentado en la Séptima Conferencia Internacional sobre Ciencia Social y Medicina, Noordwijkerhout, julio de 1981.
74. Cami, J., *et al.*, «Estudio de los preparados que contienen anfetamina existentes en el mercado farmacéutico nacional», *Med. Clín.* (Barcelona), 68, 1977, p. 57.
75. Murray, R., «Side effects of common analgesics», *General Practitioner*, 17 de agosto de 1973, p. 15.
76. Parish, op. cit.
77. Lawrence, D. R., y Black, J. W., *The Medicines You Take*, Londres, Croom Helm, 1978, p. 63.
78. Ibíd.
79. Davies, A. G., «The kidney: reducing the risk of drug-related damage», *Modern Medicine*, 17 de mayo de 1979, pp. 28-32.
80. Parish, op. cit.
81. Ibíd.
82. Peterson, R. B., y Vasques, L. A., carta, *Journal of the American Medical Association*, 223, 1973, p. 324.
83. Livingston, P. H., carta, *Journal of the American Medical Association*, 196, 1966, p. 1159.
84. Duvernoy, W. F. C., *New England Journal of Medicine*, 280, 1969, p. 877.
85. Martindale, op. cit.
86. Parish, op. cit.
87. Ibíd.

Capítulo décimo
¿QUÉ ANDA MAL, DOCTOR?

1. Furnass, B., M. Diesendorf (ed.), *The Magic Bullet*, Canberra, Society for Social Responsibility in Science, 1976, p. 13.

2. Mapes, R., «Sociological parameters of increased prescribing rate», Mapes, R. (ed.), *Prescribing Practice and Drug Usage*, Londres, Croom Helm, 1980, pp. 33-36.
3. Johnson, T. J., *Professions and Power*, Londres, MacMillan, 1972.
4. Ibíd.
5. Stevens, R., *Medical Practice in Modern England,* New Haven, Prensa de la Universidad de Yale, 1966.
6. Smith, M. C., «The relationship between pharmacy and medicine», R. Mapes (ed.), *Prescribing Practice and Drug Usage*, op. cit.
7. Cochrane, A., «1931-1971: A critical review, with particular reference to the medical profession», *Medicines for the Year 2000*, Londres, Office of Health Economics, 1979.
8. Stevens, op. cit.
9. Bridgstock, M., *A Sociological Analysis of General Practice Organisation,* Tesis doctoral sin publicar, University College of Swansea, 1978.
10. Chapman, C. B., «Should there be a commission on medical education?», *Science*, 10 de agosto de 1979, pp. 559-562.
11. Larson, M. S., *The Rise of Professionalism: a Sociological Analysis*, Berkeley, Prensa de la Universidad de California, 1977.
12. Mapes, R., (ed.), op. cit. Introducción.
13. Dixon, B., *Beyond the Magic Bullet*, Londres, George Allen & Unwin, 1978.
14. Najman, J. M., y Congleton, A., «Australian occupational mortality, 1965-1967: cause specific or general susceptibility?», *Sociology of Health and Illness*, 1, 1979, pp. 158-176.
15. Eaton, G., y Parish, P., «High cost prescribing doctors», in «Prescribing in General Practice», *Journal of the Royal College of General Practitioners*, supl. 1, 1976, p. 26.
16. Hughes, R., y Brewin, R., *The tranquilizing of America*, Nueva York, Harcourt Brace Jovanovich, 1979.
17. Ibíd.
18. Grist, E., «The medical carapace», *General Practitioner*, 25 de mayo de 1979, pp. 42-43.
19. Helfer, R. E., «An objective comparison of the paediatric interview skills of freshmen and senior medical students», *Paediatrics*, 45, 1970, pp. 623-627.
20. Stimson, G., y Webb, B., *Goin To See The Doctor: The Consultation Process in General Practice*, Londres, Routledge & Kegan Paul, 1975.
21. Sternbach, R. (ed.), *The Psychology of Pain*, Nueva York, Raven Press, 1978.
22. Lennard, H., Epstein, L., Bernstein, A., y Ransom D., *Mystification and Drug Misuse*, San Francisco, Jossey-Bass, 1971.
23. Murray, R. M., «Psychiatric morbidity among medical practitioners», *Update*, 1 de julio de 1979, pp. 31-38.
24. Rigler, M., «The crippling cult of the expert», *General Practitioner*, 17 de noviembre de 1978, p. 45.
25. Melville, A., «Job satisfaction in general practice: implications for prescribing», *Social Science and Medicine*, 14A, 1980, pp. 495-499.
26. Freidson, E., *Profession of Medicine: a Study of the sociology of applied knowledge*, Nueva York, Dodd, Mead, 1970.
27. Melville, A., y Mapes, R., «Anatomy of a disaster: the case of practolol», Mapes (ed.), op. cit., pp. 121-144.
28. Melville, A., «The hazards of using prescribing experience», *General Practitioner*, 16 de noviembre de 1979, 1945.
29. Stimson, G. V., «General practitioners' estimates of patient expectations, and other aspects of their work», Swansea, Medical Sociology Research Centre, Occasional Papel n.º 3, 1975.

30. Segal, H. J., «The social risks and benefits of prescription-writing», Mapes (ed.), op. cit., pp. 19-32.
31. Raynes, N. V., «What can I do for you?», Mapes (ed.), op. cit., pp. 83-99.
32. Lee, J. A. H., Draper, F. A., y Weatherall, M., «Primary medical care: prescribing in three English towns», *Milbank Memorial Fund Quarterly*, 43, 1965, 2, pp. 285-290.
33. Joyce, C. R. B., Last, J. M., y Weatherall, M., «Personal factors as a cause of differences in prescribing by general practitioners», *British Journal of Preventive and Social Medicine*, 21, 1967, pp. 170-177.
34. Smith, M. C., «The relationship between pharmacy and medicine», Mapes (ed.), op. cit., pp. 157-200.
35. Hall, D., «Prescribing as social exchange», Mapes (ed.), op. cit., pp. 39-57.
36. Hemminki, E., «The role of prescriptions in therapy», *Medical Care*, 13, 1975, pp. 150-159.
37. McDevitt, D. G., «A spoonful of sugar», lectura inaugural de la Queen's University de Belfast, 28 de febrero de 1979.
38. Heath, C., «On prescription-writing in social interactions», Mapes (ed.), op. cit. (versión antes de su publicación).
39. Stimson, G., y Webb, M., op. cit.
40. Raynes, N. V., op. cit.
41. Hemminki, E., «The effect of a doctor's personal characteristics and working circumstances on the prescribing of psychotropic drugs», *Medical Care*, 12, 1974, pp. 351-357.
42. Bakwin, R. (1945), citado por Scheff, T. J., «Decision rules and their consequences», *Behaviour Science*, 1963, pp. 97-107.
43. Melville, A., «Reducing whose anxiety? A study of the relationship between repeat prescribing of minor tranquillisers and doctors' attitudes», Mapes (ed.), op. cit., pp. 100-119.
44. Balint, M., Hunt, J., Joyce, D., Marinker, M., y Woodcock, J., *Treatment or Diagnosis*, Londres, Tavistock, 1970.
45. Becker, M. H., Stolley, P. D., Lasagna, L., McEvilla, J. D., y Sloane, L. M., «Characteristics and attitudes of physicians associated with the prescribing of chloramphenicol», HSMHA *Health Reports*, 86, 1971, pp. 993-1003.
46. Pritchard, P., *Manual of Primary Health Care: Its Nature and Organisation*, Oxford, Prensa de la Universidad de Oxford, 1978.
47. Marks, J. H., Goldberg, D. P., y Hillier, V. F., «Determinants of the ability of general practitioners to detect psychiatric illness», *Psychological Medicine*, 9, 1979, pp. 337-353.
48. Mapes, R. E. A., «Physicians' drug innovation and relinquishment», *Social Science and Medicine*, 11, 1977, pp. 619-624.
49. Dadja, R., «The prescribing of General Practitioners in Wales and England — a comparison», Swansea, MSRC, *Working Papers on Prescribing*, núm. 4, 1976.
50. Brewer, C., «Common medicine in the common market», *General Practitioner*, 12 de octubre de 1979, p. 38.
51. Cochrane, A., lectura efectuada en la University College of Cardiff, 1980.
52. Datos de prescripción noruegos, obtenidos de la *Norsk Medisinaldepot Legemiddelforbruket* i *Norge*, 1978; datos del Reino Unido obtenidos de las estadísticas del DHSS.

Capítulo undécimo
LOS PACIENTES

1. Dubos, R., *Man, Medicine and Environment*, Londres, Pall Mall Press, 1968.
2. Dunnell, K., «Medicine takers and hoarders», in «The medical use of psy-

chotropic drugs», *Journal of the Royal College of General Practitioners*, 23, supl. 2, 1973, pp. 2-9.
3. Beecher, H. K., *Measurement of Subjective Responses*, Oxford, Prensa de la Universidad de Oxford, 1959.
4. Antonovsky, A., *Health, Stress, and Coping*, San Francisco, Jossey-Bass, 1979.
5. Robinson, R., *The Process of Becoming Ill*, Londres, Routledge & Kegan Paul, 1971.
6. Parsons, T., *The Social System*, Londres, Routledge & Kegan Paul, 1951.
7. Fitton, F., y Acheson, H., *The Doctor/Patient Relationship: a Study in General Practice*, HMSO, Londres, 1979.
8. Cartwright, A., *Patients and Their Doctors: a Study of General Practice*, Londres, Routledge & Kegan Paul, 1967.
9. Ibíd.
10. Ibíd.
11. Stimson, G., y Webb, B., *Going to See the Doctor*, Londres, Routledge & Kegan Paul, 1975.
12. Gregory, S., «Abdominal tears and the fat note syndrome», *World Medicine*, 23 de febrero de 1980, p. 17.
13. Hughes, R., y Brewin, R., *The Tranquilizing of America*, Nueva York, Harcourt Brace Jovanovich, 1979, p. 179.
14. Fitzgerald, M., y Sim, J., *British Prisons*, Oxford, Blackwell, 1979, doctor McCleery, cita de *Prison Medical Journal*, p. 111.

Capítulo decimosegundo
LAS CONSULTAS MARCHAN COMO UN RELOJ

1. Byrne, P. S., y Long, P. E. L., *Doctors Talking to Patients*, Londres, HMSO, 1976, p. 5.
2. Ibíd., p. 9.
3. Ibíd., p. 61.
4. Ibíd., p. 63.
5. Ibíd., p. 116.
6. Ibíd., p. 129.
7. Ibíd., p. 129.
8. Mechanic, D., *Politics, Medicine and Social Science*, Nueva York, Wiley-Interscience, 1974.
9. Byrne y Long, op. cit., p. 93.
10. Fitton, F., y Acheson, H. W. K., *The Doctor/Patient Relationship: a Study in General Practice*, Londres, HMSO, 9, 1979, p. 58.
11. Byrne y Long, op. cit., p. 131.
12. Mulroy, R., «Iatrogenic disease in general practice: its incidence and effects», *British Medical Journal*, 19 de mayo de 1973, pp. 407-410.
13. Ibíd., p. 410.
14. Jones, J. K., «Assessment of adverse drug reactions in the hospital setting: considerations», *Hospital Formulary*, 14, 8, pp. 769-776.
15. Fitton y Acheson, op. cit., p. 80.
16. Byrne y Long, op. cit., p. 59.
17. Ibíd., p. 48.

Capítulo decimotercero
¿A QUIÉN PODEMOS RECURRIR?

1. Hughes, R., y Brewin, R., *The tranquilizing of America*, Nueva York, Harcourt Brace Jovanovich, 1979.

2. Balint, M., Hunt, J., Joyce, D., Marinker, M., y Woodcock, J., *Treatment or Diagnosis?*, Londres, Tavistock, 1970.
3. Bush, D. F., y Carroll, J. G., «Recent Research on Doctor Patient Communication in the USA: Understanding health care interactions and teaching key skills», documento entregado a la MSD Foundation, referente a los coloquios sobre consultas, Londres, marzo de 1982.
4. Klein, R., *Complaints Against Doctors: A Study in Professional Accountability*, Londres, Charles Knight, 1973.
5. Leahy-Taylor, J., «Medico-legal aspects and implications», D. M. Davies (ed.), *Textbook of Adverse Drug Reactions*, Oxford, Prensa de la Universidad de Oxford, 1977, pp. 435-445.
6. Cusine, D. J., «What is medical negligence?», *World Medicine*, 31 de mayo de 1980, pp. 21-23.
7. Melville, A., y Mapes, R. E. A., «Anatomy of a disaster: the case of practolol», Mapes, R. (ed.), *Prescribing Practice and Drug Usage*, Londres, Croom Helm, 1980.
8. *Scrip*, 569, 2 de marzo de 1981, p. 10.
9. Hansson, O., y Herxheimer, A., «Neuropathy and optic atrophy associated with halquinol», *Lancet*, 21 de febrero de 1981, p. 450.
10. *Scrip*, 569, 2 de marzo de 1981, p. 10.
11. Sjostrom, H., y Nilsson, A., *Thalidomide and the Power of the Drug Companies*, Harmondsworth, Penguin, 1972.
12. Medicines Division, DHSS, «Strict product liability», documento consultado.
13. *Scrip*, 620, 26 de agosto de 1981, p. 3.
14. Hughes y Brewin, op. cit.
15. Douglas, D. B., *Experiences in Pills Anonymus*, manuscrito no publicado, Lenox Hill Hospital, Nueva York.

Capítulo decimocuarto
POSIBILIDADES Y PERSPECTIVAS

1. Véase, por ejemplo, *The People's Pharmacy*, de Graedon, J., Nueva York, St. Martin's Press, 1976.
2. Counter Information Services: CIS Report, *NHS: Condition Critical*, Londres, CIS, 1980.
3. *Scrip*, 539, 10 de noviembre de 1980, p. 9.
4. *Scrip*, 564, 11 de febrero de 1981, p. 4.
5. *Scrip*, 421, 15 de septiembre de 1979, p. 3.
6. Eclipse Computer Services, Manchester, Medrisk.
7. Russell, B., *History of Western Philosophy*, Londres, George Allen y Unwin, 1961.
8. Smith, M. C., «The relationship between pharmacy and medicine», Mapes, R. (ed.), *Prescribing Practice and Drug Usage*, Londres, Croom Helm, 1980, p. 194.
9. Marsh, G. N., «"Curing" minor illness in general practice», *British Medical Journal*, 2, 1977, p. 1267.
10. Coleman, V., *The Medicine Men*, Londres, Arrow Books, 1977, p. 84.
11. Hall, R., «The beta blockade», *New Statesman*, 16 de marzo de 1979, pp. 354-355.
12. Morris, L. A., «Rationale for Patient Package Inserts», *American Journal of Hospital Pharmacy*, 35, 1978, pp. 179-184.
13. Illich, I., *Limits to Medicine*, Harmondsworth, Penguin, 1977.
14. Pelletier, K. R., *Mind as Healer, Mind as Slayer*, Nueva York, Dell, 1980.

Índice analítico

Abbott: 61, 80.
Acción, grupos de: 241, 342.
Acción legal contra las compañías de fármacos: 167, 168, 236-239, 244.
Acetilcolina: 51.
Acta de libertad de información, Estados Unidos: 244.
Acta de 1938, sobre Alimentos, Fármacos y Cosméticos, EE. UU.: 132.
disposiciones sobre nuevos fármacos: 134.
Kefauver-Harris, enmienda: 134.
Adcortyl: 188.
Adolkin: 175.
Adversas a los fármacos, reacciones (ADR): 12, 31-37, 42, 119-127, 173-193, 231, 232.
control en Gran Bretaña de: 145-151.
definiciones: 140, 141.
efectos colaterales: 31-33.
efectos secundarios: 31, 32, 33.
efectos tóxicos: 31, 32, 33.
FDA, el departamento para fármacos sospechos de: 140-145, 149.
Agranulacitosis: 182.
Alclofenaco: 150.
Alcoholismo en los médicos: 203.
Aldactone: 135.
Alemania occidental: 71, 102, 137, 139, 154, 210.
Alérgicas, reacciones: 32, 33.
Allen Hanbury Ltd.: 58.
América Central: 174.
American Cyanamid Co.: 88.
American Medical Association (AMA) (Asociación Médica Americana): 71, 132, 142.
American Pharmaceutical Association (Asociación Farmacéutica Americana): 198.
Amitriptilina: 34, 91, 92, 125, 181.
Amoxicilina: 186.
Amoxil: 186.
Ampicilina: 63, 186.
Anafiláxico, shock: 33.
Analgésicos: 174-177, 190.
efectos adversos de los: 176-180, 189, 190.
Anemia
aplástica: 33, 86, 120, 179.
hemolítica: 120, 184.
perniciosa: 49.
Anestésicos: 25, 26, 50, 51.
Anfetamina: 189.
Angina: 51, 183.
Animales, pruebas con: 134-136, 164.
Antagonismo: 29.
Antiácidos: 26.
Antibióticos: 24, 32, 33, 35, 43-47, 84, 88, 101, 110, 116, 122, 202.
efectos adversos de los: 185-188.
Anticoagulantes: 29.
Anticonceptivas, píldoras (anticonceptivos orales): 30, 31.
Antidepresivos: 34, 94.
tricíclicos: 125, 181, 182.
Antidiabéticos, fármacos: 102, 120, 243.
Antídotos: 28.
Antihipertensivos, fármacos: 78, 96-101, 120, 123, 125, 142, 153, 184, 185.
Antihistaminas: 29, 32, 120, 122, 192, 193.
Antiinflamatoria, crema dérmica: 188, 189.
Antiinflamatorios: 120, 125, 150.
Antisépticos: 41, 43.
Anturan: 140.
Ardine: 174.
Argentina: 154.
Arteroscierosis: 24.
Asma, aerosoles broncodilatadores para el: 124, 125, 149.
Asociación de Consumidores del Reino Unido, Drugs and Therapeutics Bulletin: 243.
Aspirina: 18, 70, 125, 176, 190, 254.
Association of British Pharmaceutical Industries (ABPI) (Asociación de Industrias Farmacéuticas Británicas): 71-74.
grupo de estudio de racionalización: 73.
Office of Health Economics (Departamento de Economía de la Salud): 74.
Atromid-S: 139, 147.
Augmentin: 63.
Aureomicina: 12, 46, 186.
Australia: 119, 137.
Drug Evaluation Committee (Comité de Evaluación de Fármacos): 124, 149.

Bacteriana, endocarditis: 46.
Bactrim: 187.
Balin, Michael: 208.
Banting y Best, descubrimiento de la insulina por: 47, 48.
Barbital: 18.
Barbiturato, anestesia de: 50, 51.
Barbituratos: 28, 48, 147, 175.
Barcelona: 175, 189.
BBC: 176.
Beall, senador: 136.
Beecham: 57, 58, 61, 63, 64, 174.
Benoxaprofeno: 176, 177.
Benzodiazepinas: 126, 180, 181, 242.
Berk Pharmaceuticals: 150.
Beta bloqueadores: 51, 100, 101, 125, 158, 163, 183, 261.
Betametasona, valerianato de: 188.
Betnovate: 188.
Bi-Mo Program (Bio-research Monitoring

Program) (Programa de control de la bio-investigación, EE. UU.): 138.
Blocadren: 51.
Blue Cross/Blue Shield Health Centro educacional, Nueva York: 263.
Boehr M/Hoechst: 102.
Boots: 81.
Boston Collaborative Drug Surveillance Program (Programa Colaborador para la Inspección de los Fármacos): 121, 183, 186.
Brasil: 254.
Bridges-Webb, doctor: 119.
Bristol-Myers: 61, 88.
British Medical Association (Asociación Médica Británica): 72, 198, 261.
British Medical Journal: 78, 92, 159, 161, 165, 166, 169, 177.
British National Formulary: 123, 144, 174.
Brockdon, William: 58.
Bronquiales, espasmos: 27.
Brufen: 143, 178.
Budirol: 176.
Bundesverband der Pharmazeutischen Industrie (Alemania Occidental): 71.
Burroughs Wellcome: 59, 85.
Buta: 177.
Butacote: 177.
Butazolidin Alka: 177.
Byrne, Patrick: 223-227.

Cahal, doctor: 145, 152.
Canadian Food and Drugs Directorate (Dirección General de Alimentos y Fármacos del Canadá): 179.
Cáncer: 35, 114, 122, 260, 263, 264.
  estómago, de: 54.
  genital: 168.
  intestinos, de: 95.
  pecho, de: 30, 35, 108.
Cantacin: 70.
Cárceles, medicación en las: 220, 221.
Carcinogénesis: 34, 35.
Cardíacos, glucósidos: 183, 184, 185.
Cartesiano, dualismo: 257.
Cataratas: 136.
Cayley, A.: 174.
Cefalosporinas: 84, 89.
Center for the Study of Drugs Development (Centro para el Estudio de la Creación de Fármacos, EE. UU.): 151.
Centro Nacional de Farmacobiología: 18, 143.
Ciba-Geigy: 58, 86, 87, 90, 91, 92, 140.
Ciclopentiazida: 185.
Ciclopropano: 50.
Cimetidina: 53, 54, 102.
Citotóxicos, fármacos: 26, 30.
Clamoxyl: 63, 174.
Clindamicina: 143.
Clínicas, pruebas: 136-140, 153, 164.
  de reposo, EE. UU.: 220.
Clioquinol: 86, 87, 238.
Clobazepam: 180.
Clofibrato: 19, 147, 148, 243.
  WHO (Organización Mundial de la Salud), estudio del: 139, 148, 154.
Cloramfenicol: 33, 46, 84, 86, 120.
Clorazepato: 180.
Clordiazepóxido: 34, 180.
Clorhidrato de prometazina: 227.
Clorhidrato de trifluoperazina: 94, 182.
Cloroformo: 50, 243.
Clorpromazina: 27, 123, 124, 182, 220.
Clorpropamida: 85.
Clortetraciclina, clorhidrato de: 88.
Clothier, C. M.: 167.
Cocaína: 23.
Cochrane, profesor Archie: 115, 137.
Code of Federal Regulations, USA (Código de las Reglamentaciones Federales, EE. UU.): 133.
Codeína: 136.
Coleman, Vernon: 78, 107.
Comerciales, nombres: 11, 12, 65, 66, 72, 73, 84, 85, 255.
Committee for Proprietary Medicinal Products (Comité de la Propiedad de Productos Medicinales): 150, 254.
Committee of Safety of Medicines (CSM) (Comité de Seguridad de las Medicinas, Gran Bretaña): 18, 47, 52, 54, 124, 140, 144, 148, 149, 150, 153, 154, 164, 175.
  adversas, registro de reacciones: 238.
  «peligros amarillos»: 148, 149, 153.
  practolol y el: 164-167.
  «problemas habituales», documentos temáticos: 147, 148.
  progestógenos y el: 168.
  retirada de productos por las compañías y el: 254, 255.
  secreteo del: 150, 244, 253.
Computadoras: 254, 255.
Comunidad Económica Europea (CEE): 239.
Condiciones y situaciones para las medicinas: 89-95.
Consejos: 259.
Conmel: 70.
Console, doctor Dale: 63, 79, 82.
Consultas: 223-229.
Consumismo, grupos de consumo: 243, 244.
Contac: 192.
Corazón (cardiovascular), enfermedades del: 32, 46, 51-59, 103, 112, 113, 139, 140, 142, 181, 191, 260.
  angina: 51, 183.
  arritmias cardíacas: 182, 183, 184.
  cirugía de bypass del corazón: 51.
  fallo congestivo del corazón: 183.
  fármacos que actúan en el corazón: 183-185.
  isquemia (IHD): 147, 148.
  infarto de miocardio: 140, 182.
  Véase también Beta bloqueadores, glucóxidos cardíacos; hipertensión.
Cornezuelo: 36.
Corticosteroides: 120, 188.
Co-trixomazola: 187.
Crawford, Peter: 167.
Cremas dérmicas antiinflamatorias: 188, 189.
Crónicos, problemas de salud: 118, 119, 127, 257.
Crown Street Women's Hospital, Sidney: 137.
Crystapen: 186.
CSM: 176, 177.
Cu7 (dispositivo): 136.
Cushing, síndrome de: 120.
Cutáneas, erupciones: 32, 36, 161, 165.

Dadja, Richard: 209.
Dalacin C: 143.
Dalmane: 126, 180, 242.
Darvon: 152, 177, 191, 243.
Datos resumidos, hoja de (Gran Bretaña): 67.
Delincuencia: 126.
Department of Health and Social Security (DHSS) (Departamento de Salud y Seguridad Social, Gran Bretaña): 42, 102, 150, 152, 205, 261.
Department of Health, Education and Welfare (HEW) (Departamento de Salud, Educación y Bienestar, EE. UU.): 133.
Depoprovera: 241.
DES: 138, 168, 243.
Dextropropoxifeno (DPX): 152, 177, 178, 191.
Diabanese: 85.
Diabetes: 47, 48, 53, 101, 102, 108, 231.
Diazepam: 92, 94, 180.
Dibotin: 143.
Dietilenglicol: 132.
Dietilestilbestrol: 108.
Difteria: 110.
Digital: 29, 183-185.
Digitalina: 183.
Digoxin: 85, 183, 184.
DiMascio, A.: 180.
Dipironas: 70, 189.
Dirección General de Farmacia y Medicamentos: 18.
Director de patentes: 88.
Disipal: 123.
Disopriamida: 92.
Dista UK: 176, 177.
Distalgesic: 152, 177-178.
Diuréticos: 36, 100, 101, 120, 231.
Diverticular, enfermedad: 95.
Doble taquicardia: 184.
Doctor, anomalía del: 115, 116.
Doctores, véase Profesión médica.
Dolasan: 152.
Dolo Tanderil: 175.
Dosis-respuesta, relación: 27.
DPX: 177, 178.
Drug Bulletins: 168.
Drug Surveillance Research Unit, Sout hampton University (Unidad de control de Investigación de Fármacos, Universidad de Southampton): 146.
Dukes, Graham: 175.
Dunlop, Comité: 144.
Dunlop, sir Derrick: 47, 74.
Duphar: 169.
Duphaston: 169.
Dyazide: 78, 85, 101.

Efectos colaterales: 12, 32.
  Véase también ADR.
Efectos secundarios de los fármacos: 31, 32.
  Véase también ADR.
Efectos tóxicos de los fármacos: 32.
Ehrlich, Paul: 24, 25, 26, 27, 37, 43, 58, 107.
El Salvador: 174.
Elavil: 181.
Electroconvulsiva, terapia (ECT): 48.
Embarazo, efectos adversos de los fármacos en el: 67, 68, 85, 108, 127, 137, 138, 168-171, 181, 230, 242.
Enovid: 136.
Enuresis (emisión involuntaria de orina): 91.
«Enzimática, inducción»: 29.
Eraldin: 87, 165-168.
  caso de las historias del: 157-163.
Eraldin, Grupo de Acción del: 160, 163, 241.
Eritema multiforme: 187.
Eritrocina: 80.
Eritromicina, estolato de: 80, 143, 149.
Escarlatina: 110.
Esclerótica, peritonitis: 31, 34.
España: 18, 54, 62, 63, 66, 71, 81, 95, 96, 102, 104, 143, 173, 174, 175, 189, 190, 251, 254.
Esquizofrenia: 27, 48, 94, 182.
Estafilocócicas, infecciones: 147.
Esteroides: 32, 125.
Estreptomicina: 32, 46, 110.
Estricta responsabilidad del producto, propuesta de la: 239.
Estatal, medicina: 71-72.
Éter: 50.
Éticos, productos farmacéuticos/fármacos (fármacos con receta): 11, 12.
Etileno: 50.
Euglucon 5: 102.
European Committee for Proprietory Medicinal Products (CPMP) (Comité europeo de la Propiedad de Productos Medicinales): 150, 254.
Expectativas de vida: 127.
  e inhabilitación: 116, 117, 127.

Farmacéuticos: 198, 258.
Farmacología, formación de los doctores en: 201, 202.
Farmacopea (1932): 18.
Fármacos, adictos a los: 23.
  grupos de ayuda mutua: 242, 243.
Fármacos, control, véase fármacos, reglamentaciones.
Fármacos de mostrador (OTC): 11, 189, 193.
Fármacos, estudios epidemiológicos de: 142.
Fármacos, fabricantes de (multinacionales): 4, 17, 57-75, 239, 240.
  nombres comerciales y patentes: 65, 66, 73.
  indemnización y acciones legales contrarias: 167, 168, 237, 241, 244.
  visitadores médicos: 79, 80.
  creación de: 57-60.
  fármacos, información: 65-70.
  gobiernos, relaciones con los: 70-74.
  marketing, técnicas de: 77-105.
  multinacionales y subsidiarias: 60-62, 85, 86, 252.
  rentabilidad: 63-65, 77.
  gastos de promoción: 82.
  publicidad: 73, 74, 78, 79.
  reglamentaciones en los países opulentos: 70-71.
  patrocinio, por los: 82, 83, 222.
  mercado del tercer mundo: 70, 81.
  asociaciones del sector: 71, 72.

retirada voluntaria de los productos por los: 254.
Véase también Fármacos, reglamentaciones, marketing.
Fármacos, gasto en: 102-105, 119.
Fármacos, información relatiya a los: 66-70, 254-256, 261, 262.
Fármacos, investigación y creación: 252.
Véase también Compañías de fármacos.
Fármacos, literatura de venta: 78, 79.
Fármacos, material de referencia: 66, 67.
Fármacos, nombres: 11-12, 84, 85.
asociación sencilla: 84, 85.
comercial o de marca, nombre: 11, 12, 65, 66, 72, 84, 85, 254.
genérico: 11, 12.
multiplicidad de: 254.
Fármacos, reglamentación: 18, 131-154.
australiana: 123, 149.
británica: 144-148, 149, 150.
«efecto dominó» de las autorizaciones: 151.
Estados Unidos: 131-143.
evaluación/control del uso de los fármacos: 141-144, 145, 150.
licencias para los nuevos fármacos: 134-140, 145, 151, 164.
«retraso de los fármacos»: 151.
Fármacos, retrasos de los: 151.
Fármacos, toxicidad: 32.
Véase también ADR.
Farmaindustria: 71.
Family Practitioner Board (Consejo de médicos de cabecera): 234.
Fenacetina: 18, 125, 190, 191.
Fenformina: 143.
Fenilbutazona: 29, 125, 175, 177.
Fenilpropanolamina: 192.
Fenotiazinas: 120, 123, 182.
Finlandia: 113.
First Step (Primer Paso), Londres: 243.
Flagyl: 135, 136, 243.
Fleming, sir Alexander: 43, 45, 46.
Florey, Chain y Heatley: 45.
Food and Drugs Administration (FDA) (Dirección de Alimentos y Fármacos, EE. UU.): 18, 80, 86, 124, 127, 132, 133-136, 138, 140, 149, 151, 152, 153, 169, 191, 251, 254.
aplicación de nuevos fármacos (NDA): 134, 138, 143, 151.
Bi-Mo, Programa: 138.
Bureau of Drugs (Departamentos de fármacos): 108, 133, 141, 243.
definición de reacción adversa a los fármacos (ADR): 141.
División de Publicidad de Fármacos: 133, 134.
fármacos, retrasos causados por los: 151.
Health Research Group's demands (Demandas del Grupo de investigación de la Salud): 243.
registro de fármacos sospechosos de reacciones adversas (ADR): 141-143.
SOAR, Secreening of Adverse Reactions (Verificación de reacciones adversas).
Véase también Fármacos, reglamentación.
Food and Drugs Directorat (FDD) (Dirección General de Alimentos y Fármacos de Canadá): 179.
Francia: 113, 210.
Friedman, Milton: 151.
Frusemida: 185.
Fybogel, bolsitas de: 95.

Geigy, véase Ciba-Geigy.
General Household Survey, Britain (Inspección Familiar General, Gran Bretaña): 118.
Gentamicina: 32.
Germicidas: 26.
Gestanin: 169.
Girdwood, profesor R. H.: 124, 125.
Glaxo: 58, 61, 81, 85.
Glibenclamida: 102.
Gonorrea: 46, 84, 132.
Gosio, doctor B.: 45.
Gregory, doctor S.: 217, 218.
Gripe: 110, 111.
Guatemala: 174.
Gutiérrez, A. J. L.: 175.

Halotano: 125.
Halquinol: 238.
Hare, profesor Ronald: 43, 44.
Heno, fiebre del: 32, 233.
Health Policy Advisory Centre (Health/PAC) (Centro Consultivo para la Salud, Nueva York): 244.
Heath, Christian: 207.
Hematoencefálica, barrera: 25.
Hepatitis B, vacuna para la: 41.
Heroin Addiction Unit (Agrupación de adictos a la heroína, Nueva York): 243.
Heroína: 178.
Herxheimer, doctor: 238.
Hexobarbitona: 50.
Hidroclorotiazida: 185.
Hidrocortisona: 188.
Hiperactividad (hipercinesis): 90.
Hipertensión: 36, 51, 96, 101, 112, 114, 119, 120, 123, 183, 192.
Véase también Enfermedades del corazón.
Hipnóticos: 86.
Hipoglicémico, coma: 48, 49.
Histamina: 51.
Histerectomía: 51.
Hoechst: 61-70.
Hoffmann-La Roche: 58, 64, 65, 150, 243.
Hospitales, hospitalización: 114-127.
reacciones adversas a los fármacos en los: 120, 121.
Hyderginer: 96, 174.

Ibuprofeno: 143, 178, 179.
ICI: 19, 27, 44, 51, 61, 64, 78, 87, 139, 153, 163-167, 240.
ICD Rehabilitation Center (Centro de Rehabilitación, Nueva York): 203.
Ictericia: 51, 80, 149, 184.
Ilosona: 80, 143, 149, 243.
Imipramina: 91, 92, 181.
Impotencia: 123, 126.
«Incidentes de prescripción», esquema de control: 146.

Indemnización por daños de fármacos: 167, 168, 237-241, 252.
Inderal: 101, 183.
India: 81.
Indicid: 179.
Indometacina: 106, 179.
Infecciosa, enfermedad: 109-112, 126, 189.
Inhabilitación, las expectativas de aumento de vida y la: 116, 117.
Inman, doctor Bill: 124, 146, 147.
Inmunología, inmunización: 41-43.
Insalud: 102.
Inserción en el Envase para el Paciente (PPI): 261, 262.
Instituto Pasteur: 41, 44.
Insulina: 47-49, 53.
Insulina, terapia del coma de: 48.
International Convention for the Protection of Industrial Property (Convención Internacional para la Protección de la Propiedad Industrial, EE. UU.): 66.
International Institute of Health Studies: 254.
Isoniazida: 110.
Isoprenalina: 125.
Israeli National Centre for Drug Monitoring (Centro Nacional Israelí para la Dirección de Fármacos): 124.
Italia: 254.

Japón: 60, 86, 87, 89.
Jefatura Provincial de Sanidad: 143.
Jenner, Edward: 40, 41.
Johnson, doctor Bob: 255, 256.
Journal of International Medical Research: 79.
Journal of the American Medical Association: 78, 99, 170.

Kefauver, Comisión para los juicios orales (1959): 57, 64, 88, 89.
Kefauver-Harris, enmienda (1962): 134.
Kennedy, Comisión para los juicios orales (Edward Kennedy), 1976: 131, 135, 136.

Laberinto, trastornos del: 49.
Láctica, acidosis: 142.
Lanatoside C: 184.
Lancet: 50, 54, 139, 164, 238.
Lanoxin: 85, 183.
Largactil: 27, 123, 182, 220, 221.
Lasin: 175.
Lasix: 101, 185.
Latepyrine: 176.
Lawley, señora S. L. (véase Squibb): 238.
Laxantes: 190.
Lederle, Laboratorios: 46.
Ley, comisionado (de la FDA): 120.
Libritol: 94.
Librium: 65, 126, 180, 242.
Lilly, Ely and Co.: 60, 61, 80, 89, 149, 177, 191, 243.
Lincomicina: 84.
Liprinal: 147.
Lister, Josep: 43.
Lo que puede usted hacer si tiene la presión sanguínea alta: 98.
Long, Barrie: 223-225.
Lorazepan: 180.
LSD: 23, 27, 136.
Lunde, Ingo: 175.

McKeown, Thomas: 109-113.
McKinlay, John y Sonja: 109, 110, 112, 116, 117, 260.
Magnesia, leche de: 29.
Marihuana: 23.
Marion, Laboratorios Inc.: 62.
Marketing de los fármacos: 77-105, 164, 165.
  abuso de los fármacos en los niños: 89-92.
  discrepancias en el: 87, 88.
  «el juego de los nombres»: 84, 85.
  «el juego del pescado podrido»: 86, 87.
  fármacos antihipertensivos: 96-101.
  gastos: 82.
  «Indicaciones generales»: 85.
  «la pídola de los fármacos»: 83, 84.
  literatura: 79.
  medicinas para condiciones y situaciones de: 89-97.
  patrocinio: 83.
  publicidad: 78, 79.
  subsidiarias: 85, 86.
  Tercer Mundo, países del: 70, 81, 87, 88.
  Véase también, Fabricantes de fármacos.
  visitadores médicos: 79-81.
Marsh, Geoffrey: 259, 260.
Martindale: 174, 176.
Massengill, S. E.: 132, 133.
Maternal y perinatal, mortalidad: 116.
MBD (Mínima disfunción cerebral), niños con: 90, 91.
Medazepam: 180.
Médica, profesión (los doctores): 197-211, 257, 258.
  consultas: 223-230.
  demandas contra los: 233-237.
  doctor-paciente, relaciones: 202, 203, 214-219, 227, 228.
  exceso de prescripción y papel múltiple de la prescripción: 205-211, 257.
  insatisfacción de la tarea: 203, 204, 215.
  manejo de información: 255, 256.
Medical Act (1858) (Acta Médica de 1858): 198.
Medical Letter: 174.
Médicas, publicaciones, y beneficios procedentes de los anuncios: 78, 79.
Medicina, escuelas de: 200-203.
  formaciones en farmacología: 201, 202.
  Acta de Medicinas de 1968, Gran Bretaña: 144.
Medicines: A Guide for Everbody (Parish) (Medicinas: Guía para todas las personas): 252.
Médicos visitadores: 79-82, 85.
Melleril: 143.
Mer-29: 136.
Merck, Sharp & Dohme: 51, 58, 61, 91, 99, 142.
Mesilato de co-dergarina: 174.
Metabólica, enfermedad: 120, 123.
Metadona: 178.
Meticorten: 66.

Metildopa: 99, 100, 120, 142, 143, 184, 185.
Metilfenidato: 89.
México: 174.
MIMS (Monthly Index of Medical Specialities) (Indice Mensual de Especialidades Médicas, Gran Bretaña): 21, 67, 68, 169.
África: 70, 87, 171.
Minot y Murphy: 49.
Moduretic: 185.
Mogadon: 126, 180, 225, 242.
Montagu, lady Mary Wortley: 39.
Motrin: 178.
Muertes, estadísticas de: 107-116, 119, 122, 125, 126, 127, 201.
Multinacionales, véase Fabricantes de fármacos.
Múltiple, esclerosis: 160.
Mutagénesis: 34, 35.
Mysteclin: 232.

Naderr, Ralph: 142, 243.
National Center for Health Services Research and Development, USA (Centro Nacional de Servicios Sanitarios, de Investigación y Desarrollo, EE. UU.): 21.
National Health Service, Britain (Servicio Nacional Sanitario, Gran Bretaña): 65, 71, 72, 101, 102, 118, 205, 216, 234.
coste de las prescripciones: 103, 104, 119.
número de prescripciones: 103, 106.
National Study for Maternity Care, USA (Estudio Nacional para los Cuidados Maternales, EE. UU.): 115.
Navidrex-K: 185, 231.
Nefropatía analgésica: 190.
Neo-Melubina: 175.
Neumonía: 110, 111, 112, 113.
lobular: 46.
Neurolépticos: 182.
New Drug Application (NDA) (Aplicación de Nuevos Fármacos, NDA): 134, 138.
New England Journal of Medicine: 81, 121, 140.
Niños: 138.
abuso de fármacos en los: 89-92.
cáncer genital en los: 168.
cerebro dañado, con el: 236.
malformaciones en los: 35, 169-170, 231, 240.
nacidos muertos: 115.
Nitrazepam: 180.
Nolotil: 175, 190.
Noramidopirina: 175.
Norpace: 136.
Noruega: 84, 139, 145, 175, 210, 250.
NSAI: 176, 177.
Nystan: 85.

Office of Health Economics, Britain (Departamento de Economía Sanitaria, Gran Bretaña): 70, 74.
Opio y derivados: 23.
Opren: 176, 177.
Optalidón: 174, 175.
Orfenadrina, clorhidrato: 123.
Organización de las Naciones Unidas: 108.
Organización Mundial de la Salud (WMO): 39, 40, 70, 107, 108, 112, 113, 150, 250, 251, 252, 254, 255.
Organizaciones de ayuda mutua: 242.
Organon: 169.
Ovulen: 136.
Oxazepam: 180.
Oxidasa monoamina inhibidora (MAOI): 181.
Oxifenilbutazona: 125.
Oxitetraciclina: 88, 186.
Oxprenolol: 152, 183, 261.

Pacientes: 213-221.
acción legal contra las compañías de fármacos: 166-168, 235-237.
conspiraciones sociales: 220-222.
consultas: 223-229.
demandas contra los doctores: 231-237.
el papel de enfermo: 216, 217.
relaciones de los doctores con los: 202, 203, 216-218.
síntomas: 213-215.
Países Bajos: 114, 175.
Adverse Reaction Monitoring Centre Centro de Control de las Reacciones Adversas): 124.
Paracetamol: 28, 32, 190, 191.
Parke Davis: 46, 84, 88.
Parkinsonismo, enfermedad de Parkinson: 123, 182, 185.
Paroven: 92, 93.
Parsons, Talcott: 206.
Pasteur, Louis: 41, 52, 53.
Pasteurización: 41.
Pastillas de Goddard: 57.
Patentes, medicinas con patente: 13, 57, 66, 88.
Patrocinio de las compañías de fármacos: 82.
Pavitt, Laurie, MP: 73, 74.
Peligros amarillos (CSM): 148, 149, 150, 153, 154, 164.
Penbritin: 63, 186.
Penicilina: 33, 41, 43, 44-46, 47, 52, 84, 88, 110, 186.
Penicilina G: 46.
Penicilina V: 186.
Perinatal, mortalidad: 116.
Pfizer: 46, 61, 85, 88, 89.
Pharmaceutical Journal: 59.
Pharmaceutical Manufacturers Association, USA (Asociación de Fabricantes de Productos Farmacéuticos, EE. UU.): 60, 67, 71.
Philadelphia College of Pharmacy (Colegio de Farmacia de Filadelfia): 57.
Physician's Desk Reference (PDR) (Publicación de referencias para el Bufete Médico): 66, 169.
«Píldoras anónimas», grupos (EE. UU.): 242, 243.
Pill-Anon: 242.
Piramidón: 176, 190.
Piro Rectal: 176.
Polineuritis: 136.
Poliomelitis: 110, 126.
Politics of Health Group (Grupo de política Sanitaria, Gran Bretaña): 244.
Potasio, envenenamiento por: 185.
Potenciación: 29.

Practolol: 17, 27, 31, 33, 87, 136, 152, 153, 157-168, 183, 204, 205, 234.
Precios, reducción de: 88.
Prednisolone: 32.
Prednisona USP: 66.
Pregaday: 85.
Prescriber's Journal: 28.
Prescripciones: 11.
coste de las: 102-104, 119.
función manifiesta frente a función latente: 206-210.
número de: 102, 105, 109, 119.
repetición de: 209, 210.
«Presentación selectiva»: 80, 149.
Presión sanguínea alta, véase Hipertensión.
Primolut Depot: 169, 171.
Progestógenos: 35, 67, 169-171.
Proluton Depot: 67, 169.
Prontosil: 44.
Propranolol: 27, 51, 163, 183.
PROSERME (Programa para la Selectiva Retirada de Medicamentos): 144.
Prothiaden: 94.
Provera: 169.
Psicotrópicos, fármacos: 53, 95, 125, 204, 220.
efectos adversos de los: 180-183.
Publicidad: 78, 79.
FDA, reglamentaciones referentes a: 133, 134.
Véase también Marketing.

Quixalin: 238.

Receptores: 26, 27.
Red de prolongación de la Educación Médica, EE. UU.: 202.
Reflex-Rectal: 176.
Reserpina: 35.
Respiratorias, enfermedades: 113.
Reye, síndrome de: 190.
Richardson-Merrill: 136.
Riesgo aceptable, concepto de: 25-27.
«Riesgos en el control del paciente hipertenso», programa educativo: 99, 100.
Riñones dañados: 32, 189, 190.
Ritalin: 89, 91.
Roche, véase Hoffman-La Roche.
Royal College of General Practitioners (Real Colegio de Medicina General, Medicina y Cirugía): 146.
Royal College of Physicians (Real Colegio de Médicos, Medicina y Cirugía): 165, 198.
Rubéola: 42, 100.

St. Mary's Hospital, Londres: 45.
Departamento de inoculación: 43.
Sainsbury Committee: 73.
Salk, vacuna: 110.
Salud (enfermedad y muerte) estadísticas: 107, 127.
«anomalía del doctor»: 115, 116.
enfermedades infecciosas: 109, 112.
estudios longitudinales: 109, 112.
expectativas de vida e inhabilitación: 116, 117.
mortalidad maternal y perinatal: 115.
problemas crónicos de salud: 118, 119.
proporción de hospitalización: 114-119.
reacciones adversas a los fármacos: 119-127.
Salvarsan: 58.
Sandoz: 58, 79, 174.
Sanguíneos, padecimientos/trastornos: 119, 120, 177, 178, 179, 183, 184, 186, 187.
Sanitaria pública, EE. UU.: 108, 142, 149, 243.
Schering: 61, 170, 171, 175.
Schmidt, Alexander: 135, 136.
SDV (Bencard), inyecciones: 233.
Searle, G. D.: 135.
Selacryn: 153.
Septrin: 187.
Serpasil: 35.
Sexual, disfunción: 184.
Shiga: 174.
Sífilis: 46.
Silverman, Milton: 87, 88.
Simpatomiméticos: 192.
Síntomas de enfermedad: 213-215.
Sintéticas, hormonas: 168, 169, 188.
Sintéticos, fármacos: 11.
Sistémico, lupus eritematoso: 160.
Smith, profesor Mickey: 206, 258.
Smith, Kline French (SKF): 61, 78, 85, 94, 99, 153.
SMON: 87, 238.
Snow, doctor John: 256.
SOAR (Screening of Adverse Reactions), Verificación de reacciones adversas: 142.
Sodio, aurotiomalato de: 125.
Sohering: 66.
Somazin: 96.
Squibb: 61, 63, 85, 232, 238.
Stelazine: 93, 94, 182.
Sterling Winthrop: 61, 62, 70.
Stevens-Johnson, síndrome de: 187.
Stilboestrol (DES): 138.
Stimson, G., y Webb, B.: 217.
Stugeron: 175.
Suecia: 101, 113, 191.
plan de indemnización en: 239, 240.
Suicidio: 126, 177.
entre los médicos: 203, 204.
Suiza: 58, 60, 114.
Sulfametizol: 227.
Sulfanilamida: 44, 132, 133.
Sulfinpirazona: 140.
Sulfonamidas, sulfamidas: 41, 44, 110, 187.

Tabaco, humo de: 29.
Tagamet: 53, 54, 102.
Taggart, Hugh: 177.
Taiwan: 86.
Talidomida: 17, 31, 34, 108, 129, 134, 135, 137, 151, 152, 168, 238, 240.
Tanzania: 81, 87.
Tapal: 176.
Tardías, diskinesias: 182.
Teeling-Smith, George: 69.
Terapéuticos, fármacos: 12, 25.
Teratogénesis: 34.
Tercer Mundo, países del: 168.
fármacos de mostrador: 189.
marketing multinacional en los: 70-75, 81, 87, 88.

relaciones de las compañías de fármacos con los gobiernos: 70.
Terramicina: 46, 186.
Tetraciclinas: 29, 88, 110, 186, 187, 232.
Tetracina: 186, 187.
The People's Pharmacy (Graedon): 262.
Thorazine: 27, 123, 182, 220.
Tiazida, diuréticos de: 84, 85, 185.
Tifoidea, fiebre: 41, 42, 110.
Time: 176.
Timolol: 51.
Tioridazina: 143.
Tofranil: 91, 92, 181.
Tos ferina (pertusis): 41, 42.
Trainor, Jean: 163, 241.
Tranquilizantes: 27, 30, 34, 35, 53, 94, 95, 100, 101, 102, 123, 126, 180, 181, 182, 228, 242.
Tranxene: 94, 180, 242.
Trasicor: 183, 261.
Tricíclicos, antidepresivos: 125, 181.
Triptarfen: 94.
Tryptizol: 91, 92, 137, 181.
Tuberculosis: 32, 110, 126.

Ulceras de estómago y de duodeno: 53, 54.
Ulcerativa, colitis: 32.
Universidad de California (Medical Center): 202.
Universidad de Chicago: 108, 243.
Universidad de Colorado: 202.
Upjohn: 61, 169.
Uramustina: 30.
US Federal Trade Commission Report (Memoria del Departamento de Comercio federal): 88.
US National Health Care Expenditure Study, Estudio del gasto del cuidado sanitario nacional, EE. UU.: 119.

Vaccine Damege Payments Act, 1979 (Acta de indemnización de daños causados por la vacuna, 1979): 42.
VACTERL: 170, 171.
Vacunación, vacunas: 17, 39-42.
fiebre tifoidea: 42.
grupos de acción: 241.
hepatitis B: 41.
poliomielitis: 110.
sarampión/rubéola: 41.
tos ferina: 41, 42.
tuberculosis (BCG): 111.
viruela: 39, 40.
Vademecum Daimon: 66.
Valium: 30, 65, 85, 92, 94, 101, 126, 150, 180, 208, 221, 232, 242, 244, 261.
Venezuela: 254.
Vicam: 62.
Vitamina B_{12}: 49.
Viruela: 110.
vacuna contra la: 39-41.
Vivalan: 79.
Voluntaria, esquema de regulación de precios (VPRS), Gran Bretaña: 73, 250.

War Production Board (Junta de producción de guerra): 45.
Washington Post: 89.
Wellcome Research Laboratories: 51.
Wholesale Drug Trade Association (Asociación de comerciantes mayoristas de fármacos): 72.
Wolfe, doctor Sidney: 108, 123, 124, 142, 153, 169, 186, 243.
World Health Organisation (WHO): (Organización Mundial de la Salud): 39, 40, 70, 107, 108, 113, 150, 250, 251, 254, 255.
centro de control de fármacos: 151.
definición de ADR (Reacción adversa a los fármacos): 141, 142.
estudio del clofibrato por la: 139, 154.

Yatrogenia, enfermedad yatrogénica: 21, 22, 36, 102, 119, 121, 122, 127, 152, 227, 228, 229, 234.
Yugoslavia: 112.

Zaditen: 79.
Zyma (RU) Ltd: 92.

Colección Al filo del tiempo

Una colección abierta al acontecer de nuestro tiempo e integrada por títulos cuidadosamente seleccionados bajo una doble exigencia: calidad e interés. Una serie, a nivel europeo, que tiene tres vertientes. La de las obras que divulgan, en forma clara y asequible a todos, las investigaciones históricas y científicas más recientes y apasionantes. La de los grandes reportajes sobre temas de gran importancia y de fuerte actualidad universal. Y la de los libros testimoniales que aportan una contribución personal, valiosa y viva al conocimiento de hechos o personajes de resonancia mundial.

Títulos publicados:

1/August Bernhard Hasler
CÓMO LLEGÓ EL PAPA A SER INFALIBLE.
FUERZA Y DEBILIDAD DE UN DOGMA

Prólogo de Hans Küng

Libro de evidente actualidad e interés sobre un tema de innegable trascendencia. La publicación de esta traducción española se produce apenas amortiguados los amplios ecos de la decisión vaticana que retiró a Küng la «Misión canónica», es decir, su facultad de ejercer magisterio como teólogo católico.

2/Vitus B. Dröscher
SOBREVIVIR.
LA GRAN LECCIÓN DEL REINO ANIMAL

«Un libro emocionante. Dröscher, a sus propias investigaciones sobre la conducta animal, incorpora los resultados de la etología científica. Es un resumen soberbio. Una impresionante bibliografía lo respalda» (Die Welt).

3/Gordon Rattray Taylor
EL CEREBRO Y LA MENTE.
UNA REALIDAD Y UN ENIGMA

«Ésta es, que yo sepa, la primera exposición completa sobre lo que se sabe acerca del funcionamiento de la insondable mente del ser humano. Taylor lo

ha conseguido en una narración coherente y apasionante» (*Brian Inglis*, The Observer).

4/Peter Scholl-Latour
LA MUERTE EN EL ARROZAL.
30 AÑOS DE GUERRA EN INDOCHINA

«La obra de Scholl-Latour es algo más que el retrato de una trilogía del terror. Es, además, una de las investigaciones más inteligentes sobre un fracaso que se tradujo en un momento crítico para una potencia mundial» (Christ und Welt).

5/Princesa Ashraf Pahlavi
MEMORIAS DESDE EL EXILIO

La hermana gemela del ex sha de Irán ofrece su versión —basada en informaciones de carácter interno— de unos acontecimientos de resonancia mundial, en un relato de extraordinario interés.

6/Jacques Attali
EL ORDEN CANÍBAL.
VIDA Y MUERTE DE LA MEDICINA

«Las intuiciones fulgurantes de Attali y sus análisis del porvenir se despliegan en palabras sencillas y en frases claras. Libro realmente apasionante. Muestra, apoyado en ejemplos y cifras, cómo el mundo está a punto de pasar de la era de la salud artesanal a la de la salud industrial» (Le Matin).

7/Christian Schmidt-Häuer
LOS RUSOS DE HOY.
CÓMO SON Y CÓMO VIVEN

«Este libro, en su conjunto, se caracteriza por una muy alta calidad. Su autor ha escrito un reportaje sobre Rusia que junto a su viva actualidad, su caudal de hechos y su inteligente observación lleva al lector, en una lectura apasionante, al conocimiento de la actual realidad cotidiana soviética y de lo que hay tras ella» (Neue Zürcher Zeitung).

8/Hélène Parmelin
EL PICASSO DESCONOCIDO.
UN HOMBRE DE CIEN MIL RASGOS

«Libro extraordinario. No es tan sólo una antología de recuerdos, ni un desahogo del corazón, ni un reportaje, sino todo ello a la vez. Nos deja la impresión de haber conocido a Picasso, al hombre, y no solamente al genio» (Le Journal du Dimanche).

9/Vitus B. Dröscher
UN COCODRILO PARA DESAYUNAR.
HISTORIAS SORPRENDENTES DE LA CONDUCTA ANIMAL

«Ésta es una obra de divulgación científica popular en el mejor sentido de la palabra: lectura amena y absorbente y al mismo tiempo con rigurosa base

científica. El lector queda gratamente sorprendido con esta serie de relatos auténticos» (Wochenpresse).

10/Prof. Dr. Hans Killian
LA LUCHA CONTRA EL DOLOR.
MI AVENTURA CON LA ANESTESIA
«El autor de esta obra, cirujano y profesor eminente, participó activamente y de forma importante en la adopción de la narcosis básica o preliminar a la anestesia, y este conocimiento y las experiencias vividas le permiten ofrecernos un libro todo lo emocionante que pueda desearse. En ocasiones, tan emocionante que al lector se le hace un nudo en la garganta» (Welt am Sonntag).

11/Dr. Jean Thuillier
EL NUEVO ROSTRO DE LA LOCURA.
UNA REVOLUCIÓN DE LA PSIQUIATRÍA
«Toda la historia de la psiquiatría a través de la vida de un médico. Una serie extraordinaria de anécdotas y de maravillosos retratos: los médicos que experimentaban el LSD sobre ellos mismos, Jung, el último de los grandes, el descubrimiento de los neurolépticos por el joven médico militar Henri Laborit, etc. Un libro muy hermoso» (Le Figaro).

12/David C. Martin
KGB CONTRA CIA.
UNA GUERRA SECRETA E IMPLACABLE
«Una historia rica de contenido y fascinante. También un estudio de contrastes entre dos hombres, Angleton, jefe del Servicio de Contraespionaje de la CIA, y Harvey, que dirigía las operaciones de cobertura. Al final ambos acabaron destrozados como consecuencia de los acontecimientos, pero en parte por su propia culpa» (Newsweek).

13/Hans-Georg Behr
LA DROGA, POTENCIA MUNDIAL.
EL NEGOCIO CON EL VICIO
«En este libro y por vez primera Behr nos ofrece un informe que desenmascara todo lo que hay detrás de este negocio con el vicio. Es un libro desgarrador» (Neue Zeit).

14/Ingrid Bergman y Alan Burgess
INGRID BERGMAN: MI VIDA
«Esta maravillosa actriz, esta mujer de carácter, despierta la más honda admiración cuando se expresa personalmente» (Le Monde).

15/Herbert Wendt
EL DESCUBRIMIENTO DE LOS ANIMALES.
DESDE LA LEYENDA DEL UNICORNIO HASTA LA ETOLOGÍA
«No solamente Brehm y Grzimek escriben libros sobre el mundo animal. En la obra El descubrimiento de los animales *Wendt nos ofrece una historia de*

la Zoología, densa de observaciones y revelaciones, emocionantes episodios y absorbente lectura» (Berliner Morgenpost).

16/Michel Salomon
EL FUTURO DE LA VIDA

«Los veinte sabios interrogados por Michel Salomon —siete de ellos Premios Nobel— abordan temas decisivos. Y al hacer un balance de sus trabajos respectivos exploran lo que les parece que será el futuro de la vida» (L'Express).

17/Vitus B. Dröscher
PERRO QUE LADRA TAMBIÉN MUERDE.
LOS FALSOS TÓPICOS SOBRE LOS ANIMALES

«Un libro realmente original. Muchos proverbios y frases tópicas, de uso cotidiano, sobre los animales son sometidos a un análisis curioso y aleccionador. Es una obra verdaderamente amena, impregnada de humor, que divierte y que vale la pena leer» (Europakorrespondenz).

18/Bruno Lussato
EL DESAFÍO INFORMÁTICO

«Es un libro sencillo, claro y completo. Sobre un tema tan difícil, el libro de Lussato constituye realmente algo sensacional. Está al alcance de la comprensión de niños de 13 años, y en este campo todos tenemos, en general, esa edad» (Le Point).

19/Donald Johanson y Maitland Edey
EL PRIMER ANTEPASADO DEL HOMBRE

«Johanson relata el maravilloso hallazgo de Lucy *en este libro sensacional que es a la vez un informe completo y documentado y la historia de una excitante aventura»* (Publishers Weekly).

20/Prof. Dr. Hans Killian
A VIDA O MUERTE.
LAS DRAMÁTICAS CONFESIONES DE UN CIRUJANO

«Killian consigue describirnos con fuerza y plasticidad múltiples y diversos episodios de su vida profesional y contagiar al lector su entusiasmo por la medicina y su entrega al ser humano. No hay duda de que es un narrador bien dotado» (Welt am Sonntag).

21/Arthur Cotterell
LA GRAN TUMBA IMPERIAL DE CHINA.
EL DESCUBRIMIENTO ARQUEOLÓGICO DEL SIGLO

Este libro, publicado ya en cinco lenguas, es el primero que ofrece una información autorizada y completa sobre el más sensacional descubrimiento arqueológico de nuestro siglo. Sobre la más espectacular de todas las tumbas descubiertas a lo largo de la historia de la arqueología moderna.

22/Heinrich K. Erben
¿SE EXTINGUIRÁ LA RAZA HUMANA?
LA EVOLUCIÓN DE LAS ESPECIES Y EL FUTURO DEL HOMBRE
«Una obra que vale la pena leer. Una obra que no puede dejar de ser tomada en consideración en cualquier discusión sobre el destino de la raza humana» (Bild der Wissenschaft).

23/Hoimar von Ditfurth
NO SOMOS SÓLO DE ESTE MUNDO.
CIENCIA Y RELIGIÓN NO SE EXCLUYEN NI CONTRADICEN
«No existen dos verdades, y debe ponerse fin al cisma entre ciencias naturales y religión. Esto es lo que pide el libro de Von Ditfurth. Una exigencia dirigida tanto a los teólogos y eclesiásticos como a los científicos y naturalistas» (*Hans Küng*, Der Spiegel).

24/Frank Smyth
CAUSA DE MUERTE.
LA HISTORIA DE LA CIENCIA FORENSE
«Que yo sepa éste es el primer libro que resume la historia completa de la ciencia forense, desde sus inicios, hace apenas cien años, hasta su desarrollo múltiple actual. Ampliamente ilustrado con interesantes fotografías, el libro de Smyth constituye una lectura absorbente y emocionante, a veces, incluso estremecedora» (Tribune).

25/Vitus B. Dröscher
CALOR DE HOGAR.
CÓMO RESUELVEN LOS ANIMALES SUS PROBLEMAS FAMILIARES
«Este nuevo libro de Vitus B. Dröscher no tan sólo es el mejor de los publicados por él hasta hoy, sino que no nos llegaría a sorprender si tuviera consecuencias político-sociales» (Die Welt).

26/John Romer
LOS ÚLTIMOS SECRETOS DEL VALLE DE LOS REYES.
UNA SINGULAR AVENTURA ARQUEOLÓGICA
«Este libro de Romer merece ser muy recomendado tanto por su completa información arqueológica como porque su lectura es amena, siempre clara y apasionante» (British Booknews).

27/Colin Wilson
BUSCADORES DE ESTRELLAS
«Uno de los relatos más claros que jamás se hayan publicado sobre la historia de la astronomía. Se lee como una novela y alterna la emoción de los descubrimientos astronómicos con el interés humano de unas biografías sumamente atractivas» (Evening News).

28/Erwin Wickert
CHINA, VISTA DESDE DENTRO
«Este libro del ex embajador de Alemania (RFA) en Pekín es apasionante desde la primera hasta la última página» (Welt am Sonntag).

29/Gordon Rattray Taylor
EL GRAN MISTERIO DE LA EVOLUCIÓN
«El libro de Taylor, su último libro, no muestra ningún descenso ni en la destreza con que se recogen y presentan los hechos ni en la mordacidad de su estilo. Lleno de ejemplos oportunos nos arrastra de una cuestión a la siguiente. Todo está expuesto con vivacidad y fuerza. Formas intermedias, órganos complejos, supervivencias inexplicables, aspectos de extrema especialización están explicados con claridad e iluminados con sugestiva evidencia. Como todas las obras de Rattray Taylor, está concebida para despertar interés, es resueltamente polémica y el autor siempre dispone de la prueba que respalda su audacia intelectual» (The Guardian).

30/Vittorio Gassman
UN GRAN PORVENIR A LA ESPALDA
«Con una aguda franqueza y astucia ambigua, balanceándose voluptuosamente entre el autoelogio y el autodesprecio, con talento, sencillamente, ha trazado un espléndido retrato de actor, y el retrato de un actor espléndido: Gassman» (*Danièle Heymann*, L'Express).

31/Florinda Donner
SHABONO.
EL REMOTO Y MÁGICO MUNDO DE LOS INDIOS «ITICOTERI» EN LA JUNGLA SUDAMERICANA
«El relato de la antropóloga Florinda Donner sobre su extraordinaria aventura tiene la vívida fuerza de una buena novela. No pretende conservar la objetividad científica, ya que considera su libro como un relato subjetivo de hechos o datos sobrantes de una investigación antropológica sobre el terreno» (*Jean Strouse*, Newsweek).

32/Laurence Olivier
CONFESIONES DE UN ACTOR
«*Durante años Laurence Olivier ha estado aplazando el día en que escribiría* ese libro pavoroso. *Finalmente lo ha hecho, y no debe haber sido un trabajo agradable, sino la búsqueda de algún tipo de redención. La expiación de sus pecados, reales o imaginarios, es el sustrato de su libro»* (*David Lewin*, Daily Mail).

33/Peter Pringle y James Spigelman
LOS BARONES NUCLEARES
«Los barones nucleares *presta un servicio público de primer orden. En un solo volumen informa sobre toda la diversidad de cuestiones y problemas re-*

lacionados con la energía nuclear» (*Norman Cousins, presidente de* Saturday Review).

34/Karlo Stajner
7 000 DÍAS EN SIBERIA

«Karlo Stajner nos facilita una extraordinaria cantidad de observaciones, retratos, hechos, fechas y hasta cifras. Sin ser enciclopédica, como Archipiélago Gulag, *la obra de Stajner, en su sobriedad y densidad, no tiene menos fuerza»* (*Wladimir Berelowitch*, L'Express).

35/Peter Scholl-Latour
ALÁ ES GRANDE.
ENCUENTROS CON LA REVOLUCIÓN ISLÁMICA

«Resulta fascinante la escena del vuelo de regreso del ayatollah gracias a la capacidad de Scholl-Latour para saber engarzar y narrar con pluma fácil y segura la noticia política, la emoción que le produce la contemplación de la naturaleza y la dimensión histórica del suceso. Y esto es algo que sostiene a lo largo de todas las páginas de este libro» (Der Spiegel).

36/Vitus B. Dröscher
LA VIDA AMOROSA DE LOS ANIMALES

«Con el abundante material que puede manejar, Vitus B. Dröscher describe con humor y gran fuerza narrativa el papel desempeñado por el instinto de unión y por el apareamiento en los comportamientos matrimoniales del ser humano y de los animales» (Welt am Sonntag).